全国高等医药院校医学检验专业"十二五"规划教材

供医学检验等专业使用

临床血液学检验实验

主　编 李玉云　司维柯

副主编 王霄霞　高丽君　熊石龙

编　者（以姓氏笔画为序）

王霄霞　温州医科大学
司维柯　第三军医大学
乔凤伶　成都中医药大学
刘　帅　郑州大学第一附属医院
孙　莉　郑州大学第一附属医院
何　鹏　泸州医学院
余　蓉　成都中医药大学
张　卓　温州医科大学
李玉云　蚌埠医学院
郝艳梅　蚌埠医学院
高丽君　北华大学
彭贤贵　第三军医大学
熊石龙　南方医科大学南方医院
潘　静　第三军医大学

U0362916

华中科技大学出版社
http://www.hustp.com
中国·武汉

内 容 提 要

本书是全国高等医药院校医学检验专业"十二五"规划教材。

本书是《临床血液学检验》的配套教材。本书共 8 章,分别介绍了血液学检验基本方法、红细胞异常性疾病的检验、白细胞异常性疾病的检验、骨髓增生异常综合征的检验、骨髓增殖性疾病的检验、骨髓增生异常/骨髓增殖性肿瘤的检验、其他疾病、血栓与止血检验。文后附有彩图。

本书图文并茂,深入浅出,不仅可供高等院校医学检验技术专业专科、本科、研究生使用,也可供临床医学、预防医学、法医学、麻醉学、护理学、医学影像学等专业实验使用,还可供从事临床检验工作和医学研究的技术人员参考。

图书在版编目(CIP)数据

临床血液学检验实验/李玉云,司维柯主编. —武汉:华中科技大学出版社,2014.5(2023.1重印)
ISBN 978-7-5680-0075-8

Ⅰ.①临… Ⅱ.①李… ②司… Ⅲ.①血液检查-实验-医学院校-教材 Ⅳ.①R446.11-33

中国版本图书馆 CIP 数据核字(2014)第 100164 号

临床血液学检验实验　　　　　　　　　　　　　　　李玉云　　司维柯　主编

策划编辑:荣　静
责任编辑:荣　静　程　芳
封面设计:范翠璇
责任校对:马燕红
责任监印:周治超
出版发行:华中科技大学出版社(中国·武汉)　　　电话:(027)81321913
　　　　　武汉市东湖新技术开发区华工科技园　　　邮编:430223
录　　排:华中科技大学惠友文印中心
印　　刷:广东虎彩云印刷有限公司
开　　本:787mm×1092mm　1/16
印　　张:12　插页:4
字　　数:301 千字
版　　次:2023 年 1 月第 1 版第 9 次印刷
定　　价:32.00 元

全国高等医药院校医学检验专业"十二五"规划教材

编委会

总序

ZONGXU

2011年《国家中长期教育改革和发展规划纲要(2010—2020年)》的颁发宣告新一轮医学教育改革的到来。教育部要求全面提高高等教育水平和人才培养质量,以更好满足我国经济社会发展和创新型国家建设的需要。近年来,随着科学技术的进步,大量先进仪器和技术的采用,医学检验也得到飞速发展。医学检验利用现代物理的、化学的、生物的技术和方法,为人类疾病的预防、诊断、治疗以及预后提供重要的信息。它在临床医学中发挥着越来越重要的作用。据统计,临床实验室提供的医学检验信息占患者全部诊疗信息的60%以上,因此医学检验已成为医疗的重要组成部分,被称为临床医学中的"侦察兵"。基于此,国家教育部2012年颁布的专业目录将医学检验专业人才培养定位于高水平医学检验技术人才的培养。

这些转变都要求教材的及时更新,以适应新形势下的教学要求和临床实践。但是已经出版的医学检验教材缺乏多样性、个性和特色,不适应新的教学计划、教学理念,与临床实践联系不够紧密。已出版的相关教材与新形势下的教学要求和人才培养不相适应的矛盾日益突出,因此,加强相关教材建设已成为各相关院校的目标和要求,新一轮教材建设迫在眉睫。

为了更好地适应医学检验专业的教学发展和需求,体现最新的教学理念,突出医学检验的特色,在认真、广泛调研的基础上,在医学检验专业教学指导委员会相关领导和专家的指导和支持下,华中科技大学出版社组织了全国40所医药院校的近200位老师编写了这套全国高等医药院校医学检验专业"十二五"规划教材。本套教材由国家级重点学科的教学团队引领,副教授及以上职称的老师占85%,教龄在20年以上的老师占70%。教材编写过程中,全体参编人员进行了充分的研讨,各参编单位高度重视并大力支持教材的编写工作,各主编及参编人员付出了辛勤的劳动,确保了本套教材的编写质量。

本套教材充分反映了各院校的教学改革成果和研究成果,教材编写体系和内容均有所创新,在编写过程中重点突出以下特点。

(1)教材定位准确,体现最新教学理念,反映最新教学成果,紧密联系最新的教学大纲和临床实践,注重基础理论和临床实践相结合,体现高素质复合型人才培养的要求。

(2)适应新世纪医学教育模式的要求,注重学生的临床实践技能、初步科研能力和创新能力的培养。突出实用性和针对性,以临床应用为导向,同时反映相关学科的前沿知识和发展趋势。

(3)实验课程教材内容包括基础实验(基础知识、基本技能训练)、综合型实验、研究创新型实验(以问题为导向性的实验)等,所选实验项目内容新、代表性好、实用性强,反映新技术和新方法。

（4）实现立体化建设，在推出传统纸质教材的同时，很多教程立体化开发各类配套电子出版物，打造为教学服务的共享资源包，为学校的课程建设服务。

本套教材得到了医学检验专业教学指导委员会相关领导专家和各院校的大力支持与高度关注，我们衷心希望这套教材能为高等医药院校医学检验教学及人才培养作出应有的贡献。我们也相信这套教材在使用过程中，通过教学实践的检验和实际问题的解决，能不断得到改进、完善和提高。

全国高等医药院校医学检验专业"十二五"规划教材

编写委员会

前言

QIANYAN

本书为全国高等医药院校医学检验专业"十二五"规划教材,是《临床血液学检验》的配套教材。本书从血液学检验的基本方法入手,介绍了骨髓标本的采集、处理,涂片的制备和染色,骨髓检验的步骤,细胞化学染色,免疫标记技术,染色体和分子生物学检验等,以及正常骨髓细胞形态学特征,疾病状态下各种细胞(如红细胞、白细胞、巨核细胞和血小板等)异常性疾病的检验,最后介绍了血栓与止血的检验。本教材遵循从面到点、由宏观到微观和由浅入深的教学规律,以培养医学检验实用性人才为目标,目的是使学习者掌握从事血液检验工作的基本知识和技能。

本书由长期从事血液学临床、教学及科研一线的教师编写,文字精练、浅显易懂。血液和骨髓细胞形态学部分,不仅提供了丰富而逼真的涂片资料,同时根据实际工作经验,对难以鉴别的细胞提供了大量的比较鉴别要点,更符合实际工作的需求,贴近临床,便于师生的教与学活动,着重培养学生的动手能力和实际工作能力。

本书图文并茂,深入浅出,不仅可供高等院校医学检验技术专业专科、本科、研究生使用,也可供临床医学、预防医学、法医学、麻醉学、护理学、医学影像学等专业实验使用,还可供从事临床检验工作和医学研究的技术人员参考。

编　者

目录

MULU

第一章　血液学检验基本方法　　　　　　　　　　　/ 1
　第一节　骨髓标本的采集及涂片的制备和染色　　　/ 1
　第二节　正常骨髓细胞形态学检验　　　　　　　　/ 5
　第三节　骨髓检验步骤及内容　　　　　　　　　　/ 22
　第四节　细胞化学染色　　　　　　　　　　　　　/ 32
　第五节　免疫标记技术　　　　　　　　　　　　　/ 46
　第六节　染色体检验　　　　　　　　　　　　　　/ 54
　第七节　血液分子生物学检验　　　　　　　　　　/ 66
第二章　红细胞异常性疾病的检验　　　　　　　　　/ 75
　第一节　铁代谢异常性贫血检验　　　　　　　　　/ 75
　第二节　巨幼细胞性贫血检验　　　　　　　　　　/ 82
　第三节　造血功能障碍性贫血检验　　　　　　　　/ 87
　第四节　溶血性贫血检验　　　　　　　　　　　　/ 89
　第五节　其他红细胞疾病的检验　　　　　　　　　/ 116
第三章　白细胞异常性疾病的检验　　　　　　　　　/ 119
　第一节　急性髓细胞白血病　　　　　　　　　　　/ 119
　第二节　淋巴细胞系统肿瘤　　　　　　　　　　　/ 125
第四章　骨髓增生异常综合征的检验　　　　　　　　/ 131
第五章　骨髓增殖性疾病的检验　　　　　　　　　　/ 136
第六章　骨髓增生异常/骨髓增殖性肿瘤的检验　　　 / 139
第七章　其他疾病　　　　　　　　　　　　　　　　/ 142
第八章　血栓与止血检验　　　　　　　　　　　　　/ 146
　第一节　血管壁和血小板检验　　　　　　　　　　/ 146
　第二节　凝血因子检验　　　　　　　　　　　　　/ 156
　第三节　抗凝物质检验　　　　　　　　　　　　　/ 164
　第四节　纤溶活性检验　　　　　　　　　　　　　/ 172
参考文献　　　　　　　　　　　　　　　　　　　　/ 182
彩图　　　　　　　　　　　　　　　　　　　　　　/ 183

第一章　血液学检验基本方法

第一节　骨髓标本的采集及涂片的制备和染色

一、骨髓标本的采集：骨髓穿刺术

【原理】　了解骨髓标本的采集方法，掌握骨髓取材良好与否的判断标准。

通过骨髓穿刺术负压吸取法获得活体内的骨髓液标本，利用血细胞染色法对骨髓液中的细胞进行形态分析。骨髓穿刺术是目前临床上明确诊断、评价疗效最常用的一种检验手段。

【材料】

1. 骨髓穿刺包（穿刺针、纱布）。
2. 洞巾、无菌手套。
3. 治疗盘（75％乙醇、2％碘酒、棉棒、胶布、局麻药）。
4. 无菌注射器（5 mL、10 mL 或 20 mL）。

【方法】

临床上成人最为理想的穿刺部位为髂骨上棘（包括髂后上棘、髂前上棘），其他穿刺部位包括胸骨、胫骨等。

1. 体位选择　穿刺部位不同，其体位也有所不同，常采用侧卧位、俯卧位或仰卧位。如使用髂后上棘，患者取侧卧位，上面一条腿向胸部弯曲，下面一条腿伸直，使腰骶部向后凸出、髂后上棘明显地凸出于臀部之上；使用髂前上棘时采用仰卧位。

2. 定位　髂后上棘的穿刺点为脊柱两旁臀部上方突出的骨性标志，相当于第 5 腰椎的水平旁 2～4 cm 处；髂前上棘穿刺点为髂前上棘后 2～3 cm 平整处的正中点；胸骨穿刺点为第 2、3 肋间隙所对应的胸骨中点。确定穿刺点后，用拇指指甲按压"＋"印痕或用甲紫标记。

3. 常规消毒　用 2％碘酒、75％乙醇严格按无菌操作规程进行穿刺部位及周围皮肤的常规消毒，戴无菌手套、铺消毒洞巾。

4. 局部麻醉　取 5 mL 无菌注射器 1 支，吸入 2％利多卡因溶液 2 mL，在预先选定的"＋"字处的皮肤上打一个小皮丘，先垂直进针，然后作局部"品"字形多点麻醉。边进针边注射麻醉药，直至骨膜。拔针后，用无菌纱布局部轻轻按摩，促使麻醉药充分、快速地发挥作用。等待 2 min 左右，使骨膜得到充分的浸润和麻醉。

5. 检查骨髓穿刺针和注射器连接处是否完好,穿刺针针芯斜面与穿刺针针壳的斜面是否一致。将骨髓穿刺针固定器固定在适当长度上(髂骨穿刺约 1.5 cm,肥胖者可适当放长,胸骨柄穿刺约 1.0 cm)。

6. 穿刺　左手拇指及食指分别固定穿刺点的皮肤,右手持骨髓穿刺针在预定的穿刺点,沿垂直方向旋转进针(若为胸骨柄穿刺,穿刺针与骨面成 30°～40°角斜行刺入),当针尖遇到骨膜后,阻力增加,再用力进针 0.5～1.0 cm,感受到阻力突然下降,此时有一落空感,即达骨髓腔,抽出针芯,衔接 10 mL 或 20 mL 无菌注射器,吸取骨髓液 0.1～0.2 mL(切不可要用力过猛抽吸),抽吸骨髓时,患者若有一瞬间的酸痛感,则证明穿刺成功。

7. 拔出穿刺针　抽吸完毕后取下注射器,迅速将针芯插回,将整个穿刺针拔出。局部敷以消毒纱布,并压迫伤口 1～2 min,用医用胶带固定。嘱咐患者 3 天内勿洗浴。

【注意事项】

1. 骨髓穿刺前详细询问病史,并向患者做好解释工作,消除其恐惧、紧张的心理。

2. 整个骨髓穿刺过程严格执行无菌操作,防止骨髓感染。

3. 骨髓穿刺部位的选择应从几个方面考虑:①骨髓腔中红骨髓丰富;②穿刺部位浅表、易定位;③避开重要脏器。

4. 穿刺时切忌将针芯反复穿进抽出,否则易使骨髓液凝固。

5. 骨髓液抽取量一般不超过 0.3 mL,太少不足以用,且浓稠的骨髓液也不易进行细胞分类计数(细胞不易推散);量太多,又会导致骨髓液稀释,影响对骨髓象的正确判断。

6. 穿刺前应考虑到患者是否还需要同时做其他检查(如细胞免疫分型、染色体检查、细胞培养、细菌培养等),以避免不必要的重复穿刺(如果还需要做其他检查,应先抽取少许骨髓液做骨髓涂片,然后再抽取其他检查所需要的骨髓液)。

7. 骨髓液中含有较多的纤维蛋白原,容易凝固,所以在做穿刺涂片时动作要快。

8. 死亡病例如需做骨髓穿刺,须在 30 min 内完成标本采集,时间过长细胞会溶解变形。

【骨髓取材情况的判断】

1. 肉眼观察、分析骨髓液性状(如骨髓液的浓稠程度、颜色、油滴等)是判断骨髓取材情况的第一手资料,甚至通过性状分析还可对疾病作出初步的判断。

2. 骨髓取材成功的判断

(1)抽吸骨髓液时,大部分患者会感到瞬间的酸痛感。

(2)抽出的骨髓液中含有较多的黄色小粒物质(多为骨髓小粒,有的是脂肪),且比外周血黏稠。

(3)镜下可见到骨髓特有的细胞,如有核红细胞、幼稚粒细胞、巨核细胞、浆细胞、成骨细胞、吞噬细胞、破骨细胞、脂肪细胞、纤维细胞等。

(4)骨髓中性杆状核粒细胞/中性分叶核粒细胞值大于外周血中性杆状核粒细胞/中性分叶核细胞值,有核细胞数大于外周血涂片中有核细胞数。

3. 骨髓取材不成功的判断

(1)骨髓完全稀释:抽出的"骨髓液"实际是外周血液,涂片与血涂片完全一样。

(2)骨髓部分稀释:抽出的骨髓液中混进较多外周血。骨髓小粒无或少见,骨髓特有的细胞少,有核细胞少,中性分叶核粒细胞和成熟淋巴细胞比例增加。

4．干抽　多次骨髓穿刺抽不出骨髓液或只抽到极少量血液的现象称为干抽。干抽的原因除定位不准、技术不熟练等之外，疾病自身特殊性为主要原因，常见于：①原发性或继发性骨髓纤维化症；②骨髓极度增生，如白血病、真性红细胞增多症等；③骨髓增生减低，如再生障碍性贫血（再障）等；④骨髓浸润，如恶性淋巴瘤、多发性骨髓瘤、骨髓转移癌等。当发生干抽时，在针头内可有少量骨髓组织，将其制作成涂片，仍可供检查；一般可更换骨髓穿刺部位，部分病例必须做骨髓活检。

二、骨髓涂片的制备

【原理】　掌握涂片制备技术。涂片技术是制备血液/骨髓液等样品最常用的技术，将骨髓液样品制成单细胞层的涂片标本。

【材料】　载玻片、推片等。

【方法】

1．用推片蘸取绿豆大小的骨髓液（含有骨髓小粒），其骨髓液将迅速沿玻片与推片扩散成一均匀的骨髓液粗线。

2．推片与玻片成 30°～60°角（骨髓液较浓时，角度要小，推的速度要慢；反之，角度应大，推的速度应快些，骨髓有核细胞较多，推薄些更符合细胞分类计数要求），自右向左，用力均匀地向前推片。推片用后立即用洁净干布擦净。

3．涂片制备好后，应立即拿起，在空气中来回挥动，使之快干，以免细胞皱缩变形。

4．在涂片头部空隙部分贴上条形码或用防水笔注明患者姓名等信息。

【注意事项】

1．载玻片要洁净，手指不能触及片面，推片要光滑。

2．推片与玻片之间的角度大小和推片速度由疾病性质而定，一般以 30°角为佳。如两者角度大，推出来的血膜就厚，反之则薄。血膜厚的涂片，细胞小，结构不清楚，会影响结果判断。

3．选择含骨髓小粒多的骨髓液制作涂片效果更佳；如遇部分稀释的骨髓液，可将盛有骨髓液的玻片倾斜，使血液流出，然后用剩余的含骨髓小粒的骨髓液进行涂片。

4．骨髓涂片要有头、体、尾之分，头部应留出贴标签的空间。尾部对骨髓检查最为重要，常常大的异常细胞被推至尾部，因此观察尾部有利于发现骨髓涂片中为数不多的异常细胞。

5．骨髓涂片上、下两侧要留有空隙，因为有一些胞体大的异常细胞除分布在尾部外，也常分布在血膜的上、下边缘，观察血膜上、下边缘有利于发现异常细胞。

6．骨髓液一般不宜用抗凝剂，必要时可用 EDTA-K$_2$抗凝。

7．涂片制成后，应在空气中快速摇动或风干，防止细胞皱缩变形或因空气潮湿而溶血。

8．骨髓有核细胞多，固定时间较血涂片长些。

【参考范围】　一张好的涂片应该厚薄均匀、长短适中、头体尾分明，尾部呈弧形，上下两边整齐（最好留出 1～2 mm 的空隙），见图 1-1-1。

三、骨髓涂片的染色

【原理】　掌握骨髓涂片的染色技术。目前最常用的是瑞氏（Wright）染色法，其染料中

图 1-1-1　骨髓涂片(未染色)

含有亚甲蓝和伊红两种染料,前者为碱性,后者为酸性,与细胞内的各种物质具有不同的亲和力,从而使细胞显现出不同的颜色,便于形态辨认。

【材料】　新鲜骨髓涂片、瑞氏染液、pH6.4～6.8 的磷酸盐缓冲液等。

【方法】

1. 将已制备好的新鲜骨髓涂片 2～4 张(含有骨髓小粒)置于染色板上。

2. 将骨髓涂片的血膜面朝上放平,滴加瑞氏染液直至完全覆盖血膜。

3. 静置 30～60 s 后,滴加 pH6.4～6.8 的磷酸盐缓冲液(瑞氏染液与缓冲液之比为(1∶1)～(1∶4),稀释度越大,其染色时间越长,细胞着色越均匀;反之,染色时间较短,其细胞着色较深且不很鲜艳),混匀,染色时间以 20 min 左右为宜,最好先将标本片带着染液置于低倍镜下观察,当有核细胞的核、质色彩分明时,则表示着色满意。

4. 冲洗前不要倒去染液,用流水冲洗染液,边冲洗边轻轻摇动涂片,使染料沉渣浮起冲走。切勿先倾去染液再用流水冲洗,否则,涂片上的染料渣沉淀于血膜上。将冲洗后的标本竖直在片架上,在空气中挥动待其自然干燥。

【注意事项】

1. 新鲜涂片应立即染色,未染的涂片保存一般不超过 1 周,否则将影响染色质量。

2. 染色时间需根据标本类型、涂片厚薄、有核细胞多少及细胞类别而定。一般来说,贫血患者骨髓细胞极易着色,染液应少些,染色时间相应短些,特别是再生障碍性贫血患者的标本;而白血病患者,细胞着色慢,染液应多些,染色时间应长些,特别是慢性粒细胞白血病患者的标本。

3. 冲洗后的标本,不可用火烤干。

4. 若细胞着色淡,可待标本干燥后按上述步骤重染;若细胞着色太深,或有许多染料沉渣时,可待标本干燥后,立即在涂片上滴加染液数滴或直接滴加甲醇数滴,摇匀,流水冲洗,自然干燥即可。

【参考范围】　染色结果的观察、分析见表 1-1-1。

表 1-1-1　染色结果的观察、分析

染色结果	染色结果观察及原因分析
染色良好	骨髓涂片呈淡红色、淡紫红色(有核细胞极度增生的除外);显微镜下细胞着色均匀、色泽鲜明,胞质颗粒和核染色质结构清楚,背景无染料沉渣
染色过深	因染色时间过长、瑞氏染液过多所致。显微镜下细胞着色偏深且结构欠清楚,胞质颗粒和核染色质变粗,背景中常有染料沉渣

续表

染色结果	染色结果观察及原因分析
染色过浅	因染色时间过短、瑞氏染液过少、片中有核细胞多、瑞氏染液与缓冲液未混匀等所致。骨髓涂片呈淡红色、淡紫色或灰蓝色;显微镜下细胞着色浅,胞质颗粒和核染色质不够清楚
染色偏碱	由于用蒸馏水或自来水代替缓冲液、染色时固定时间过长、瑞氏染液过多、骨髓涂片陈旧所致。骨髓涂片呈灰蓝色、蓝色;显微镜下成熟红细胞呈灰色、灰蓝色,有核细胞胞质均偏蓝
染色偏酸	由于缓冲液比例过高所致。显微镜下有核细胞胞质均偏红

(余 蓉)

第二节 正常骨髓细胞形态学检验

　　骨髓中有多种血细胞,根据细胞发育阶段,可分为原始细胞、幼稚细胞及成熟细胞,各阶段骨髓细胞的形态特点不同(表1-2-1)。根据血细胞的种类,骨髓细胞分为红细胞系统、粒细胞系统、巨核细胞系统、淋巴细胞系统、单核细胞系统、浆细胞系统及非造血细胞,每个系统的各阶段血细胞均有各自的形态学特点。健康成人骨髓中包括:各阶段有核红细胞、粒细胞以及巨核细胞;成熟淋巴细胞、单核细胞、浆细胞、红细胞和血小板;而原始及幼稚淋巴细胞、原始及幼稚单核细胞偶见;其他非造血细胞如组织细胞、组织嗜碱细胞、吞噬细胞、脂肪细胞、成骨细胞、破骨细胞等少见。

表 1-2-1 各阶段骨髓细胞的形态特点比较

阶　　段	形　态　特　点
原始细胞	胞体较大,胞核大,多数呈圆形或类圆形,核染色质细致,核仁清晰可见。核质比较大,胞质少,蓝色,胞质中无颗粒或有少许细小颗粒
幼稚细胞	胞体中等大小,胞核呈圆形或非圆形,核染色质出现聚集,核仁多消失。胞质增多,蓝色,胞质中有较多颗粒(有核红细胞除外)
成熟细胞	胞体较小,胞核变小,出现分叶、扭曲或有切迹等(红细胞和血小板无核),核染色质粗,无核仁。核质比小(小淋巴细胞除外),胞质多,染淡蓝色或淡红色,胞质中有较多颗粒(红细胞除外)

　　本节主要介绍瑞氏染色后光学显微镜下各系统各阶段细胞的正常形态学特点。熟练掌握各种细胞的形态特点是临床血液病诊断的前提,同时对疾病的鉴别诊断、疗效观察和预后判断等都具有重要意义。

一、红细胞系统形态观察

　　【目的】 掌握红细胞系统的总体形态特征、各阶段红细胞的形态特点及划分依据;能够与形态相似的细胞相鉴别。

【材料】　基本正常骨髓涂片、增生性贫血骨髓涂片、溶血性贫血骨髓涂片。

【形态观察】　红细胞系统(简称红系)包括原始红细胞、早幼红细胞、中幼红细胞、晚幼红细胞、红细胞,前四个阶段为有核红细胞。红细胞系统的总体形态特征为:①胞体较规则,圆形或椭圆形,原始红细胞及早幼红细胞可见瘤状突起;②胞核圆形,常居中,有的晚幼红细胞有脱核或核碎裂现象;③胞质颜色从深蓝色→蓝灰色→红灰色→淡红色,无颗粒。

选择厚薄适宜、头体尾分明、尾部有骨髓小粒的骨髓涂片,低倍镜下选择血膜的体尾交界处进行观察,然后在油镜下观察各阶段有核红细胞的形态特征。下面介绍以下各阶段红细胞的形态特点,详见彩图 1、表 1-2-2。

表 1-2-2　各阶段有核红细胞的形态特点比较

细胞 鉴别点	原始红细胞	早幼红细胞	中幼红细胞	晚幼红细胞
胞体大小	15～25 μm	15～20 μm	8～15 μm	7～10 μm
胞体形态	圆形或椭圆形,常有瘤状突起	圆形或椭圆形,可有瘤状突起	圆形	常为圆形
核形	圆形,常居中	圆形,常居中	圆形,常居中	圆形,居中或略偏位
染色质	颗粒状	粗颗粒状或极小块	如碎墨砚状或碎盘状,副染色质明显	固缩成团块状,副染色质可见或消失
核仁	1～3 个	模糊或消失	无	无
胞质量	较多	略增多	多	多
胞质颜色	深蓝色、不透明,有油画蓝感,可有核周淡染区	蓝色或深蓝色、不透明,可有核周淡染区	嗜多色性呈灰蓝、灰红色	浅红色、灰红色
胞质颗粒	无	无	无	无

1. 原始红细胞(pronormoblast)　胞体直径 15～25 μm,圆形或椭圆形,常可见瘤状或三角状突起。胞核圆形,常居中,核染色质呈颗粒状,排列较紧密,有立体感,核仁 1～3 个,大小不一,染蓝色或浅蓝色,边界不清楚。胞质较多,深蓝色,不透明,如油画蓝感,核周可有淡染区,胞质中无颗粒,但丰富的核糖核酸自行聚集使胞质呈蓝色假颗粒状。

2. 早幼红细胞(early normoblast)　胞体直径 15～20 μm,圆形或椭圆形,可有瘤状突起。胞核圆形,常居中,核染色质呈粗颗粒状,甚至凝聚成极小块,核仁模糊或消失。胞质增多,不透明,蓝色或深蓝色,无颗粒,可见核周淡染区。

3. 中幼红细胞(polychromatic normoblast)　胞体直径 8～15 μm,圆形。胞核圆形,常居中,核染色质凝聚呈小块状,如碎墨砚状或碎盘状,副染色质明显且较透亮,无核仁。

胞质较丰富,无颗粒,由于胞质中有血红蛋白生成而逐渐呈灰蓝、灰红等不同程度的嗜多色性。

4. 晚幼红细胞(orthochromatic normoblast) 胞体直径 7～10 μm,多为圆形。胞核圆形,居中或略偏位,核染色质常聚集成大块或固缩成深紫黑色团块,称为炭核,副染色质可见或消失,亦可见脱核状或核碎裂成花瓣形。胞质多,呈淡红色或灰红色,均匀无颗粒。

5. 红细胞(erythrocyte) 胞体平均直径为 7.2 μm,呈双凹圆盘状,无核,胞质呈灰红色或淡红色,中央部分可见淡染区。

有核红细胞的阶段划分须从胞体大小、染色质、核仁、胞质的颜色等方面进行。各阶段有核红细胞的主要划分依据如下:

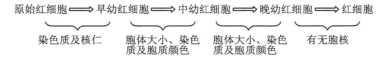

还要注意观察分裂象细胞及退化细胞。在红系明显增生的涂片中,有时可观察到幼红细胞造血岛,即多个有核红细胞将一个吞噬细胞或组织细胞围绕在中间。

【注意事项】

1. 观察骨髓涂片时,先确定骨髓涂片的正反面,有血膜的面反光性差,而另一面反光性好。如反面朝上放置,低倍、高倍镜下可见细胞,而油镜下却不见,易压碎涂片。

2. 骨髓涂片的观察首先应选择厚薄适宜(一般体尾交界处)、细胞分布均匀、成熟红细胞不重叠也不过分分离、细胞形态完整、染色好、结构易于观察处。血膜头部,有核红细胞胞体较小、胞质量少;尾部有核红细胞胞体变大、胞质量多。

3. 由于细胞形态变化多样,故观察细胞时不能只根据细胞的一两个特点轻易作出否定或肯定性判断。应全面观察细胞形态特征,如胞体大小、形态,胞质量、颜色、颗粒、空泡等,胞核大小、形态、位置、核染色质、核仁有无等,同时注意兼顾核、质特征,并应注意与周围细胞相比较。

4. 观察有核红细胞胞质颜色时,应与周围的红细胞进行比较,因为涂片染色的酸碱度会影响胞质颜色,偏酸时胞质颜色偏淡红色,偏碱时胞质颜色偏灰蓝色。

5. 原始红细胞和早幼红细胞胞质中,有时因核糖核酸丰富并自行聚集,使些胞质呈蓝色"颗粒"状,而易被误认为颗粒。中幼红细胞以下各阶段细胞有时可见灰蓝色的嗜碱性点彩,易被误认为颗粒。

6. 注意有核红细胞与其他细胞的鉴别

(1)原始红细胞应注意与其他原始细胞相鉴别,尤其是骨髓中最常见的原始红细胞与原始粒细胞的鉴别更重要,具体鉴别要点详见表 1-2-3。在涂片过厚或着色不佳以及某些病理情况如白血病时更易混淆。

(2)中幼红细胞应注意与小淋巴细胞、浆细胞鉴别(表 1-2-4)。

【参考范围】 在健康成人的骨髓涂片中,红细胞系统占骨髓有核细胞的 15%～25%,以中、晚幼红细胞为主(约各占 10%),原始红细胞<1%,早幼红细胞<5%。

表 1-2-3　几种原始细胞的鉴别

细胞\n鉴别点	原始红细胞	原始粒细胞	原始淋巴细胞	原始单核细胞
胞体大小	15～25 μm	10～20 μm	10～18 μm	14～25 μm
胞体形态	圆形或椭圆形,常可见瘤状突起	规则的圆形或类圆形	规则的圆形或类圆形	圆形或不规则,可有伪足
核形	规则的圆形	规则的圆形或类圆形	规则的圆形或类圆形	规则或不规则,常折叠、偏位
核仁	1～3 个,较大,界限不清	2～5 个,小而清晰	1～2 个,较清晰	1～3 个,大而清晰
染色质	颗粒状(较粗),不太均匀,有明显厚实感	细颗粒状,排列均匀,比较单薄	颗粒状,排列紧密,分布不均匀,有明显厚实感	纤细、疏松,呈细丝网状,有起伏不平感,无厚实感
胞质量	较多	较少	少或很少	较多
颜色	不透明的深蓝色,如油画蓝感	蓝色,透明,如水彩画感	蓝色,透明	蓝色或灰蓝色

表 1-2-4　中幼红细胞与小淋巴细胞、浆细胞的鉴别

细胞\n鉴别点	中幼红细胞	小淋巴细胞	浆　细　胞
胞体	8～15 μm,圆形,无空泡	6～9 μm,圆形、类圆形、蝌蚪形,有时可见胞质突起	8～15 μm,椭圆形,有核周淡染区,泡沫感的浆
核形	圆形,常居中	类圆形或圆形,有小切迹,常偏于一侧	圆形,常偏位
核染色质	块状,副染色质明显,如碎盘状或碎墨砚状	涂抹状、块状,副染色质不明显	块状,似车轮状,副染色质较明显,常呈浅红色
胞质	多,嗜多色性,不透明	少或极少,浅蓝色	丰富,呈深蓝色、蓝色或灰红色,个别呈红色
颗粒	无,偶有嗜碱性点彩	常无颗粒,偶有少许	偶有紫红色颗粒

二、粒细胞系统形态观察

【目的】 掌握粒细胞系统的形态变化规律、粒细胞胞质中四种颗粒(非特异性颗粒、中性颗粒、嗜酸性颗粒、嗜碱性颗粒)的鉴别;掌握各阶段粒细胞的形态特点及划分依据;能够与形态相似的细胞相鉴别。

【材料】 基本正常骨髓涂片、慢性粒细胞白血病血涂片或骨髓涂片、急性粒细胞白血病骨髓涂片。

【形态观察】 粒细胞系统(简称粒系)包括原始粒细胞、早幼粒细胞、中幼粒细胞、晚幼粒细胞、杆状核粒细胞和分叶核粒细胞。粒系细胞的胞质中常有许多颗粒,从Ⅱ型原始粒细胞开始出现颗粒,称为非特异性颗粒(又称嗜天青颗粒、嗜苯胺蓝颗粒、A颗粒);从中幼粒细胞阶段开始出现特异性颗粒(又称S颗粒),特异性颗粒有中性颗粒、嗜酸性颗粒、嗜碱性颗粒三种。四种颗粒的鉴别详见表1-2-5。根据特异性颗粒的不同又将中幼粒细胞及其以下阶段的细胞分为中性粒细胞、嗜酸性粒细胞和嗜碱性粒细胞。粒细胞系统的形态变化规律为:①胞体:规则,呈圆形或椭圆形。②胞质颗粒:无颗粒→非特异性颗粒→特异性颗粒→特异性颗粒增多、非特异性颗粒减少→仅有特异性颗粒。③胞核:圆形→椭圆形→核一侧扁平→肾形→杆状→分叶状。

表 1-2-5 粒细胞胞质中四种颗粒的鉴别

鉴别点 \ 颗粒	非特异性颗粒	中性颗粒	嗜酸性颗粒	嗜碱性颗粒
大小	较中性颗粒粗大,大小不一	细小,大小较一致	粗大,大小一致	粗大,大小不一
形态	形态不一	细颗粒状	圆形或椭圆形	形态不一
颜色	紫红色	淡红、淡紫红色或灰红色	橘红色或棕黄色	深紫红或深紫黑色
数量	少量或中等量	多	多	不一定、常不多
分布	分布不一,有时覆盖核上	均匀	均匀	分布不一,常覆盖核上

将骨髓涂片置于显微镜下,低倍镜下选择染色好、厚薄适宜、细胞平铺较均匀的部位进行观察,然后在油镜下进行全面观察和辨认具有粒细胞系统特征的细胞并分类计数各个阶段细胞。下面介绍以下各阶段粒细胞的形态特点,详见彩图2、表1-2-6。

1. 原始粒细胞(myeloblast) 胞体直径10~20 μm,圆形或类圆形。胞核较大,圆形或椭圆形,居中或略偏位,核染色质呈细颗粒状,排列均匀平坦如一层薄纱;核仁小而多,2~5个,核仁边缘常不规则,淡蓝色或无色,清晰易见。胞质较少,呈淡蓝色或蓝色,着色均匀如水彩画感,绕于核周,有时在近核某处胞质色较淡,无颗粒或有少许细小嗜天青颗粒。根据颗粒有无可将原始粒细胞分为:①Ⅰ型原始粒细胞:典型的原始粒细胞,胞质中无颗粒;②Ⅱ型原始粒细胞:胞质中可见少量、细小颗粒,分布分散。

表 1-2-6　各阶段粒细胞的形态特点(以中性粒细胞为例)

细胞\n\n鉴别点	原始粒细胞	早幼粒细胞	中幼粒细胞	晚幼粒细胞	杆状核粒细胞	分叶核粒细胞
胞体大小	10～20 μm	12～25 μm	10～20 μm	10～16 μm	10～15 μm	10～14 μm
胞体形态	圆形或类圆形	圆形或椭圆形	圆形	圆形	圆形	圆形
核形	圆形或椭圆形	圆形或椭圆形,常偏于一侧	圆形、椭圆形,一侧扁平或略凹陷	明显凹陷,呈半月形、肾形或马蹄形等	弯曲呈粗细均匀的带状、S形、U形等	分为2～5叶,叶之间有细丝相连
核仁	小而多,2～5个,清晰易见	常清楚	常无	无	无	无
染色质	细颗粒状,平坦如一层薄纱	较原始粒细胞粗	聚集呈索块状	小块状,出现副染色质	粗块状,副染色质明显	粗糙块状,副染色质明显
胞质量	较少	较多或多	多	多	多	多
颜色	淡蓝色或蓝色	蓝色或深蓝色	淡蓝色或灰蓝色	淡蓝色	淡蓝色	淡蓝色
颗粒	无或有少许细小颗粒	数量不等、大小不等、形态不一的紫红色A颗粒	出现中性颗粒,中等量细小、大小较一致、排列细密,A颗粒常较多	充满中性颗粒,A颗粒少或无	充满中性颗粒,无A颗粒	充满中性颗粒

2. 早幼粒细胞(promyelocyte)　胞体直径 12～25 μm,比原始粒细胞略大,圆形或椭圆形。胞核大,圆形或椭圆形,常偏于细胞一侧,可有凹陷。核染色质呈颗粒状,较原始粒细胞粗,且颗粒形态略不一。核仁清晰、模糊或消失。胞质丰富,染成蓝色或深蓝色,近核处常有高尔基体发育的透明区,呈淡蓝色、无色或淡灰黄色,称为初浆。胞质中可见数量和大小不等、形态不一、分布不均的紫红色嗜天青颗粒,分布不均,少许覆盖核上。

3. 中幼粒细胞(myelocyte)　自中幼粒细胞阶段,胞质内出现特异性颗粒。根据颗粒的不同,将中幼粒细胞分为中性中幼粒细胞、嗜酸性中幼粒细胞和嗜碱性中幼粒细胞。

(1) 中性中幼粒细胞(neutrophilic myelocyte):胞体直径 10～20 μm,圆形。胞核呈圆形、椭圆形,一侧可开始出现扁平或略凹陷,核常偏于一侧,占胞体的 1/2～2/3。核染色质聚集成索块状,索块大小较一致,常无核仁。胞质多,呈淡蓝色、灰蓝色或灰红色,内含中等量细小、大小较一致、排列紧密的中性颗粒,呈淡红色、淡紫红色或淡灰黑色,常分布在细胞核边缘,近核处先出现。部分细胞质内还残存少量非特异性颗粒,颗粒呈紫红色,大小不等,常呈圆形。

(2) 嗜酸性中幼粒细胞(eosinophilic myelocyte):胞体直径 $15\sim20$ μm,较中性中幼粒细胞略大,立体感强。胞核与中性中幼粒细胞类似。胞质多,呈淡蓝色、灰蓝色或灰红色,常因颗粒较多而看不见。胞质内有较多大小一致、圆形、粗大、排列紧密、橘红色的嗜酸性颗粒。嗜酸性颗粒有折光性,中心颜色略浅淡,有立体感,如剥开的石榴。未完全成熟的嗜酸性颗粒有时呈蓝黑色、暗黄色或褐色,称为双染性嗜酸性粒细胞。双染颗粒在中幼粒细胞、晚幼粒细胞中可见。早期的嗜酸性中幼粒细胞内,除嗜酸性颗粒或双染颗粒之外,还可见极少量的类似嗜碱性颗粒,为蓝紫色颗粒,大小不等,形态不一,常覆盖于其他颗粒之上。

(3) 嗜碱性中幼粒细胞(basophilic myelocyte):胞体直径 $10\sim15$ μm,较中性中幼粒细胞略小。胞核呈椭圆形,轮廓不清楚,核染色质较模糊。胞质中等量,呈淡蓝色、灰蓝色或灰红色,胞质内有中等数量、粗大、大小不等、形态不一的嗜碱性颗粒,呈深紫黑色或深紫红色,排列凌乱,可覆盖核上。

4. 晚幼粒细胞(metamyelocyte) 核凹陷程度与假设核直径之比常小于 1/2 或核凹陷程度与假设圆形核直径之比为 1/2~3/4。根据颗粒的不同将晚幼粒细胞分为:中性晚幼粒细胞、嗜酸性晚幼粒细胞和嗜碱性晚幼粒细胞。

(1) 中性晚幼粒细胞(neutrophilic metamyelocyte):胞体直径 $10\sim16$ μm,圆形。大部分细胞胞核明显凹陷,呈半月形、肾形或马蹄形等,也有部分细胞核呈圆形、椭圆形或扁圆形,核常偏于一侧。核染色质较粗糙,呈块状或小块状,块状染色质之间出现空隙,即副染色质,无核仁。胞质多,呈淡灰蓝色、淡灰红色,由于胞质内中性颗粒较多而看不到胞质的颜色,少数细胞质内残留少量嗜天青颗粒。

(2) 嗜酸性晚幼粒细胞(eosinophilic metamyelocyte):胞体直径 $10\sim16$ μm,胞核同中性晚幼粒细胞,胞质中充满嗜酸性颗粒,嗜天青颗粒常无。

(3) 嗜碱性晚幼粒细胞(basophilic metamyelocyte):胞体直径 $10\sim14$ μm,胞核呈肾形、扁圆形等,轮廓不清楚。胞质较少,呈淡灰蓝色、淡灰红色,有少量嗜碱性颗粒,可覆盖核上。

5. 杆状核粒细胞(stab granulocyte) 核凹陷程度与假设核直径之比大于 1/2 或核凹陷程度与假设圆形核直径之比大于 3/4。根据颗粒的不同将杆状核粒细胞分为中性杆状核粒细胞、嗜酸性杆状核粒细胞和嗜碱性杆状核粒细胞。

(1) 中性杆状核粒细胞(neutrophilic stab granulocyte):胞体直径 $10\sim15$ μm,圆形。胞核弯曲,呈粗细均匀的带状、S 形、U 形、E 形等,核染色质粗糙呈块状。副染色质明显。胞质丰富,呈淡蓝色、淡灰红色或粉红色,充满中性颗粒,无嗜天青颗粒。

(2) 嗜酸性杆状核粒细胞(eosinophilic stab granulocyte):胞体直径 $11\sim16$ μm,胞核同中性杆状核粒细胞,胞质中充满嗜酸性颗粒。

(3) 嗜碱性杆状核粒细胞(basophilic stab granulocyte):胞体直径 $10\sim12$ μm,胞核呈模糊杆状,胞质内及胞核上有少量嗜碱性颗粒。

6. 分叶核粒细胞(segmented granulocyte) 胞核常分叶,叶间有核丝相连。根据颗粒不同将分叶核粒细胞分为中性分叶核粒细胞、嗜酸性分叶核粒细胞和嗜碱性分叶核粒细胞。

（1）中性分叶核粒细胞（neutrophilic segmented granulocyte）：胞体直径 10～14 μm，圆形。胞核常分为 2～5 叶，叶之间有细丝相连。胞质同中性杆状核粒细胞。

（2）嗜酸性分叶核粒细胞（eosinophilic segmented granulocyte）：胞体直径 11～16 μm，胞核多分为 2 叶，似眼镜状，胞质中充满嗜酸性颗粒。

（3）嗜碱性分叶核粒细胞（basophilic segmented granulocyte）：胞体直径 10～12 μm，胞核模糊不清或分成 3～4 叶。胞质较少，呈淡蓝色，胞质内及胞核上有少量嗜碱性颗粒。

根据各阶段粒细胞的形态特点，划分各阶段细胞，粒细胞的阶段划分需从核质比、胞核的形状以及胞质中颗粒的种类等方面进行，主要划分依据如下：

原始粒细胞⇒早幼粒细胞⇒中性中幼粒细胞⇒中性晚幼粒细胞⇒中性杆状核粒细胞⇒中性分叶核粒细胞

核质比、A颗粒　　染色质及胞质颗粒　　核形、染色质及胞质颗粒　　核形　　核形

【注意事项】

1. 传统观点认为原始粒细胞胞质中无颗粒。目前比较公认的观点是原始粒细胞应分为两型：Ⅰ型就是传统意义上的原始粒细胞，胞质中无颗粒；Ⅱ型是细胞胞体、胞核、核染色质等，特征与Ⅰ型原始粒细胞相同，但胞质中可有少许细小颗粒（一般少于 20 颗）。

2. 粒细胞系统胞质中非特异性颗粒和三种特异性颗粒（即中性、嗜酸性及嗜碱性颗粒）的准确区分对正确鉴别粒系细胞十分重要。一般情况下，粒细胞系统胞质中四种颗粒比较容易区分，但实际工作中并不特别典型，如嗜天青颗粒粗大、嗜碱性颗粒不粗大、嗜酸性颗粒数量减少或颜色不典型等。

（1）少数未完全成熟的嗜酸性粒细胞胞质颗粒可呈嗜碱性反应，颗粒可呈深紫褐色、蓝色或蓝黑色，除颜色外其他特点同嗜酸性颗粒一致，如颗粒大小比较一致、分布均匀等，多见于中、晚幼粒细胞阶段，应注意与嗜碱性粒细胞鉴别。

（2）若嗜碱性粒细胞的嗜碱性颗粒覆盖在核上而使胞核结构不清楚，往往很难确定为哪一个阶段，可统称为成熟嗜碱性粒细胞。嗜碱性粒细胞形态变化较大，有时颗粒细小，散在胞质中呈"淡紫红色"；有时胞体小（尤其在病理情况下），易被误认为小淋巴细胞；有时可见胞体周围有淡紫红色的红晕。

3. 中幼粒细胞以下阶段的细胞胞核划分标准见表 1-2-7，临床上以核凹陷程度/假设核直径这种划分形式最为常用。

表 1-2-7　各阶段粒细胞的细胞核划分标准

划分依据 细胞	核凹陷程度/假设核直径	核凹陷程度/假设核圆形直径	核最窄/核最宽
中幼粒细胞	—	<1/2	—
晚幼粒细胞	<1/2	1/2～3/4	>1/2
杆状核粒细胞	>1/2	>3/4	1/3～1/2
分叶核粒细胞	核丝	核丝	<1/3

4. 中性分叶核粒细胞有时核分叶叠加在一起，致使连接的核丝被隐蔽，核常有粗而明

显的切痕,常可见折叠感。

5. 粒细胞与其他细胞的鉴别

(1)原始粒细胞与原始红细胞的鉴别:原始粒细胞和原始红细胞是正常人骨髓中较易见到的原始细胞,二者的鉴别详见表1-2-3。

(2)原始粒细胞与原始淋巴细胞、原始单核细胞的鉴别:在白血病等病理情况下骨髓中可见三种原始细胞,三者的鉴别详见表1-2-3。此时进行细胞化学染色、流式细胞术免疫表型等检查有助于鉴别。

(3)中性粒细胞与单核细胞的鉴别:尤其在白血病患者的骨髓涂片中,有些幼稚中性粒细胞胞体较大、胞核形状不规则、核染色质疏松,形态特征与单核细胞相似,应注意加以鉴别。中性中幼粒细胞与单核细胞的主要鉴别详见表1-2-8。

表 1-2-8 中性中幼粒细胞与单核细胞的鉴别

细胞 鉴别点	中性中幼粒细胞	单 核 细 胞
胞体	10～20 μm,圆形,规则	12～20 μm,圆形或不规则形,可有伪足
核形	一侧开始扁平或略凹陷,核常偏于一侧	不规则,可呈肾形、马蹄形、S形或分叶形,常扭曲、折叠
核染色质	聚集成块状或索块状	疏松,粗网状,相对较均匀分布
胞质	中等至较多,淡蓝色、灰红色等	多,灰蓝色,半透明如毛玻璃样,可有空泡
颗粒	有中性颗粒,A颗粒有或无	常有细小、粉尘样的紫红色颗粒

【参考范围】 在健康成人的骨髓涂片中,粒细胞系统占骨髓有核细胞的 40%～60%,以中性中幼粒细胞以下阶段为主。其中原始粒细胞<2%,早幼粒细胞<5%,中性中幼粒细胞约占 8%,中性晚幼粒细胞约占 10%,中性杆状核粒细胞约占 20%,中性分叶核粒细胞约占 12%,嗜酸性粒细胞<5%,嗜碱性粒细胞<1%。

三、巨核细胞系统形态观察

【目的】 掌握巨核细胞系统的总体形态学特征,各阶段巨核细胞和血小板的形态特点;各阶段细胞的划分依据。

【材料】 基本正常骨髓涂片、增生性疾病骨髓涂片、特发性血小板减少性紫癜骨髓涂片。

【形态观察】 巨核细胞系统(简称巨核系或巨系)包括原始巨核细胞、幼稚型巨核细胞、颗粒型巨核细胞、产血小板型巨核细胞、裸核型巨核细胞及血小板。巨核细胞系统(除原始巨核细胞外)的形态特征为:①胞体:巨大,不规则。②胞核:常巨大,成熟巨核细胞的胞核高度分叶且重叠。③胞质:成熟巨核细胞胞质常极丰富,并有大量细小颗粒。

巨核细胞胞体巨大,多位于骨髓涂片的边缘(包括涂片尾部、上下边缘),而且全片巨核细胞数量一般较少,有时容易漏检。故观察巨核细胞时应先在低倍镜下观察血膜边缘部分,找到巨核细胞后再移至视野正中,然后在油镜下观察各阶段巨核细胞的形态,部分体积较小的巨核细胞须在油镜下确认个数。疑为巨核细胞系统疾病时,需在油镜下进行巨核细胞分类计数。下面介绍各阶段巨核细胞的形态特点,详见彩图 3、表 1-2-9。

表 1-2-9　各阶段巨核细胞的形态特点

鉴别点＼细胞	原始巨核细胞	幼稚型巨核细胞	颗粒型巨核细胞	产血小板型巨核细胞	裸核型巨核细胞
胞体大小	15～30 μm	30～50 μm	40～70 μm	40～70 μm	—
胞体形态	圆形或不规则形,常有指状突起	不规则形	不规则形	不规则形,胞膜不完整	—
核形	圆形、椭圆形或不规则形,1～2 核	不规则形	不规则形或分叶后重叠	不规则或高度分叶但常重叠	不规则或高度分叶但常重叠
核仁	2～3 个,不清晰	常无	无	无	无
染色质	较细,排列紧密,分布较均匀	粗颗粒或呈小块状	呈块状或呈条状	呈块状或条状	呈块状或条状
胞质量	少	较丰富	极丰富	极丰富	无或有少许
颜色	蓝色或深蓝色	蓝色或深蓝色	淡红色或淡蓝色	淡红色或淡蓝色	—
颗粒	无	近核处出现细小且大小一致淡紫红色颗粒	充满细小、且大小一致淡紫红色颗粒	颗粒丰富,外侧有被释放的血小板,可有雏形血小板形成	—
其他	胞体周围可有血小板附着	胞体周围可有血小板附着	胞体周围无血小板	胞体周围有 3 个及以上血小板释放	

1. 原始巨核细胞(megakaryoblast)　胞体直径 15～30 μm,呈圆形或不规则形,常可见指状胞质突起,周边常有少许血小板附着。胞核较大,圆形、椭圆形或不规则形,可见凹陷折叠,胞核常 1～2 个,呈紫红色。核染色质呈细而密的颗粒状,排列紧密,分布较均匀。核仁2～3 个,常不清楚,呈蓝色。胞质较少,呈深蓝色,周边深浓,无颗粒,可见伪足样突起。

2. 幼稚型巨核细胞(promegakaryocyte)　胞体直径 30～50 μm,外形常不规则,有时细胞周边有少许血小板附着。胞核大,不规则,有重叠或扭曲,可呈肾形或分叶状。核染色质呈粗而密集的颗粒状,偶有小块状,排列紧密,核仁不清楚或消失。胞质较丰富,呈蓝色或深蓝色,近核处可有较明显的淡染区,细小、大小一致的淡紫红色嗜天青颗粒在此处先出现而呈淡红色,常有伪足状突起。

3. 颗粒型巨核细胞(granular megakaryocyte)　胞体直径 40～70 μm,有时可达100 μm,外形常不规则,胞膜完整。胞核巨大,多呈不规则形,核分叶后常重叠。核染色质呈粗块状或条状,无核仁。胞质极丰富,呈淡红色或淡蓝色,充满大量淡紫红色颗粒。较早期的颗粒型巨核细胞的胞质边缘可有狭窄的淡蓝色透明区,形成外质,是胞质未成熟部分,内质充满颗粒。

4. 产血小板型巨核细胞(thrombocytopenic megakaryocyte) 胞体直径 $40\sim70\ \mu m$,有时可达 $100\ \mu m$,外形常不规则,胞膜不完整,呈伪足状或撕破毛边状。胞核巨大,多呈不规则形,核分叶后常重叠,核染色质呈条状或块状,无核仁。胞质极丰富,呈淡红色或淡蓝色,丰富的颗粒可聚集呈簇,称为雏形血小板,胞质外侧常有被释放出来的血小板。

5. 裸核型巨核细胞(naked megakaryocyte) 巨核细胞释放大量血小板后,胞质完全脱落,遗留的裸核称为裸核型巨核细胞。胞核同产血小板型巨核细胞,胞质无或有少许。

6. 血小板(platelet) 胞体直径 $2\sim4\ \mu m$,圆形、椭圆形、星形、逗点状或不规则形,无胞核。胞质呈淡蓝色,中心部位有细小、分布较均匀的淡紫红色细棒状或点粒状颗粒,正常骨髓涂片上常成簇、成堆存在。

根据细胞的形态特点可划分出各阶段巨核细胞,其主要划分依据如下:

原始巨核细胞⟹幼稚型巨核细胞⟹颗粒型巨核细胞⟹产血小板型巨核细胞⟹裸核型巨核细胞

胞体大小、颗粒　胞体大小、核染色质特　胞膜完整性、雏形血　胞质是否完全脱落
　　　　　　　　点、胞质颜色及颗粒量　小板、血小板释放等

【注意事项】

1. 在骨髓涂片中,原始巨核细胞一般很少,而且比其他造血细胞略偏大,有时不易发现。在形态上它与其他系列原始细胞相比较易鉴别,因为原始巨核细胞具有一些较独特的形态学特点,如常有指状胞质突起,有时还可见有血小板附着,胞核可两个或多个,染色质细致而紧密,核仁常不清晰等。

2. 在血膜厚的部位,颗粒型巨核细胞的颗粒非常密集而使核、质很难辨认;有的颗粒型巨核细胞周边有少许血小板附着,故要注意与产血小板型巨核细胞加以鉴别。

3. 由于巨核细胞胞体巨大且胞质常有颗粒,所以一般情况下较容易辨认。但是非造血细胞中的破骨细胞与巨核细胞形态有许多相似之处,应注意鉴别。

4. 裸核型巨核细胞有时是由于涂片制作时推散胞质所致,最终被巨噬细胞吞噬。

5. 观察骨髓涂片时,应注意同时观察血小板数量、形态、大小及分布。由于血小板有聚集性,正常情况下骨髓涂片上的血小板成堆成簇分布;血小板数量减少或经抗凝制备的骨髓涂片中,血小板常散在分布;若制备涂片时标本凝固,显微镜下可见凝块中有聚集的血小板,而涂片其他部位的血小板明显减少或消失。

6. 血小板中央的颗粒有时密集似细胞核,导致巨大血小板易误认为有核细胞。

【参考范围】 在 $1.5\ cm\times3.0\ cm$ 骨髓涂片上可见 $7\sim35$ 个巨核细胞,其中原始巨核细胞占 $0\sim5\%$,幼稚巨核细胞占 $0\sim10\%$,颗粒型巨核细胞 $10\%\sim50\%$,产血小板型巨核细胞 $20\%\sim70\%$,裸核型巨核细胞 $0\sim30\%$。

四、淋巴细胞系统形态观察

【目的】 掌握淋巴细胞系统的总体形态学特征、各阶段淋巴细胞的形态特点及阶段划分依据;能够与形态相似的细胞进行鉴别。

【材料】 基本正常骨髓涂片、增生性骨髓涂片、急性淋巴细胞白血病血涂片或骨髓

涂片。

【形态观察】 淋巴细胞系统(简称淋巴系)包括原始淋巴细胞、幼稚淋巴细胞和淋巴细胞(包括小淋巴细胞和大淋巴细胞)。正常骨髓涂片中一般为淋巴细胞,在急性淋巴细胞白血病骨髓涂片中,可见大量原始和幼稚淋巴细胞。

低倍镜下选择合适的观察部位,然后在油镜下观察原始、幼稚淋巴细胞,以及大、小淋巴细胞的形态。淋巴细胞系统的总体形态学特征为:①胞体:小,圆形或类圆形。②胞质:少,呈蓝色或淡蓝色。下面介绍各阶段淋巴细胞的形态特点,详见彩图 4、表 1-2-10。

1. 原始淋巴细胞(lymphoblast) 胞体直径 10~18 μm,呈圆形或类圆形。胞核大,呈圆形或类圆形,居中或略偏于一侧。核染色质呈细颗粒状,核仁 1~2 个,无色或淡蓝色,清晰透亮如天窗,核仁周边常有染色质聚集而形成核堤。胞质少,蓝色,无颗粒,近核处常有一透明区。

2. 幼稚淋巴细胞(prelymphocyte) 胞体直径 10~16 μm,呈圆形或类圆形。胞核较大,呈圆形或类圆形,可见核凹陷。核染色质较原始淋巴细胞粗,核仁模糊不清或消失。胞质较少,蓝色,内有少量细小的紫红色嗜天青颗粒。

3. 淋巴细胞(lymphocyte)

(1)大淋巴细胞:胞体直径 12~15 μm,呈圆形或类圆形。胞核呈椭圆形,居中或偏一侧,核染色质紧密较均匀,呈涂抹状,核仁消失。胞质较多,呈清澈的淡蓝色,常有少许较为粗大,大小不等的点粒状、紫红色嗜天青颗粒。

(2)小淋巴细胞:胞体直径 6~9 μm,呈圆形、类圆形或蝌蚪形等。胞核呈圆形或类圆形,有小切迹。核染色质聚集成大块状,副染色质不明显,核仁消失。胞质少或极少,似裸核状,细胞质常偏于一侧,呈淡蓝色或深蓝色,常无颗粒或少数点粒状嗜天青颗粒,有时胞质可有突起。

表 1-2-10　各阶段淋巴细胞的形态特点

细胞 鉴别点	原始淋巴细胞	幼稚淋巴细胞	大淋巴细胞	小淋巴细胞
胞体大小	10~18 μm	10~16 μm	12~15 μm	6~9 μm
胞体形态	圆形或类圆形	圆形或类圆形	圆形或类圆形	圆形、类圆形或蝌蚪形
核形	圆形或类圆形	圆形或类圆形	椭圆形,常偏位	类圆形或有小切迹
核仁	1~2 个	模糊或消失	消失	消失
染色质	颗粒状	较粗	紧密而均匀	块状,副染色质不明显
胞质量	少	少	较多	少或极少
颜色	蓝色	蓝色	清澈的淡蓝色	淡蓝色或深蓝色
颗粒	一般无	偶有少许紫红色颗粒	常有紫红色颗粒	常无颗粒

各期淋巴细胞的划分比较困难,划分的关键是依据核染色质的致密程度,幼稚淋巴细

胞与成熟淋巴细胞的划分比原始淋巴细胞与幼稚淋巴细胞的划分更重要。各阶段淋巴细胞主要划分依据如下：

原淋巴细胞 ⇌ 幼稚淋巴细胞 ⇌ 淋巴细胞

染色质、核仁及胞质颗粒　　染色质、大小及胞质颜色

【注意事项】

1. 观察急性淋巴细胞白血病骨髓涂片时应注意选择合适的部位。骨髓涂片较厚的部位，原始及幼稚淋巴细胞胞体小，显微镜下细胞结构不清，易被误认为成熟淋巴细胞。

2. 淋巴细胞分为大淋巴细胞和小淋巴细胞，骨髓涂片中一般以小淋巴细胞为主。骨髓有核细胞分类计数时，一般不需要将两者分开报告。

3. 淋巴细胞与其他细胞的鉴别

（1）小淋巴细胞与浆细胞、中幼红细胞：三者鉴别要点详见表1-2-4。

（2）小淋巴细胞与胞体较小的嗜碱性粒细胞、晚幼红细胞（炭核）：鉴别要点详见表1-2-11。

表 1-2-11　小淋巴细胞与晚幼红细胞（炭核）、嗜碱性粒细胞的鉴别

细胞 / 鉴别点	小淋巴细胞	晚幼红细胞（炭核）	嗜碱性粒细胞
胞体	圆形，推片可使其呈不规则形，6～9 μm	7～10 μm	圆形、类圆形，10～12 μm
核形	圆形或类圆形，有小切迹	常呈正圆形，核膜完整	成熟细胞有杆状核和分叶核，但由于颗粒的覆盖常轮廓不清
染色质	染色质呈块状	常聚集呈大块状或固缩成深紫黑色团块，很致密，称为炭核，副染色质可见或消失，核膜完整	团块状，但常不清晰
胞质	少或极少，呈淡蓝色	无	呈淡灰蓝色、淡灰红色，常无法看清
颗粒	有时有少许点粒状的紫红色颗粒	无	呈深紫红或深紫黑色，粗大，大小不等，形态不一，分布不均，常覆盖于核上，使得细胞看不清楚胞核和胞质

（3）淋巴细胞与单核细胞：有些淋巴细胞胞核不规则，不容易与单核细胞鉴别。

【参考范围】　在健康成人的骨髓涂片中，淋巴细胞系统占骨髓有核细胞的 20％～25％，均为成熟淋巴细胞，并以小淋巴细胞为主，原始淋巴细胞罕见（0～0.4％），幼稚淋巴细胞偶见（0～2.1％）。

（孙　莉）

五、单核细胞系统

【目的】 掌握各阶段单核细胞的形态特点。

【材料】 单核细胞增多的血涂片或骨髓涂片、急性单核细胞白血病的血涂片或骨髓涂片。

【形态观察】 单核细胞系统包括原始单核细胞、幼稚单核细胞和单核细胞。单核细胞系统的形态特征为：①胞体：较大，可有伪足。②胞核：较大，不规则，常扭曲、折叠，核染色质疏松。③胞质：较多，呈灰蓝色，可有空泡，胞质内非特异性颗粒细小呈粉尘样。详见彩图5。

1. 原始单核细胞(monoblast) 胞体直径15～25 μm，圆形或不规则，有时有伪足。胞质量较多，呈蓝色或灰蓝色，半透明如毛玻璃样，无或有少许细小颗粒。胞核较大，约占细胞直径的2/3，呈圆形、椭圆形或不规则形，染色质纤细疏松，呈细网状。核仁1～3个，大而清楚。

2. 幼稚单核细胞(premonocyte) 胞体直径15～25 μm，圆形或不规则，有时有伪足。胞质量增多，蓝色或灰蓝色，半透明如毛玻璃样，可见细小、粉尘样紫红色嗜天青颗粒。胞核不规则，呈椭圆形、肾形或有切迹，扭曲、折叠状，染色质聚集，呈疏松网状。核仁有或消失。

3. 单核细胞(monocyte) 胞体直径12～20 μm，圆形或不规则，有时有伪足。胞质量多，灰蓝色或略带粉色，可有细小、粉尘样紫红色嗜天青颗粒。胞核不规则，呈扭曲、折叠状，或大肠形、笔架形、马蹄形、S形等。染色质呈疏松条索状或网状，核仁消失。

【注意事项】

1. 单核系统细胞是一种较难辨认的细胞，因其形态变化较大，初学者经常将不典型的单核细胞误认为粒细胞或淋巴细胞，应注意它们之间的鉴别。

(1) 原始单核细胞与原始粒细胞、原始淋巴细胞的鉴别，见表1-2-12。

表 1-2-12 原始单核细胞与原始粒细胞、原始淋巴细胞的鉴别

鉴别点	原始单核细胞	原始粒细胞	原始淋巴细胞
胞体大小	大，15～25 μm	中等，10～20 μm	小，10～18 μm
胞体形态	圆形或不规则，可有伪足	圆形或椭圆形	圆形或类圆形
核形	规则或不规则，常折叠、偏位	规则(圆或椭圆)	规则(圆形或类圆形)
核仁	1～3个(常为1个)，大而清晰，边界常呈圆滑的曲线	2～5个，小而清晰	1～2个，常清晰透亮
染色质	纤细、疏松，呈颗粒状或细丝网状，有起伏不平感，有一定的立体感和略厚实感	细颗粒状，分布均匀，较单薄、平铺	颗粒状，排列紧密，分布不均匀，有明显厚实感
胞质量	较多	较少	少或很少
胞质颜色	蓝色或灰蓝色	蓝色或深蓝色，透明	蓝色，透明

(2) 单核细胞与中性粒细胞的鉴别，见表1-2-13。

表 1-2-13　单核细胞与中性粒细胞的鉴别

鉴别点	中性粒细胞	单核细胞
胞体大小	$10\sim20\ \mu m$,圆形	$12\sim20\ \mu m$,圆形或不规则形,可见伪足
胞质量	中等至较多	多
胞质颜色	因充满中性颗粒而呈淡红色	灰蓝色或略带粉色,半透明如毛玻璃样
空泡	常无	常有
颗粒	有中性颗粒,非特异性颗粒有或无	常有细小、粉尘样的紫红色颗粒
胞核	椭圆形、半圆形、肾形、杆状、分叶等	不规则,常扭曲、折叠,也可呈笔架形、马蹄形、S形等
染色质	呈块状,副染色质明显	疏松,呈条索状、网状

（3）单核细胞与淋巴细胞鉴别:有的单核细胞胞体较小,与胞核不规则的淋巴细胞相似,应结合各自的特点仔细辨认。

2. 一般情况下骨髓中的原始单核细胞罕见,如果偶见原始单核样细胞可根据不同情况进行归属,例如对于急性单核细胞白血病初诊或复查患者,一般将其归为原始单核细胞,而在其他情况下,一般将其归为原始粒细胞。

【参考范围】　在健康成人的骨髓涂片中,原始单核细胞罕见,幼稚单核细胞偶见,成熟单核细胞约占骨髓有核细胞的 4% 以下。

六、浆细胞系统形态观察

【目的】　掌握各阶段浆细胞的形态特点。

【材料】　成熟浆细胞反应性增多的骨髓涂片,浆细胞白血病、多发性骨髓瘤骨髓涂片。

【形态观察】　浆细胞系统包括原始浆细胞、幼稚浆细胞和浆细胞。正常骨髓涂片中多为浆细胞,在浆细胞白血病、多发性骨髓瘤骨髓涂片中可见大量原始和幼稚浆细胞。浆细胞系统的形态特征为:①细胞外形:圆形、椭圆形、不规则形,边缘常不整,呈火焰状。②胞核:圆形,常偏位。③胞质:丰富,呈深蓝色、蓝色、灰蓝色或灰红色,且常有核旁淡染,有泡沫感。详见彩图 6。

1. 原始浆细胞(plasmablast)　胞体直径 $15\sim20\ \mu m$,圆形或椭圆形。胞质量较多,呈不透明深蓝色,有核旁淡染区,无颗粒,有泡沫感。胞核圆形,较大,占细胞直径 2/3 以上,居中或偏位。染色质呈粗颗粒状。核仁 $1\sim2$ 个,常染成蓝色,清晰。

2. 幼稚浆细胞(proplasmacyte)　胞体直径 $12\sim16\ \mu m$,圆形或椭圆形。胞质量较多,呈深蓝色,有核旁淡染区,胞质内偶有少许紫红色颗粒,有泡沫感。胞核圆形或椭圆形,占细胞直径 2/3 以上,常偏位,染色质聚集,呈较粗大颗粒。核仁模糊或无。

3. 浆细胞(plasmacyte)　胞体直径 $8\sim15\ \mu m$,常椭圆形。胞质量丰富,呈不透明蓝色或蓝紫色,偶有少许紫红色颗粒,胞质有泡沫感。胞核圆形或椭圆形,较小,常偏于一侧,染色质聚集成块状,呈典型的车轮状或龟背状,无核仁。

【注意事项】

1. 某些浆细胞形态不典型,应注意与其他血细胞进行鉴别,如不典型中幼红细胞、小淋巴细胞等,详见表 1-2-14。

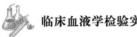

表 1-2-14　浆细胞、中幼红细胞与小淋巴细胞的鉴别

鉴别点	浆 细 胞	中幼红细胞	小淋巴细胞
胞体	8～15 μm,椭圆形	8～15 μm,圆形	6～9 μm,圆形、类圆形、蝌蚪形等
胞质颜色	多呈深蓝色、蓝色、蓝紫色,个别呈红色	灰蓝色、灰红色	多呈浅蓝色
胞质量	丰富,偏于一侧	中等量,常围绕核周	常极少,偏于一侧
颗粒	偶有紫红色颗粒	无,但可有嗜碱性点彩	常无颗粒,有时可有少许
核形	圆形或椭圆形	圆形	有小切迹、类圆形或圆形
核位置	常偏位	常居中	居中或偏位
染色质	块状,副染色质较明显,呈浅红色	块状,副染色质明显无色,核呈碎盘状或碎墨砚状	块状,副染色质不明显
其他	有核旁淡染区,胞质有泡沫感	常无空泡	有时可见胞质突起

2. 某些反应性浆细胞增多的骨髓涂片中,有时可见 3 个或 3 个以上成熟浆细胞围绕巨噬细胞或组织细胞,称为浆细胞岛,应注意与成骨细胞鉴别。

【参考范围】　在健康成人的骨髓涂片中,原始浆细胞罕见、幼稚浆细胞偶见,浆细胞占骨髓有核细胞的 2% 以下。

七、其他细胞形态观察

【目的】　掌握常见的非造血细胞,如组织细胞、肥大细胞、成骨细胞、破骨细胞、脂肪细胞、内皮细胞、纤维细胞以及涂抹细胞、退化细胞的形态特点。

【材料】　再生障碍性贫血骨髓涂片、白血病化疗后骨髓涂片、噬血细胞综合征骨髓涂片、衰老细胞较多的血涂片或骨髓涂片。

【形态观察】

1. 各种非造血细胞形态的特点如下,见彩图 7。

(1) 组织细胞(histiocyte):胞体直径 20～50 μm,长椭圆形或不规则形。胞质量较丰富,呈淡蓝色,可有少许紫红色颗粒,胞膜常不完整。胞核 1 个,圆形或椭圆形,染色质呈粗网状。核仁 1～2 个。

(2) 组织嗜碱细胞(tissue basophilic cell):又称肥大细胞(mast cell),胞体直径 15～30 μm,外形不规则,呈梭形、蝌蚪形或圆形等。胞质量较丰富,呈淡红色,充满圆形、大小均一的深紫黑色颗粒。胞核 1 个,较小,圆形或椭圆形,染色质结构不清。核仁无。

(3) 成骨细胞(osteoblast):胞体直径 25～45 μm,长椭圆形或不规则形,边缘常呈云雾状。胞质量丰富,呈深蓝色或蓝色,偶有少许紫红色颗粒,核远处常有淡染区。胞核 1 个,偏位,圆形或椭圆形,染色质粗网状。核仁 1～3 个,呈淡蓝色。成骨细胞常成堆分布。

(4) 破骨细胞(osteoclast):胞体直径 60～100 μm,外形不规则,边缘清楚或不整齐。胞质量极丰富,呈淡蓝色或淡红色,有大量细小、淡紫红色颗粒。胞核 1～100 个,圆形或椭圆形,染色质呈粗网状。核仁 1~2 个,呈淡蓝色。

(5) 脂肪细胞(fatty cell):胞体直径 30~50 μm,呈圆形或椭圆形。胞质量多,淡蓝色,无颗粒,充满大小不一的空泡。胞核 1 个,偏位,小而不规则,染色质呈致密网状。核仁无。

(6) 内皮细胞(endothelial cell):胞体直径 10~30 μm,呈梭形、椭圆形或长尾形。胞质量较少,呈淡蓝色或淡红色,可有细小、紫红色颗粒。胞核 1 个,圆形、椭圆形或不规则,染色质呈细网状。核仁无。

(7) 纤维细胞(fibrocyte):胞体直径>200 μm,呈长条状。胞质量极丰富,呈淡蓝色或淡红色,可有少许紫红色颗粒。胞核数个至数十个,椭圆形,染色质网状。核仁 1~2 个。

2. 涂抹细胞　涂抹细胞往往是由于推片时人为造成的,有时是由细胞退化所致;退化细胞是细胞衰老所致,如核溶解、核固缩的细胞等。涂抹细胞大小不一,通常只有一个核而无胞质,胞核肿胀,核结构常模糊不清,染成均匀淡紫红色,有的可见核仁。有时呈扫帚状,形如竹篮,故又称为篮细胞,篮细胞在某些淋巴细胞白血病患者骨髓象中常见。核溶解的细胞表现为胞核变大,核膜不完整,核染色质结构不清楚,其胞体也常变大,胞膜也不完整;核固缩的细胞表现为核染色质聚集成团块状,副染色质消失,核固缩成圆形或核碎裂成数个,而核膜、胞膜仍完整。

【注意事项】

1. 非造血细胞之间、非造血细胞与造血细胞之间的某些细胞有相似之处,应严格加以鉴别。

(1) 组织细胞与内皮细胞的鉴别,见表 1-2-15。

表 1-2-15　组织细胞与内皮细胞的鉴别

鉴 别 点	组 织 细 胞	内 皮 细 胞
胞体形态	类似椭圆形或不规则形	极不规则,多呈长尾形、梭形
胞体直径	长轴可达直径 20~50 μm 或以上	25~30 μm
胞体边缘	多不整齐呈撕纸状	胞膜完整,边界清晰
胞核形态	常呈椭圆形	不规则、圆形或椭圆形
核仁	常有 1~2 个较清晰的蓝色核仁	多无核仁
染色质	粗网状	网状
胞质量	较丰富	较少,常分布于细胞的一端或两端
胞质颜色	淡蓝色、淡灰蓝色,疏松网状	淡蓝色或淡灰红色,棉絮状
胞质颗粒	有少许紫红色颗粒	可有极少细小的紫红色颗粒
其他	有时含被吞噬物	常不含被吞噬物

(2) 成骨细胞与浆细胞的鉴别,见表 1-2-16。

表 1-2-16　成骨细胞与浆细胞的鉴别

鉴别点	成 骨 细 胞	浆 细 胞
胞体大小	20~40 μm	8~15 μm
胞体形态	长椭圆形或不规则,边缘清楚或呈云雾状	圆形或椭圆形

续表

鉴别点	成骨细胞	浆细胞
胞质	丰富(较浆细胞多),常呈深蓝色,棉絮状	丰富,多呈深蓝色,个别呈红色,有泡沫感
核染色质	粗网状	块状
核仁	常有,1～3个	无
淡染区	距核较远处,常在偏位的胞质中心区,呈椭圆形	核旁,呈半月形
存在方式	常成堆存在,有时单个散在	常单个散在,有时成堆存在

（3）破骨细胞与巨核细胞(尤其是分叶过度的巨核细胞)的鉴别,见表 1-2-17。

表 1-2-17　破骨细胞和巨核细胞的鉴别

鉴别点	破骨细胞	颗粒型巨核细胞
核及核形	圆形或椭圆形,1～100个,彼此孤立,无核丝相连	不规则形,高度分叶,但彼此重叠,常分不清核叶数
核染色质	粗网状	条状或块状
核仁	每个核常有 1～2 个,较清楚	无
胞质、颗粒	胞质呈灰蓝色,有大量细小但大小不一的淡紫红色颗粒或紫红色颗粒	胞质淡粉红色或无色,有大量细小、大小一致的淡紫红色颗粒

2. 非造血细胞胞体较大、数量少,一般应在低倍镜下寻找,找到疑似细胞后再转至油镜下确认。

3. 有些非造血细胞在骨髓小粒中较易见,如网状细胞、组织嗜碱细胞、脂肪细胞及纤维细胞等,可首先在骨髓小粒中查找,尤其是再生障碍性贫血患者。

4. 有的组织嗜碱细胞胞质中颗粒排列致密,染色后整个细胞呈紫黑色,易被误认为异物,但仔细观察其胞体边缘,往往可发现胞质中充满颗粒。

(何　鹏)

第三节　骨髓检验步骤及内容

一、检验步骤及内容

【目的】　掌握骨髓检验步骤,熟悉骨髓检验的内容。骨髓是机体的主要造血器官,观察骨髓中有核细胞的质和量,可对造血功能做出判断,故对有核细胞进行分类和计数,可了解骨髓的造血功能,对疾病的诊断、疗效观察、预后的判断等具有重要价值。

【材料】　新鲜骨髓涂片、显微镜等。

【步骤】 首先用低倍镜(10×)观察骨髓涂片,再用油镜(100×)分类,以获得全面、正确的实验数据。

1. 低倍镜观察 低倍镜下观察骨髓涂片情况、骨髓有核细胞增生程度、巨核细胞计数及分类计数(配合油镜),观察骨髓涂片有无异常细胞。具体内容见表1-3-1。

表 1-3-1 低倍镜观察内容

观 察 项 目	观 察 内 容
骨髓涂片质量	①取材:含有大量的有核细胞、涂片尾部有骨髓小粒或油滴 ②涂片厚薄:适度 ③染色:红蓝分明
骨髓有核细胞增生程度	以涂片中段为主,观察有核细胞多少,初步判断骨髓增生程度(见表1-3-2)
巨核细胞计数及分类	计数:由于巨核细胞体积大,数量少,故可在低倍镜下,从头至尾全片观察计数(可计数1.5 cm×3.0 cm血膜中巨核细胞数或全片巨核细胞数) 分类:在油镜下进行阶段分类。在巨核细胞系统无明显异常情况下,通常分类50个巨核细胞,各类各阶段巨核细胞所占比例,血小板是多见还是少见、是成堆分布还是散在分布等
有无异常细胞	观察全片有无体积巨大或成堆成团分布的异常细胞(特别应注意血膜尾部及上、下边缘),遇可疑的细胞,立即转油镜下仔细辨认。如淋巴瘤细胞、骨髓转移癌细胞、尼曼-匹克细胞、戈谢细胞等

骨髓有核细胞增生程度通常分为五级(增生极度活跃、增生明显活跃、增生活跃、增生减低、增生极度减低),通过在低倍镜下观察骨髓涂片中有核细胞与成熟红细胞的比值或高倍镜下观察骨髓涂片中有核细胞的多少来判断。涂片中所含有核细胞多少,虽不准确,但大致可判断骨髓增生程度,这是目前最简易的方法之一。骨髓增生程度分级及标准见表1-3-2。

表 1-3-2 骨髓增生程度分级及标准

分 级	有核细胞/成熟红细胞	有核细胞数/高倍镜视野	临 床 意 义
增生极度活跃	1:1	>100	各种白血病
增生明显活跃	1:10	50~100	各种白血病、增生性贫血
增生活跃	1:20	20~50	正常人、某些贫血
增生减低	1:50	5~10	造血功能低下、部分稀释
增生极度减低	1:200	<5	再生障碍性贫血、完全稀释

注:判断骨髓有核细胞增生程度时,检验者应根据具体情况如患者年龄、性别及细胞种类等判断。

2. 油镜观察 在低倍镜观察的基础上,选择细胞分布均匀的部位,换油镜观察。计数各类有核细胞200~500个,分别算出各类各阶段有核细胞所占百分比,同时观察各类各阶段细胞增生情况、组成和形态有无异常,以及有无其他异常细胞等。油镜下骨髓涂片观察内容见表1-3-3。各系各阶段细胞观察要点详见表1-3-4。

表 1-3-3　油镜下骨髓涂片观察内容

观察项目	观察内容
计数部位	一般在体尾交界处,选择厚薄适度、细胞核/质结构清楚、红蓝分明、背景干净的部位计数
计数顺序	一般是从涂片中段或体尾交界处开始,从右到左、从上到下,呈"S"形迂回渐进,避免出现视野重复计数的现象
计数细胞	包括各阶段粒细胞、有核红细胞、各阶段淋巴细胞、各阶段单核细胞、吞噬细胞、组织嗜碱细胞、脂肪细胞、成骨细胞、破骨细胞、内皮细胞及异常细胞(如异型淋巴细胞、淋巴瘤细胞、分类不明细胞、转移癌细胞、尼曼-匹克细胞、戈谢细胞等);在分类计数过程中,巨核细胞、退化细胞、分裂象细胞不计数在内(可单独另计)
计数细胞数目	至少计数 200 个有核细胞

表 1-3-4　各系各阶段主要观察内容

观察对象	观察内容
粒细胞系统	增生程度、所占百分比总和、各阶段百分比、嗜酸性和嗜碱性粒细胞百分比 细胞核:核染色质、核仁、核形(有无 Pelger 核形、核溶解、分叶过多、畸形等) 细胞质:胞质量、颜色(杜勒小体、空泡)、颗粒(有无中毒颗粒)、核质发育是否平衡、棒状小体等 细胞大小:有无巨幼变、巨大分叶核等
红细胞系统	增生程度、所占百分比总和、各阶段百分比 细胞核:核染色质、核仁、核形(有无核固缩、核出芽、核碎裂等) 细胞质:胞质量、颜色、核质发育是否平衡等 细胞大小:有无巨幼红、巨幼变、巨多核等 成熟红细胞:大小、着色深浅、形态变异(有无球形、椭圆形、口形、靶形、Howell-Jolly 小体、Cabot 环等)
巨核细胞系统	各阶段巨核细胞所占比值、形态(有无微小巨核细胞、小巨核细胞、单圆核巨核细胞、多圆核巨核细胞和分叶过度巨核细胞等) 血小板数量、大小、形态、聚集性、颗粒等,有无畸形血小板、巨大血小板等
浆细胞系统	所占百分比总和,有无原、幼浆细胞,体积大小,胞质(有无 Rusell 小体、葡萄状、火焰状等),有无其他病例浆细胞(各种骨髓瘤细胞)
单核细胞系统	增生程度,所占百分比总和,有无原、幼单核细胞,形态有无异常,体积大小
淋巴细胞系统	增生程度,所占百分比总和,有无原、幼淋巴细胞,形态有无异常,体积大小
骨髓小粒	有核细胞多少、以何种有核细胞为主、油滴等
非造血细胞	如退化细胞、肥大细胞、组织细胞、吞噬细胞、成骨细胞、破骨细胞、分裂象细胞等是否有形态和数量的异常
异常细胞	如淋巴瘤细胞、戈谢细胞、尼曼-匹克细胞、转移性癌细胞等
寄生虫	如疟原虫、黑热病小体、弓形虫等
分类不明细胞	形态特异,不能归入各系统细胞者,纳入分类不明细胞,须详细描述其形态

【注意事项】

1. 选片　选择涂片制备良好（染色好、骨髓小粒多）的骨髓涂片进行观察，一定要注意辨认正、反面，以免压碎玻片。

2. 计数部位　一般选择体尾交界处或细胞形态完整、分布均匀、染色良好的其他部位。因为尾部太薄，细胞太散、体积也偏大、常变形破碎以及头部太厚，细胞重叠、结构不清难以辨认形态，易做出错误的判断，故选择合适部位进行计数特别重要。

3. 观察有核细胞增生程度　应选择成熟红细胞分布散在均匀、细胞既不重叠也不过度分散的部位进行观察，同时应观察多个视野后取其平均值。对介于两个增生程度之间的情况应归入上一级增生程度。

4. 计数的细胞数　增生明显活跃以上者可计数 500 个，对于增生极度减低者可计数 100 个；如想在较短时间内了解某类细胞比例，可采用单独快速计数法（即计数一定数量有核细胞，但只对某类细胞进行计数、分类，而其他有核细胞只计数而不分类）。

5. 全面观察细胞形态　由于细胞的形态变化多样，切不可单凭一、两个细胞的特征就轻易下结论，而应与周围细胞进行形态的比较，综合分析胞核大小、核形、位置、核染色质、核仁（包括数量、大小、清晰度）；胞质量、颜色、颗粒、空泡等多方面特征。

6. 细胞的发育是一个连续的过程，阶段的划分都是人为的，所以常常遇到介于同系过渡型阶段的细胞，此时，一般列入下一成熟阶段；在病理状态下，细胞发育紊乱，核质发育不平衡，此时应以细胞核形态和主要特征来作为划分阶段的依据。

7. 遇到难以识别的细胞，可参考涂片上其他细胞做出判断，如仍不能确定可归入"分类不明"细胞，但不宜过多，若达一定数量，则应通过外周血涂片、细胞化学染色、临床特征、集体读片或会诊等方法进行识别，切忌轻率下结论。

8. 观察骨髓涂片时最好同时检查血涂片，对血涂片有核细胞进行观察，并至少计数、分类 100 个有核细胞。

二、骨髓检查结果的计算

【目的】　掌握各系及各阶段百分比的计算方法、粒红比值的计算。通过百分比的计算方法获得各阶段细胞百分比是骨髓检验报告单的数据来源。

【方法】

1. 计算各系细胞百分比和各阶段细胞百分比。

（1）各阶段细胞百分比有两种：有核细胞百分比（all nucleated cell, ANC）和非红系细胞百分比（non erythroid cell, NEC）。ANC 是指计数一定数量有核细胞时，某种细胞所占的百分比；NEC 是指减去有核红细胞、淋巴细胞、浆细胞、巨噬细胞、肥大细胞以外的有核细胞百分比。

$$ANC = \frac{某阶段细胞计数总数}{有核细胞计数总数} \times 100\%$$

（2）各系细胞百分比：某系中各种有核细胞百分比的总和。

2. 粒红比值（granulocyte/erythrocyte, G/E）：各阶段粒细胞（包括中性、嗜酸性、嗜碱性粒细胞）百分比总和与各阶段有核红细胞百分比总和之比。

$$G/E = \frac{各阶段粒细胞百分比总和}{各阶段有核红细胞百分比总和}$$

3．计算全片或 1.5 cm×3.0 cm 涂片的巨核细胞总数，以及各阶段巨核细胞的数量比值。

4．其他：包括血涂片和细胞化学染色的结果计算。血涂片分类后计算出各系、各阶段有核细胞百分比，计算方法同 ANC 计算。细胞化学染色结果计算包括阳性率、积分或阳性状态等。

【注意事项】

1．骨髓检查报告单中所指的百分比是 ANC，而在某些白血病中，同时要计算出白血病细胞的 NEC。

2．数据要真实可靠，不能计算有误，各阶段细胞百分比总和为 100%。

【参考范围】　目前全国尚无统一的参考范围。

1．G/E 值为（2～4）∶1。

2．粒系占 40%～60%，其中原始粒细胞<2%，早幼粒细胞<5%，嗜酸性粒细胞<5%，嗜碱性粒细胞<1%。

3．红系占 15%～25%，原始红细胞<1%，早幼红细胞<5%。

4．淋巴细胞系统占 20%～25%。

5．单核细胞系统<4%。

6．浆细胞系统<2%。

7．巨核细胞系统：在 1.5 cm×3.0 cm 的血膜上，可见巨核细胞 7～35 个，主要是颗粒型和产血小板型的巨核细胞。血小板易见，成堆成簇分布。

8．无其他异常细胞和寄生虫。

三、骨髓检验报告单填写

【目的】　掌握骨髓检验报告单的填写。采用简明、扼要的语言，突出重点，并辅以图片的报告方式来填写骨髓检验报告单。此报告单是诊断、治疗、判断预后等的主要依据。

【填写内容】　骨髓报告单填写内容见表 1-3-5。

表 1-3-5　骨髓检查报告单的填写内容

填写项目	填写具体内容
1．填写患者一般情况	姓名、性别、年龄、科室、病区、床号、住院号、骨髓穿刺部位、骨髓穿刺时间及临床诊断、骨髓涂片号（一般由"年份-号码-骨髓检查次数"组成）等
2．填写数据	计算出各阶段细胞百分比、粒红比值及计数的有核细胞总数，同时务必要验证骨髓涂片及血涂片的百分比总和为 100%
3．骨髓涂片文字描述	描述时力求简明扼要、条理清楚、重点突出（涵盖 9 点内容） ①填写骨髓涂片取材、制备和染色情况：采用良好、尚可、欠佳三级评价标准 ②有核细胞增生程度，粒红比值 ③粒系增生程度，所占百分比总和，各阶段细胞比例及形态有无异常 ④红系增生程度，所占百分比总和，各阶段细胞比例及形态有无异常。成熟红细胞大小、形态、中央淡染区 ⑤淋巴细胞比例及形态

填 写 项 目	填写具体内容
	⑥浆细胞比例及形态
	⑦单核细胞比例及形态
	⑧全片巨核细胞数,分类巨核细胞,各类各阶段巨核细胞所占比例,血小板是多见还是少见、是成堆分布还是散在分布等。描述其他方面异常
	⑨是否见到寄生虫和其他明显异常细胞
4.血涂片	血涂片中有核细胞数量、比例和形态;有无异常增生细胞及其数量和形态;红细胞及血小板有无异常;有无异常细胞及寄生虫等
5.细胞化学染色特征	逐项对每个细胞化学染色结果进行描述,每项染色结果的报告一般包括阳性率、阳性积分或阳性细胞的分布情况
6.填写诊断意见及建议	结合骨髓象、血象、细胞化学染色、临床资料提出临床诊断意见或供临床参考的意见,必要时可建议做进一步检查。对于诊断已明确的疾病,要与以前骨髓涂片进行比较,得出疾病完全缓解、部分缓解、未缓解、复发等意见
7.填写报告日期并签名	目前国内骨髓报告单多数采用专用的软件系统,同时还可打印一幅或多幅图

填写诊断意见及建议常有以下情况。

1. 肯定性诊断:骨髓象、血象、临床表现典型,部分疾病可作肯定性细胞学诊断,如各类白血病、巨幼细胞性贫血、多发性骨髓瘤、骨髓转移癌、戈谢病、尼曼-匹克病等。

2. 提示性诊断:骨髓细胞部分有形态学改变但不强,如缺铁性贫血等。

3. 符合性诊断:骨髓缺乏形态学改变,但结合临床及其他检查可解释,如溶血性贫血、特发性血小板减少性紫癜、原发性血小板增多症、脾功能亢进等。

4. 疑似性诊断:骨髓象发现少量异常(病理)细胞,临床表现尚不典型,可能为某种疾病的早期或不典型病例,可作动态观察,如骨髓增生异常综合征等。

5. 排除性诊断:常见于临床怀疑某种血液病,但骨髓象不符合甚至相反,可考虑排除此病。但应注意,某些血液病的早期,骨髓尚未有明显反应。

6. 描述骨髓象特征:若骨髓象有改变,但提不出具体诊断意见,也不能用临床表现解释者,可直接简明扼要地描述其骨髓象特征,并动态观察。

【注意事项】

1. 填写报告单时应整洁,不能有涂改,各阶段细胞的百分比总和为100%。

2. 骨髓涂片文字描述中,可在描述骨髓有核细胞增生程度和粒红比值后,先描述有质和(或)量发生改变的细胞系统的特征改变,以突出重点。

3. 骨髓涂片检验完毕应擦拭干净后贴上标签,存档。

【骨髓细胞形态学检验图文报告单】 见表1-3-6。

表 1-3-6 骨髓细胞形态学检查图文报告单

姓名：×× 　性别：男　年龄：66　科别：　床号：　住院号：　门诊号：

采取部位：右髂后上棘　　采取日期：2012-10-15　　临床诊断：肝脏肿大待诊

细 胞 名 称		血涂片	骨髓涂片	
		%	±SD	
粒细胞系	原始粒细胞		0.42	0.42	0.5
	早幼粒细胞		1.27	0.81	3
	中性粒细胞 中幼		7.23	2.77	10
	晚幼		11.36	2.93	13
	杆状核		20.01	4.47	18
	分叶核		12.85	4.38	9
	嗜酸性粒细胞 中幼		0.50	0.49	
	晚幼		0.80	0.64	1
	杆状核		1.06	0.95	2
	分叶核		1.90	1.48	
	嗜碱性粒细胞 中幼		0.01	0.03	
	晚幼		0.02	0.02	
	杆状核		0.03	0.07	
	分叶核		0.16	0.24	
红细胞系	原始红细胞		0.37	0.36	
	早幼红细胞		1.34	0.88	3
	中幼红细胞		9.45	3.33	9
	晚幼红细胞		9.64	3.50	11
	早巨幼红细胞				
	中巨幼红细胞				
	晚巨幼红细胞				
淋巴细胞系	原始淋巴细胞		0.01	0.01	
	幼稚淋巴细胞		0.08	0.15	
	淋巴细胞		18.90	5.46	17
单核细胞系	原始单核细胞		0.01	0.02	
	幼稚单核细胞		0.06	0.07	
	单核细胞		1.45	0.88	1.5
浆细胞系	原始浆细胞		0.002	0.01	
	幼稚浆细胞		0.03	0.07	
	浆细胞		0.54	0.38	2
其他细胞	组织细胞		0.16	0.20	
	内皮细胞		0.01	0.04	
	组织嗜碱细胞		0.02	0.03	
	吞噬细胞		018	0.19	
	分类不明细胞		0.02	0.04	
	异型淋巴细胞				
	淋巴瘤细胞				
共数有核细胞个数			200 个		

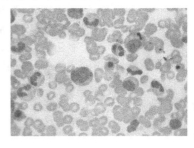

骨髓特征：

1. 骨髓小粒易见、涂片制备良好、染色良好。

2. 骨髓有核细胞增生活跃，粒红比值为 2.46：1。

3. 粒系占 56.5%，各阶段粒细胞均可见，以中幼粒、晚幼粒、杆状为主，占42%，嗜酸性粒细胞占 3%，形态未见明显异常。

4. 红系占 23%，早幼红及以下阶段幼红细胞可见，以中、晚幼红细胞为主，占20%，形态未见明显异常。成熟红细胞大小一致，中央淡染区未见扩大。

5. 淋巴细胞占 16%，形态无异常。

6. 单核细胞占 1.5%，形态无异常。

7. 浆细胞占 2%，形态无异常。

8. 全片查见巨核细胞 83 个，分类 25 个巨核细胞，其中幼稚型巨核细胞 2 个，颗粒型巨核细胞 8 个，产血小板型巨核细胞 11个，裸核型巨核细胞 4 个。血小板少见。

9. 未见寄生虫及其他异常细胞。

血涂片特征：

细胞化学染色：

诊断意见及建议：本骨髓涂片符合大致正常骨髓象，请结合其他检查。

检验日期：2012.10.15　检验者：×××

四、正常骨髓象特征

【目的】 熟悉并掌握正常成人骨髓象的特征对判断异常情况十分重要。

正常成人骨髓象一般具有下列几方面特征：

1. 有核细胞增生情况 骨髓有核细胞增生活跃，G/E 值为（2～4）：1。

2. 粒细胞系 在骨髓全部有核细胞中占最大比例，为 1/2 左右（40％～60％），其中原始粒细胞＜2％，早幼粒细胞＜5％，以后阶段细胞依次增多，但分叶核又少于杆状核。嗜酸性粒细胞＜5％，嗜碱性粒细胞＜1％。各阶段细胞形态无异常。

3. 红细胞系 幼红细胞在骨髓有核细胞中占 15％～25％，原始红细胞＜1％，早幼红细胞＜5％，中、晚幼红细胞各约 10％。幼稚和成熟红细胞无形态异常。

4. 巨核细胞系 通常在一张骨髓涂片（1.5 cm×3.0 cm）上可见巨核细胞 7～35 个，原始巨核细胞罕见，幼稚型巨核细胞＜5％，颗粒型巨核细胞占 10％～27％，产血小板型巨核细胞占 44％～60％，裸核型巨核细胞 8％～30％。血小板常成簇，无异常和巨大的血小板。

5. 淋巴细胞系 淋巴细胞系统占 20％～25％，小儿骨髓中小淋巴细胞偏高，可达40％。主要是淋巴细胞。

6. 单核细胞及其他细胞 单核细胞系统＜4％，浆细胞系统＜2％，通常都是成熟阶段。其他细胞如组织细胞、组织嗜碱细胞、巨噬细胞等可少量存在。

7. 无其他异常细胞及寄生虫等。

总之，正常骨髓象至少应具备 4 项条件：①有核细胞增生活跃；②各系各阶段细胞所占有核细胞的百分比大致在正常参考范围内；③各系各阶段细胞形态无明显异常；④无异常细胞及寄生虫。正常骨髓象的变化范围很大，当对检验结果判断为"异常"时应持谨慎态度。

五、标本登记与保存

【目的】 了解标本登记、保存过程。标本的登记、保存与病案归档一样重要，也要分门别类存放保管，这对今后总结经验，或发现新的病种、鉴别疾病、教学等都有重要意义。

【材料】 登记本、标本、标本盒、标本柜等。

【方法】

1. 骨髓涂片后，首先要立即登记编号，编号可以按年度连续编号（最好使用条形码）。登记项目必须完整，除编号外，还应包括患者姓名、性别、年龄、科室、病区、床号、住院号、骨髓穿刺部位、骨髓穿刺时间及临床诊断、本次骨髓涂片号等。

2. 骨髓检验报告单应一式两份，其中一份附于申请单后，按年度以登记编号为序存入电脑。

3. 如外借标本，用后应及时追回。

4. 需投寄会诊时，应妥善包装，防止损坏。

5. 加香柏油后的标本，务必用二甲苯将香柏油洗脱干净，不得遗留油迹，否则易于脱色或弄脏。

6. 编号归档时，玻片之间应有一定的间隙，最好按顺序放置在标本盒里。

【注意事项】

1. 标记一定要一一对应，避免在运送、检查过程中出现标本号错误而导致医疗差错。

2. 如果另有血涂片时要在涂片血膜头部注明"B"等字样,以便与骨髓涂片区分。

3. 骨髓涂片的血膜未干或油滴多的片子不应叠放在一起。

4. 骨髓涂片应尽量放在标本盒(必须带盖)中。

5. 标本不要放置在冰箱中冷藏,否则容易形成水珠,破坏血膜,且血膜接触水后易使细胞溶解或被虫食用。

六、骨髓象检验的临床意义

【临床应用范围】

1. 适应证　骨髓象检验是诊断血液系统疾病的最重要手段,当临床上出现下列情况时,应考虑作骨髓象检查。

(1) 出现不明原因的外周血细胞数量及分布异常:如一系、二系或三系减少,一系、二系或三系增多,一系增多伴二系减少,外周血中出现原始细胞等。

(2) 出现不明原因发热、肝肿大、脾肿大、淋巴结肿大等。

(3) 出现不明原因骨痛、骨质破坏、肾功能异常、黄疸、紫癜、血沉明显增加等。

(4) 血液系统疾病定期复查,放化疗后的疗效观察。

(5) 其他:骨髓活检、骨髓细胞表面抗原测定、造血干/祖细胞培养、血细胞染色体核型分析、电镜检查、骨髓移植、微量残留白血病测定、微生物培养(如伤寒、副伤寒、败血症)及寄生虫学检查(如疟疾、黑热病等)。

2. 禁忌证　骨髓穿刺的绝对禁忌证极少,遇到下列几种情况应注意:

(1) 有出血倾向或凝血时间明显延长者不宜做,如为了明确疾病诊断也可做,但完成穿刺后必须局部压迫止血 5~10 min。

(2) 严重血友病患者禁忌。

(3) 妊娠晚期的妇女做骨髓穿刺时应慎重。

【临床意义】

1. 骨髓有核细胞增生程度　见表 1-3-7。

表 1-3-7　骨髓有核细胞增生程度

增 生 程 度	临 床 意 义
增生极度活跃	反映骨髓造血功能亢进 常见于大多数白血病、慢性粒细胞白血病以及个别情况下的增生性贫血
增生明显活跃	反映骨髓造血功能旺盛 常见于巨幼细胞性贫血、缺铁性贫血、溶血性贫血、失血性贫血、类白血病反应、骨髓增生异常综合征、某些白血病
增生活跃	反映骨髓造血功能基本正常 常见于正常骨髓、骨髓部分稀释、取材制片不佳的白血病、多发性骨髓瘤、传染性单核细胞增多症、骨髓造血功能较差的贫血等
增生减低	反映骨髓造血功能降低 常见于阵发性睡眠性血红蛋白尿、再生障碍性贫血、骨髓部分稀释、化疗后、低增生性白血病等

续表

增生程度	临床意义
增生极度减低	反映骨髓造血功能衰竭 常见于典型再生障碍性贫血、骨髓稀释、化疗后等

2. 粒红比值　见表 1-3-8。

表 1-3-8　粒红比值

粒红比值	临床意义
粒红比值增加	G/E>5∶1,见于粒细胞增多或有核红细胞减少所致。常见于急性或慢性粒细胞白血病化脓性感染、中性及嗜酸性粒细胞类白血病反应、纯红细胞再生障碍性贫血
粒红比值正常	G/E=(2~4)∶1,见于粒细胞和有核红细胞数量不变,或二系细胞同时成比例地增多或减少所致。常见于正常人骨髓、再生障碍性贫血、多发性骨髓瘤、传染性单核细胞增多症、原发性血小板增多症、特发性血小板减少性紫癜
粒红比值减低	G/E<2∶1,见于粒系减少,或有核红细胞增多。常见于粒细胞缺乏症、溶血性贫血、失血性贫血、缺铁性贫血、巨幼细胞性贫血、脾功能亢进、真性红细胞增多症

3. 粒细胞改变　见表 1-3-9。

表 1-3-9　粒细胞改变

粒细胞改变	临床意义
粒细胞增多	①以原始粒细胞增多为主的,如急性髓系白血病未分化型 M1、急性髓系白血病伴成熟型 M2a、慢性粒细胞白血病急粒变 ②以早幼粒细胞增多为主的,如急性早幼粒细胞白血病、粒细胞缺乏症恢复期; ③以中性中幼粒细胞增多为主的,如急性髓系白血病成熟型 M2b ④以中性晚幼、杆状核粒细胞增多为主的,如慢性粒细胞白血病慢性期、粒细胞型类白血病反应、严重烧伤、药物中毒、各种急性感染;变态反应性疾病,如过敏性疾病、寄生虫感染等
粒细胞减少	再生障碍性贫血、粒细胞缺乏症、急性造血停滞

4. 红细胞改变　见表 1-3-10。

表 1-3-10　红细胞改变

红细胞改变	临床意义
有核红细胞增多	①以原始红及早幼红细胞增多为主,如急性红白血病 ②以中幼红及晚幼红细胞增多为主,如溶血性贫血、缺铁性贫血等 ③巨幼红细胞增多,如巨幼细胞性贫血、白血病治疗前后等
有核红细胞减少	再生障碍性贫血、纯红细胞再生障碍性贫血、慢性粒细胞白血病、各类型白血病、化疗后

5. 巨核细胞改变　见表 1-3-11。

表 1-3-11　巨核细胞改变

巨核细胞改变	临 床 意 义
巨核细胞增多	真性红细胞增多症、慢性粒细胞白血病、原发性血小板减少性紫癜、巨核细胞白血病(以原始、幼稚型巨核细胞增生为主)
巨核细胞减少	再生障碍性贫血、急性白血病、骨髓纤维化

6. 淋巴细胞改变　见表 1-3-12。

表 1-3-12　淋巴细胞改变

淋巴细胞改变	临 床 意 义
恶性增多	①以原始及幼稚淋巴细胞增生为主,见于急性淋巴细胞白血病、慢性淋巴细胞白血病急性变 ②以成熟淋巴细胞增生为主,见于慢性淋巴细胞白血病等
良性增多	传染性单核细胞增多症、再生障碍性贫血、淋巴细胞型类白血病反应、某些病毒感染

7. 单核细胞改变　见表 1-3-13。

表 1-3-13　单核细胞改变

单核细胞改变	临 床 意 义
恶性增多	骨髓增生异常综合征、急性单核细胞白血病、粒-单核细胞白血病等
良性增多	粒细胞缺乏、溶血性贫血、真性红细胞增多症等

8. 浆细胞改变　见表 1-3-14。

表 1-3-14　浆细胞改变

浆细胞改变	临 床 意 义
恶性增多	常见于多发性骨髓瘤、浆细胞白血病等
良性增多	一般低于 20%,且为浆细胞,见于急性风湿热、类风湿性关节炎

(余　蓉)

第四节　细胞化学染色

实验一　铁　染　色

【目的】　掌握骨髓铁染色(iron stain)的原理、方法、结果判断、注意事项及临床意义。

【原理】　正常人骨髓中含铁血黄素(细胞外铁)和铁蛋白聚合物(细胞内铁),分别储存于髓小粒和中晚幼红细胞胞质中。骨髓中的三价铁在酸性条件下和亚铁氰化钾发生普鲁士蓝反应,形成蓝色亚铁氰化铁沉淀,定位于含铁的部位。

【材料】

1. 器材 新鲜骨髓涂片、水浴箱、显微镜、染色缸等。

2. 试剂

(1) 固定液:甲醇。

(2) 酸性亚铁氰化钾溶液(新鲜配制):取 200 g/L 亚铁氰化钾溶液 5 mL 于试管内,缓缓滴加 1 mL 浓盐酸,边滴加边混匀,至出现白色沉淀,再滴加 200 g/L 亚铁氰化钾溶液,边滴加边混匀,使白色沉淀消失。

(3) 2 g/L 核固红-硫酸铝溶液:取 2 g 硫酸铝,溶于 100 mL 蒸馏水中,再加入 0.2 g 核固红。置于 37 ℃水浴箱内 1 h,随时振荡促其溶解,过滤后使用。

【方法】

1. 选取富含髓小粒的新鲜干燥骨髓涂片,用甲醇固定 10 min,待干。

2. 将骨髓涂片放入酸性亚铁氰化钾溶液中,置于 37 ℃水浴箱内 30 min。蒸馏水冲洗,待干。

3. 用蜡笔将血膜上的髓小粒部分画出,用 2 g/L 核固红-硫酸铝溶液复染髓小粒以外部分 3~5 min。

4. 流水冲洗,待干,镜检。

5. 结果判断

(1) 细胞内铁:油镜下计数 100 个中、晚幼红细胞,记录胞质内含有蓝色铁颗粒细胞(铁粒幼红细胞)的百分率。根据细胞内铁颗粒的多少、大小、染色深浅和颗粒分布的情况,将铁粒幼红细胞分为Ⅰ型、Ⅱ型、Ⅲ型、Ⅳ型铁粒幼红细胞及环形铁粒幼红细胞,成熟红细胞中出现铁颗粒称为铁粒红细胞,详见表 1-4-1、彩图 8。

表 1-4-1 细胞内铁染色结果判断

结　　果	细　　胞
Ⅰ型铁粒幼红细胞	幼红细胞胞质内含 1~2 个小铁颗粒
Ⅱ型铁粒幼红细胞	幼红细胞胞质内含 3~5 个小铁颗粒
Ⅲ型铁粒幼红细胞	幼红细胞胞质内含 6~10 个小铁颗粒,或 1~4 个大铁颗粒
Ⅳ型铁粒幼红细胞	幼红细胞胞质内含 10 个以上小铁颗粒,或 5 个以上大铁颗粒
环形铁粒幼红细胞	幼红细胞胞质内铁颗粒在 5 个以上,且围绕核周排列 1/3 以上

(2) 细胞外铁:低倍镜下观察骨髓小粒中的铁,呈蓝绿色弥散状、颗粒状、小珠状或块状分布。根据其存在的多少及方式不同将细胞外铁分为(-)、(+)、(++)、(+++)、(++++),详见表 1-4-2、彩图 9。

表 1-4-2 细胞外铁染色结果判断

结　　果	分 布 情 况
(-)	无颗粒
(+)	有少数铁颗粒或偶见小珠
(++)	有较多的铁颗粒或小珠

续表

结　果	分　布　情　况
（＋＋＋）	有很多的铁颗粒、小珠和少数小块
（＋＋＋＋）	有极多的铁颗粒、小珠和小块，密集成堆分布

【注意事项】

1. 玻片处理：将玻片作去铁处理，用清洁液浸泡 24 h，取出后反复水洗，再用 95％乙醇浸泡 24 h，晾干后置于 5％盐酸中 24 h，最后用双蒸水反复清洗，烘干后备用。

2. 骨髓取材：取材是否满意，将会影响铁染色结果的判断。细胞外铁存在于骨髓小粒中，故应选择骨髓小粒丰富的涂片进行铁染色。

3. 试剂配制：酸性亚铁氰化钾溶液须新鲜配制，浓盐酸一定要缓慢加入，并及时摇匀，使沉淀消失。盐酸的浓度过低，将会导致阳性率降低。

4. 骨髓涂片需小心冲洗，防止流水过大，骨髓小粒被冲掉。

5. 复染后涂片用流水冲洗时，需从尾部开始，防止染液复染到髓小粒部分。

【参考范围】

1. 细胞外铁：（＋）～（＋＋）。

2. 细胞内铁：阳性率为 12％～44％，以Ⅰ型为主，少数为Ⅱ型，环形铁粒幼红细胞及铁粒红细胞不见。实验室可依据实际情况，建立本实验室参考范围。

【临床意义】

1. 缺铁性贫血：缺铁性贫血时骨髓细胞外铁明显减低或消失；细胞内铁阳性率减低，铁颗粒细小且着色淡，以Ⅰ型为主，缺铁性贫血加重时，细胞内铁甚至呈阴性。经铁剂治疗后细胞内铁和外铁可逐步恢复正常。铁染色可辅助诊断缺铁性贫血及指导铁剂治疗。

2. 部分血小板减少患者可出现不同程度的铁减少，可能与患者持续失血有关。真性红细胞增多症患者的细胞内铁、外铁均较低。

3. 铁粒幼细胞贫血：此类患者细胞内铁增加，多见粗颗粒的Ⅲ型与Ⅳ型铁粒幼红细胞及一定比例的环形铁粒幼红细胞，有时可见到铁粒红细胞，细胞外铁也常增多。铁染色可作为诊断该疾病的重要方法。

4. 骨髓增生异常综合征：伴环形铁粒幼红细胞增多的难治性贫血，其细胞内铁、外铁增多，同时环形铁粒幼红细胞的比率大于 15％。

5. 非缺铁性贫血：巨幼细胞性贫血、溶血性贫血、再生障碍性贫血、脾功能亢进、多次输血后等，细胞外铁和内铁正常或增加；慢性肾炎、感染、肝硬化、尿毒症等，细胞外铁明显增加而细胞内铁阳性率可减低。

实验二　过氧化物酶染色

【目的】　掌握血细胞过氧化物酶（peroxidase，POX）染色的原理、方法、结果判断、注意事项及临床意义。

一、四甲基联苯胺法

【原理】　细胞的溶酶体颗粒中含有过氧化物酶（POX），POX 能使供氢体"无色联苯胺"脱氢氧化为联苯胺蓝,同时氢传递给 H_2O_2 生成水,联苯胺蓝与亚硝基铁氰化钠进一步结合,生成更稳定的蓝绿色物质而沉淀于酶活性部位。

【材料】

1. 器材　新鲜骨髓涂片或外周血涂片、显微镜等。

2. 试剂

(1) 0.1%四甲基联苯胺乙醇溶液:取 0.1 g 四甲基联苯胺,溶于 100 mL 88%乙醇溶液中,置于棕色瓶内,4 ℃保存。

(2) 亚硝基铁氰化钠饱和溶液(360 g/L):在少量蒸馏水中加入亚硝基铁氰化钠,搅拌直至不再溶解为止,置于棕色试剂瓶内,4 ℃冰箱保存。

(3) 染色液:取 0.1%四甲基联苯胺乙醇溶液 1 mL,加亚硝基铁氰化钠饱和溶液 10 μL,溶液呈淡棕黄色,临用前配制。

(4) 1%过氧化氢溶液(新鲜配制):取 1 mL 30%过氧化氢,加入 29 mL 蒸馏水。

(5) 过氧化氢工作液(新鲜配制):取 1%过氧化氢溶液 1 滴,加 10 mL 蒸馏水稀释。

(6) 瑞氏染液。

【方法】

1. 取新鲜干燥涂片,加 0.1%四甲基联苯胺乙醇溶液-亚硝基铁氰化钠饱和溶液的混合试剂0.5 mL,覆盖整个血膜,放置 1～2 min。

2. 不弃前液,加过氧化氢工作液 0.7 mL,混匀,染色 6 min。

3. 直接流水冲洗,待干。

4. 瑞氏染液复染 15～20 min,流水冲洗,待干,镜检。

5. 结果判断:在细胞胞质内出现蓝黑色颗粒为阳性反应,详见表1-4-3、彩图10。

表 1-4-3　过氧化物酶染色结果判断(四甲基联苯胺法)

结　　果	细　　胞
阴性	无颗粒
弱阳性	颗粒细小,分布稀疏
阳性	颗粒较粗大,分布较密集,约占胞质面积的1/2
强阳性	颗粒粗大,密布于整个胞质中

【注意事项】

1. 涂片应新鲜制作,不宜放置过久,否则会造成细胞内的过氧化物酶消失。

2. 四甲基联苯胺乙醇溶液以 85%～88%的乙醇浓度染色效果较好,90%～95%乙醇会导致细胞表面蛋白质过快凝固,阻碍试剂向胞内渗入,从而使显色反应减弱或消失。

3. 过氧化氢溶液需新鲜配制,其浓度与加入量严格按实验要求进行。过氧化氢的最适浓度为 0.05 mol/L,浓度过高反而会抑制酶的活性。涂片中粒细胞看不见阳性颗粒,红细胞呈棕色或绿色,即表示过氧化氢过浓;若过氧化氢加于血涂片上不产生气泡,则表示无效。

4. 染色时加入过氧化氢工作液后必须与四甲基联苯胺乙醇溶液充分混匀,否则会出现同一张涂片细胞染色不一致的情况。

5. 试剂应低温避光存放,防止光线照射失效。

6. 染色液适宜 pH 值应为 5.5,若 pH <5.0 会出现假阳性结果。

【参考范围】 正常血细胞 POX 染色结果见表 1-4-4。

表 1-4-4 正常血细胞 POX 染色结果

细　胞	结　果
粒细胞系统	早期原始粒细胞呈阴性反应,晚期原始粒细胞及以下各阶段细胞均含不同程度的蓝黑色颗粒,随粒细胞逐步成熟阳性反应逐渐增强,中性分叶核粒细胞为强阳性反应,衰老的中性粒细胞酶活性降低,反应程度减弱,甚至呈阴性反应;嗜酸性粒细胞阳性反应最强,颗粒更粗大,呈蓝黑色;嗜碱性粒细胞呈阴性反应
单核细胞系统	原始单核细胞呈阴性或弱阳性反应,幼稚和成熟单核细胞均呈弱阳性反应,其颗粒少而细小,且呈弥散分布,可覆盖在核上,但有的单核细胞亦可呈阴性
淋巴细胞系统	淋巴细胞系统呈阴性
其他细胞	正常网状细胞及巨噬细胞可呈不同程度的阳性 浆细胞、红细胞、巨核细胞系统等均为阴性

【临床意义】 POX 染色是鉴别急性粒细胞白血病、急性单核细胞白血病、急性淋巴细胞白血病类型的重要细胞化学染色方法。急性粒细胞白血病时白血病细胞可呈阳性反应,阳性颗粒一般较多较大,着色深;急性单核细胞白血病时白血病细胞呈弱阳性或阴性反应,阳性颗粒稀疏、细小,着色较浅;急性淋巴细胞白血病时白血病细胞呈阴性反应,阳性率一般小于 3%(阳性细胞常为残留的原始粒细胞)。

二、改良 Pereira 法

【原理】 细胞中 POX 能使碘化钾氧化成碘(I_2),碘再与煌焦油蓝作用形成蓝绿色沉淀,定位于具有酶活性的部位。

【材料】

1. 器材 新鲜骨髓涂片或外周血涂片、染色缸、显微镜等。

2. 试剂

(1) 固定液(10%甲醛乙醇溶液):取 10 mL 甲醛,与 90 mL 无水乙醇混合。

(2) pH 5.5 的磷酸盐碘化钾缓冲液:100 mg 碘化钾溶于 100 mL 0.067 mol/L pH 5.5的磷酸盐缓冲液中,室温保存。

(3) 0.03 mol/L(1%)煌焦油蓝水溶液:0.25 g 煌焦油蓝染料溶于 25 mL 蒸馏水中,室温保存。

(4) 0.0088 mol/L(0.03%)过氧化氢溶液:0.1 mL 0.88 mol/L(3%)过氧化氢加9.9 mL蒸馏水混匀,新鲜配制。

(5) 染色应用液 临用前配制,混匀后 4 h 内使用。配制方法如下:

pH 5.5 的磷酸盐碘化钾缓冲液	5 mL
0.03 mol/L(1%)煌焦油蓝水溶液	2～5 滴
0.0088 mol/L(0.03%)过氧化氢溶液	1～3 滴

【方法】

1. 涂片于固定液中固定 30～60 s,流水冲洗,待干。

2. 加染色应用液覆盖涂片,染色 2～5 min。

3. 流水冲洗,待干,镜检。

4. 结果判断:同四甲基联苯胺法。

【注意事项】

1. 涂片应新鲜制作,不宜放置过久,厚薄应适宜。

2. 过氧化氢溶液应新鲜配制。

【参考范围】 同四甲基联苯胺法。

【临床意义】 同四甲基联苯胺法。

实验三 过碘酸-雪夫反应

【目的】 掌握过碘酸-雪夫反应(periodic acid Schiff reaction,PAS)的原理、方法、结果判断、注意事项及临床意义。

【原理】 过碘酸-雪夫反应又称糖原染色。糖原中的 1,2-乙二醇基经过碘酸氧化,而产生双醛基。醛与雪夫染料中的无色品红作用,使无色的亚硫酸品红失去亚硫酸,重新排列,恢复品红对醌结构,显示紫红色,定位于胞质中糖原所在部位。

【材料】

1. 器材 骨髓涂片或外周血涂片、染色缸、水浴箱、显微镜等。

2. 试剂

(1) 10 g/L 过碘酸溶液:1 g 过碘酸($HIO_4 \cdot 2H_2O$)溶于 100 mL 蒸馏水中,4 ℃冰箱保存,一般可存放 3 个月,变黄则不能再用。

(2) 雪夫(Schiff)染液:取 200 mL 蒸馏水倒入 500 mL 三角烧瓶内,加热至沸腾。移开火焰,1～2 min 后,缓缓加入 1 g 碱性品红继续加热至沸腾,移开火焰,振荡促其溶解。待冷却至 50 ℃左右时,加入 1 mol/L 盐酸 20 mL,混匀。待冷却至 25 ℃左右,加入 2 g 偏重亚硫酸钠($Na_2S_2O_5$)混匀,置于棕色瓶内并避光保存。24 h 后取出,加活性炭 1～2 g,振荡,混匀吸附色素。过滤后密封在棕色瓶内,置于 4 ℃冰箱保存。

(3) 偏重亚硫酸溶液(新鲜配制):100 g/L 偏重亚硫酸钠 6 mL、1 mol/L 盐酸 5 mL,加入 100 mL 蒸馏水。

(4) 20 g/L 甲绿溶液:取甲绿 2 g,溶解于 100 mL 蒸馏水中。

【方法】

1. 取新鲜干燥的骨髓涂片或外周血涂片,用 95％乙醇固定 10 min,待干。

2. 滴加 10 g/L 过碘酸溶液,覆盖整个涂片 15～20 min,蒸馏水冲洗,待干。

3. 将涂片置于雪夫染液中 37 ℃(或室温)染色 20 min。

4. 用偏重亚硫酸溶液冲洗 3 次(此步亦可省略),再用流水冲洗 2～3 min,待干。

5. 20 g/L 甲绿溶液复染 10～20 min。

6. 水洗,待干,镜检。

7. 结果判断:细胞胞质中出现红色弥散状、颗粒状或块状物质为阳性。胞质无红色或无红色颗粒为阴性,详见彩图 11。

(1) 中性粒细胞糖原染色结果判断见表 1-4-5。

表 1-4-5　中性粒细胞糖原染色结果判断

结　果	细　胞
0 分	胞质无红色
1 分	胞质呈淡红色,有极少颗粒
2 分	胞质呈红色,厚而不透明,或有少量颗粒
3 分	胞质呈深红色,颗粒较紧密,但尚有空隙
4 分	胞质呈深紫红色,颗粒紧密,无空隙

（2）淋巴细胞糖原染色结果判断见表 1-4-6。

表 1-4-6　淋巴细胞糖原染色结果判断

结　果	细　胞
0 分	胞质内无红色
1 分	胞质呈弥散淡红或有少数细颗粒(<10 个)
2 分	胞质呈弥散较深的红色或有多数细颗粒(≥10 个)
3 分	胞质内有较粗颗粒或少数小块状红色物质
4 分	胞质内有多数粗颗粒并有大块红色物质

（3）幼红细胞糖原染色结果判断见表 1-4-7。

表 1-4-7　幼红细胞糖原染色结果判断

结　果	细　胞
0 分	胞质内无红色
1 分	胞质内有少数分散细小颗粒或浅红色弥漫物质
2 分	胞质中有 1~10 个中等颗粒或胞质呈弥散红色
3 分	胞质中有较粗红色颗粒直至小块状红色物质
4 分	胞质中有粗大致密的紫红色颗粒或有粗大红色块

（4）巨核细胞糖原染色结果判断见表 1-4-8。

表 1-4-8　巨核细胞糖原染色结果判断

结　果	细　胞
0 分	胞质内无红色颗粒,但胞质弥散性着色,此系其他多糖类物质
1 分	少量糖原(数小块或一大块),常位于核膜附近
2 分	中等量糖原,定位于核膜处或分散在胞质中,约占胞质的 1/3
3 分	大量糖原呈块状分散于胞质中,占胞质的 1/2
4 分	糖原包涵体充满整个胞质

8. 根据反应情况的不同,计数 100 个同类细胞,计算出阳性率和积分值。

【注意事项】

1. 染色缸及器具应清洁、干燥。

2. 固定剂:目前较常用的有乙醇、甲醇及丙酮,其中 95% 乙醇固定后糖原颗粒明显,易于判断阳性反应的程度,故通常选用乙醇为固定剂。

3. 过碘酸易潮解,用后必须密封或置于干燥器内保存。

4. 10 g/L 过碘酸溶液质量要保证,变黄则不能用。氧化时间要准确,以 20 min 为宜,时间过长可使醛基进一步氧化为羧基,影响实验结果。

5. 偏重亚硫酸钠量要充足。此药易于分解,若刺激性气味减弱或消失,意味着药物变性不能使用,此药要密封干燥保存。

6. 雪夫染液应放置于棕色瓶内避光、密封保存,一般 4 ℃下可保存 6 个月,试剂应为无色,变红则失效。

7. 涂片放入雪夫染液中时,一定要完全干燥,如果有水,则染液立即变红。

8. 配制雪夫染液时,煮沸的蒸馏水移开电炉后,缓慢加入品红,以防外溅。

【参考范围】 正常细胞糖原染色结果见表 1-4-9。

表 1-4-9 正常细胞糖原染色结果

细　胞	结　果
粒细胞系统	原始粒细胞为阴性;自早幼粒细胞及以下阶段均呈阳性反应,并随着细胞的逐步成熟,阳性反应程度逐渐增强,成熟中性粒细胞最强;嗜酸性粒细胞的颗粒本身不着色,颗粒周围胞质呈红色;嗜碱性粒细胞为阳性反应,阳性反应物质为大小不一的紫红色颗粒,颗粒周围胞质不着色
淋巴细胞系统	各阶段淋巴细胞大多数呈阴性反应,少数呈颗粒或块状阳性反应,阳性率通常小于 20%,积分 30 分左右
红细胞系统	幼红细胞和红细胞均呈阴性反应
单核细胞系统	原始单核细胞为阴性或阳性反应;幼稚单核细胞及单核细胞多为细颗粒状阳性反应,有时在胞质的边缘处颗粒较粗大
巨核细胞和血小板	巨核细胞和血小板均为阳性反应,呈红色颗粒状或块状
其他细胞	浆细胞一般为阴性反应,少数可呈红色细颗粒状阳性反应;巨噬细胞可呈红色细颗粒状阳性反应

【临床意义】

1. 红血病、红白血病及贫血类型的鉴别　红血病、红白血病的幼红细胞呈强阳性反应,积分明显增高;缺铁性贫血(iron deficiency anemia,IDA)、重型海洋性贫血及骨髓增生异常综合征(myelodysplastic syndrome,MDS)时,PAS 积分亦可增高;溶血性贫血(hemolytic anemia,HA)、淋巴瘤的幼红细胞呈阴性反应或弱阳性反应;再生障碍性贫血(aplastic anemia,AA)、巨幼细胞性贫血(megaloblastic anemia,MA)时幼红细胞呈阴性反应。PAS 染色对于红细胞系统疾病的诊断和鉴别诊断有一定价值。但恶性增生的红细胞并不都呈阳性反应,而良性增生的红细胞也并不都是阴性反应,因此诊断时应结合其他临床资料综合分析。

2. 急性白血病细胞类型的鉴别　PAS 染色可用于辅助鉴别急性白血病的细胞类型:①急性淋巴细胞白血病原始、幼稚淋巴细胞 PAS 染色呈阴性或阳性,阳性反应物多为红色粗颗粒或块状,围绕核周呈环形排列,胞质底色一般无红色;②急性粒细胞白血病原始粒细胞呈阴性或胞质呈淡红色弥漫分布;③急性单核细胞白血病原始和幼稚单核细胞为阴性或阳性反应,呈弥漫分布的红色细颗粒,胞质边缘及伪足处颗粒较粗大,可见红色小珠或裙边样反应,M4Eo 异常嗜酸性粒细胞 PAS 染色可见深粉红色小珠;④急性髓细胞白血病 M₀ 型 PAS 阳性反应为细颗粒、中粗颗粒散在分布,有时可见红色小珠;⑤红白血病的有核红细胞 PAS 染色多呈阳性反应,且阳性率高,成熟红细胞可呈阳性反应,其他类型急、慢性白血病的有核红细胞 PAS 染色多为阴性反应;⑥巨核细胞白血病原始巨核细胞 PAS 染色呈颗粒状阳性,部分细胞可见小珠或块状,小巨核细胞 PAS 染色呈弥散状分布的细小红色颗粒,边缘处为粗颗粒及小珠;⑦嗜碱性粒细胞白血病的嗜碱性粒细胞 PAS 染色呈强阳性反应,呈粗颗粒、珠状、块状,有时可与幼稚淋巴细胞 PAS 染色阳性反应类似,应注意鉴别;⑧浆细胞 PAS 染色呈弱阳性反应,呈淡粉红色细小颗粒,极少数可见粗颗粒和小珠;⑨棒状小体(Auer)小体 PAS 染色呈阳性反应。

3. 其他类型细胞的鉴别 ①戈谢细胞和尼曼-匹克细胞:戈谢细胞 PAS 染色呈强阳性反应,尼曼-匹克细胞为阴性或弱阳性反应,空泡中心呈阴性;②非霍奇金淋巴瘤细胞为阳性反应,呈粗颗粒散在分布;Reed-Sternberg 细胞 PAS 染色则为弱阳性或阴性反应;③骨髓转移的腺癌细胞为强阳性反应,呈红色颗粒或块状,组织嗜碱细胞呈强阳性反应,红色细颗粒弥散分布,部分细胞可见大而粗的红色颗粒。

实验四　中性粒细胞碱性磷酸酶染色

【目的】　掌握钙钴法、卡氏(Kaplon)偶氮偶联法中性粒细胞碱性磷酸酶(neutrophilic alkaline phosphatase,NAP)染色的原理、方法、结果判断、注意事项和临床意义。

一、钙钴法

【原理】　成熟中性粒细胞含有碱性磷酸酶,在碱性条件(pH9.2～9.8)时,可将底物 β-甘油磷酸钠水解,产生磷酸钠。磷酸钠与钙离子发生反应,形成不溶性磷酸钙。磷酸钙再与硝酸钴发生反应,生成磷酸钴。最后与硫化铵发生反应,形成不溶性棕黑色硫化钴沉淀,定位于酶活性部位。

【材料】

1. 器材　新鲜骨髓涂片或外周血涂片、染色缸、水浴箱、显微镜等。

2. 试剂

(1) 固定液:甲醛 10 mL 与甲醇 90 mL 混合成 10%甲醛甲醇溶液,置于 4 ℃冰箱备用。

(2) 基质液:

30 g/L β-甘油磷酸钠	5 mL
20 g/L 氯化钙	10 mL
20 g/L 巴比妥钠	5 mL
20 g/L 硫酸镁	1 mL
蒸馏水	10 mL

搅拌混匀,使之完全溶解,用 1 mol/L 盐酸或 1 mol/L 氢氧化钠溶液调节 pH 值至 9.4。

(3) 20 g/L 硝酸钴溶液。

(4) 20 g/L 硫化铵溶液(或 50 mL 蒸馏水滴加 20 滴硫化铵溶液)(新鲜配制,用完弃去)。

(5) 10 g/L 伊红溶液或 20 g/L 甲绿溶液。

【方法】

1. 将新鲜干燥的涂片置于固定液中 10 min,用流水冲洗,待干。

2. 将涂片放入预温至 37 ℃的基质液中,温育 4~6 h,用蒸馏水漂洗。

3. 滴加 20 g/L 硝酸钴溶液,5 min 后蒸馏水冲洗。

4. 滴加 20 g/L 硫化铵溶液,5 min 后蒸馏水冲洗。

5. 用 10 g/L 伊红溶液复染 3~5 min,水洗,待干,镜检。

6. 结果判断:胞质中出现棕黑色颗粒沉淀为阳性。判断标准见表 1-4-10。

表 1-4-10 成熟中性粒细胞碱性磷酸酶染色结果判断

结　果	细　胞
0 分	胞质呈淡红色,无阳性染色颗粒
1 分	胞质呈均匀浅灰色,无颗粒或含少量颗粒,但不超过胞质的 1/4
2 分	全部胞质呈均匀棕黑色或出现较粗的黑色颗粒,不超过胞质的 1/2
3 分	胞质中基本充满棕黑色颗粒,但颗粒之间有空隙
4 分	全部胞质中充满粗大的棕黑色颗粒或块状沉淀,黑色颗粒可覆盖胞核

7. 计算阳性率和积分。

【注意事项】

1. 涂片应新鲜制备,存放过久,则酶活性降低,影响染色结果。一般涂片存放不能超过 1 周。

2. 低温固定保证细胞不易破碎,酶不易扩散,从而准确定位。

3. β-甘油磷酸钠的基质液必须新鲜配制。

4. 基质液的 pH 值以 9.4~9.6 为宜,pH<9.0 时酶活性明显下降,且染色的沉淀易分解;pH>10.0 时细胞易破碎,使酶扩散,黑色颗粒散于细胞外,造成假阴性。

5. 基质液温育后,用蒸馏水漂洗,不可用流水冲洗,避免生成的磷酸钙被冲掉。

6. 每次染色应同时做阳性对照。可取细菌性感染患者外周血涂片,固定后于冰箱保存备用。

【参考范围】 健康成人 NAP 积分为 2~60 分。但因实验条件(实验方法、试剂质量、结果判断)不同,差别较大,故应建立各自实验室的参考范围。

【临床意义】

(1) 生理性变化:①年龄:新生儿、儿童期 NAP 活性增高,老年人降低。②妊娠:妊娠 2~3 个月时 NAP 积分增高,分娩时达到高峰,产后可恢复正常。③应激状态:恐惧、紧张或剧烈活动可致 NAP 积分增高。

(2) 病理性变化:①鉴别感染:细菌性感染时 NAP 积分增高,急性感染较慢性感染积分高,病毒或寄生虫感染 NAP 积分一般正常或减低。②鉴别急性白血病类型:急性淋巴细胞白血病 NAP 积分常增高,急性髓细胞白血病 NAP 积分常减低。③鉴别慢性粒细胞白血病与类白血病反应:慢性粒细胞白血病慢性期(无继发感染时)NAP 积分一般明显减低,甚至为零分,缓解期可恢复至正常范围,加速期和急变期 NAP 积分可不同程度增高;类白血病反应 NAP 阳性率显著增高,积分常大于 200 分。④贫血的鉴别:阵发性睡眠性血红蛋白尿(PNH)和再生障碍性贫血,前者 NAP 积分减低,后者阳性率和积分明显增高。⑤鉴别真性红细胞增多症和继发性红细胞增多症:前者 NAP 阳性率和积分正常或增高,后者正常或降低。⑥鉴别恶性组织细胞病和反应性组织细胞增多症:前者 NAP 积分明显减低,后者常增高。⑦其他血液病:慢性淋巴细胞白血病、多发性骨髓瘤、骨髓纤维化、原发性血小板增多症和原始神经母细胞瘤等 NAP 阳性率和积分常增高。⑧应用肾上腺糖皮质激素、ACTH 后 NAP 阳性率和积分常增高。

二、卡氏(Kaplon)偶氮偶联法

【原理】 成熟中性粒细胞胞质中的碱性磷酸酶在 pH 9.2~9.6 的碱性条件下能水解磷酸萘酚钠,产生磷酸和萘酚,后者与重氮盐偶联形成不溶性的有色沉淀定位于胞质中酶所在的部位。

【材料】

1. 器材 新鲜骨髓涂片或外周血涂片、染色缸、水浴箱、显微镜等。

2. 试剂

(1) 固定液:甲醛 10 mL 与甲醇 90 mL 混合成 10%甲醛甲醇溶液,置于 4 ℃冰箱备用。

(2) 丙二醇缓冲储存液(0.2 mol/L):取 2-氨基-2-甲基-1,3-丙二醇 10.5 g,加蒸馏水至 500 mL,溶解后置于 4 ℃冰箱保存。

(3) 丙二醇缓冲应用液(0.05 mol/L,pH 9.75):取 0.2 mol/L 丙二醇缓冲储存液 25 mL 和 0.1 mol/L 盐酸 5 mL,加蒸馏水至 100 mL。

(4) 基质液(pH 9.5~9.6):用前临时配制,α-磷酸萘酚钠 20 mg 溶于 0.05 mol/L 丙二醇缓冲应用液 20 mL,再加坚牢紫酱 GBC 盐 20 mg,混合后用滤纸过滤,立即使用。

(5) 1%苏木精染液。

【方法】

1. 新鲜干燥的涂片用冷固定液固定 30 s,流水冲洗。

2. 将涂片浸入基质液中,在 37 ℃水浴箱内温育 10~15 min。

3. 流水冲洗 1~2 min,待干。

4. 1%苏木精染液复染 5~8 min,流水冲洗,待干,镜检。

5. 结果判断:胞质中出现紫黑色或棕红色颗粒沉淀为阳性,详见彩图 12。

6. 计算阳性率和积分值。

【注意事项】

1. 磷酸萘酚盐和重氮试剂品种繁多,应根据基质选择相适应的重氮盐。常见几种试剂见表 1-4-11。

表 1-4-11 偶氮偶联法 NAP 染色常用的基质与重氮盐

基 质	重 氮 盐
α-磷酸萘酚钠	坚牢蓝 RR、坚牢紫酱 GBC 盐
磷酸萘酚 AS-MX	坚牢蓝 RR
磷酸萘酚 AS-BI	坚牢紫红、坚牢紫红 LB、坚牢蓝 RR
磷酸萘酚 AS	坚牢蓝 BBN

2. 若无 2-氨基-2-甲基-1,3-丙二醇,可用巴比妥缓冲液(pH 9.2)或 0.2 mol/L Tris 缓冲液(pH 9.2)代替。

3. 其他:同钙钴法。

【参考范围】 同钙钴法。

【临床意义】 同钙钴法。

实验五 非特异性酯酶染色及氟化钠抑制试验

【目的】 掌握 α-醋酸萘酚酯酶(alpha-naphthol acetate esterase,α-NAE)染色的原理、方法、结果判断、注意事项及临床意义。

【原理】 细胞中的 α-醋酸萘酚酯酶(α-NAE)能将 α-醋酸萘酚水解,产生 α-萘酚,萘酚与重氮盐偶联,生成不溶性的有色沉淀,定位于胞质的酶活性处。重氮盐通常用坚牢蓝 B,形成棕黑色或灰黑色有色沉淀。

【材料】

1. 器材 新鲜骨髓涂片或外周血涂片、染色缸、水浴箱、显微镜等。

2. 试剂

(1) 0.067 mol/L 磷酸盐缓冲液(pH 7.6):

A 液:2.388 g $Na_2HPO_4 \cdot 12H_2O$ 加蒸馏水至 100 mL。

B 液:0.908 g KH_2PO_4 加蒸馏水至 100 mL。

取 A 液 72 mL、B 液 28 mL,混合,调 pH 值至 7.6。

(2) 基质液:0.067 mol/L 磷酸盐缓冲液 50 mL,加 10 g/L α-醋酸萘酚(以 50% 丙酮为溶剂)1.0 mL,充分振荡,直至最初产生的浑浊物大部分消失为止,加重氮盐(坚牢蓝 B 等)50 mg,振荡,过滤后立即使用。

(3) 10 g/L 甲绿溶液。

【方法】

1. 新鲜干燥涂片置于 10% 甲醛生理盐水中 5 min 或甲醛蒸气固定 5~10 min,流水冲洗 5 min,待干。

2. 放入基质液中,37 ℃1 h,水洗,待干。

3. 10 g/L 甲绿溶液复染 5 min,充分水洗,待干,镜检。

4. 结果判断:细胞质内有灰黑色或棕黑色弥漫性或颗粒状沉淀为阳性,详见彩图 13。

5. 氟化钠抑制试验 同时配制两份基质液,其中一份中加入 75 mg 氟化钠,混匀,其余染色步骤同上。染色后两张涂片分别用油镜计数 100 个或 200 个细胞,分别计算出抑制前和抑制后的阳性率和积分,按下列公式计算出抑制率:

氟化钠抑制率=100%×(抑制前阳性率或阳性积分－抑制后阳性率或阳性积分)/抑制前阳性率或阳性积分。

【注意事项】

1. 骨髓涂片或血涂片必须新鲜,应于取材后 3 天内染色。

2. 基质液配制时不宜过度振荡,以免析出沉淀影响染色效果;基质液不能长期保存,应新鲜配制,过滤后迅速使用,减少等候时间,避免沉淀物析出。温度过低时应置于 37 ℃温箱内操作,以促使基质充分溶解。

3. 重氮盐选择随基质而异,以坚牢蓝 B、坚牢蓝 RR 及坚牢黑 B 的染色效果为好。

4. 染色的时间与温度应相对恒定。

5. 本实验对染色剂的 pH 值要求比较严格,基质液的 pH 值以 6.1～6.4 为宜,否则会影响染色效果。

6. 所用试剂最好是 AR 级;严格按照操作规程清洗器皿。

【参考范围】

正常血细胞 α-醋酸萘酚酯酶染色反应见表 1-4-12。

表 1-4-12　正常血细胞 α-NAE 染色反应

细　　胞	结　　果
单核细胞	正常单核细胞为强阳性,原始单核细胞为阴性或阳性反应,幼稚单核细胞及组织细胞为阳性反应,且阳性能被氟化钠抑制
粒细胞	各期粒细胞为阴性或阳性反应,阳性反应也多数较弱,阳性不能被氟化钠抑制
巨核细胞	巨核细胞和血小板为弱阳性反应,部分可被氟化钠抑制
红细胞	有核红细胞一般呈阴性反应,少数有核红细胞呈弱阳性
淋巴细胞	淋巴细胞多数为阴性反应,少数为弱阳性反应,不能被氟化钠抑制
浆细胞	浆细胞为阴性反应

【临床意义】

1. 急性白血病类型鉴别　急性粒细胞白血病原始粒细胞 α-NAE 染色为阳性反应,急性早幼粒细胞白血病为阳性或强阳性反应,且不被氟化钠所抑制,M_{2b} 细胞部分为团块状反应,部分被氟化钠抑制;急性单核细胞白血病原始、幼稚单核细胞多为阳性或强阳性反应,阳性反应可以被氟化钠抑制,抑制率一般大于 50%;急性粒-单核细胞白血病,单核系白血病细胞为阳性反应,可被氟化钠抑制,粒系白血病细胞为阳性反应,不被氟化钠抑制;急性淋巴细胞白血病原始淋巴细胞多为阴性反应,有时可呈阳性反应,主要见于 T 细胞型急性淋巴细胞白血病,部分阳性反应可以被氟化钠抑制;红血病和红白血病细胞可呈阳性反应。

2. 其他疾病鉴别　网状细胞 α-NAE 为强阳性反应,呈弥散状分布;戈谢细胞、海蓝组织细胞为强阳性反应,阳性反应不被氟化钠抑制。

实验六　酸性磷酸酶染色

【目的】　掌握 Gomori 硫化铅法和偶氮偶联法酸性磷酸酶(acid phosphatase,ACP)染色的原理、方法、结果判断、注意事项及临床意义。

一、Gomori 硫化铅法

【原理】　细胞内的酸性磷酸酶在酸性环境下(pH4.7),能将 β-甘油磷酸钠水解成甘油和磷酸钠,磷酸钠进而和硝酸铅作用生成磷酸铅,沉淀于酶的活性处,再与硫化铵作用生成棕黑色的硫化铅沉淀。

【材料】

1. 器材　新鲜骨髓涂片或外周血涂片、水浴箱、显微镜、染色缸等。

2. 试剂

（1）固定液：甲醛。

（2）醋酸盐缓冲液（pH4.7）：1 mol/L 氢氧化钠溶液 54.4 mL，1 mol/L 醋酸溶液 100 mL，加蒸馏水至 500 mL。

（3）基质液：

50 g/L β-甘油磷酸钠溶液	4 mL
50 g/L 硝酸铅溶液	2 mL
醋酸盐缓冲液	12 mL
蒸馏水	74 mL

（4）10 g/L 硫化铵溶液。

（5）20 g/L 甲绿溶液或 5 g/L 伊红溶液。

【方法】

1. 取新鲜干燥涂片，甲醛蒸气固定 5～10 min，流水冲洗 5 min，待干。

2. 放入 37 ℃基质液中 4 h，水洗，待干。

3. 放入 10 g/L 硫化铵溶液中 3 min，流水冲洗，待干。

4. 放入 20 g/L 甲绿溶液中复染 10 min，流水冲洗，待干，镜检。

5. 结果判断：胞质中出现棕黄色或棕黑色颗粒状或块状沉淀为阳性反应，判断标准见表 1-4-13。

表 1-4-13　酸性磷酸酶染色结果判断

结　　果	细　　胞
0 分	胞质中无棕黄色反应
1 分	胞质中呈浅棕黄色
2 分	胞质中呈棕黄色弥漫分布
3 分	胞质中呈棕黑色或块状分布
4 分	胞质中呈深棕黑色，密集分布

6. 抗酒石酸酸性磷酸酶染色：同时制备两份基质液，其中一份加入 L-酒石酸150 mg，混匀，其余染色步骤同上。

【注意事项】

1. 涂片应新鲜制备。

2. 固定后的涂片用流水冲洗时，水流不可过大。

【参考范围】

正常细胞的染色反应：粒细胞、单核细胞、淋巴细胞、巨核细胞、血小板、浆细胞、巨噬细胞呈阳性。

【临床意义】

1. 毛细胞白血病的诊断　毛细胞酸性磷酸酶染色呈阳性，且不被 L-酒石酸抑制；慢性淋巴细胞白血病的淋巴细胞和淋巴肉瘤细胞酸性磷酸酶染色呈阳性，但可被 L-酒石酸抑制。但酸性磷酸酶染色呈阴性者，不能排除多毛细胞性白血病的可能性。

2. T 淋巴细胞和 B 淋巴细胞的鉴别　前者酸性磷酸酶染色呈粗大颗粒阳性反应，后者呈阴性或细颗粒弱阳性反应。

3．戈谢细胞和尼曼-匹克细胞的鉴别　前者酸性磷酸酶染色呈粗大颗粒阳性反应,后者呈阴性或细颗粒弱阳性反应。

4．其他　粒系细胞、单核-巨噬系统细胞、巨核细胞和组织嗜碱细胞酸性磷酸酶染色也呈阳性反应。

二、偶氮偶联法

【原理】　细胞内的酸性磷酸酶在酸性环境下(pH4.7),能水解磷酸萘酚 AS-BI,产生萘酚 AS-BI,其与重氮盐偶联,形成不溶性红色沉淀,定位于胞质中酶所在部位。

【材料】

1．器材　新鲜骨髓涂片或外周血涂片、水浴箱、显微镜、染色缸等。

2．试剂

(1) 固定液:甲醛。

(2) 基质液:

A 液:4%副品红溶液(2 mol/L 盐酸溶解)0.5 mL,4%亚硝酸钠溶液 0.5 mL,0.1 mol/L 醋酸钠溶液 9 mL,用浓氢氧化钠溶液调节 pH 值至 5.0。

B 液:萘酚 AS-BI 磷酸钠 5 mg、丙酮 0.2 mL、醋酸盐缓冲液(pH5.0)10 mL,混匀。

A 液、B 液各取 10 mL,混合成基质液,备用。

(3) 1%苏木精溶液或 0.2%核固红溶液。

【方法】

1．取新鲜干燥涂片,甲醛蒸气固定 5~10 min,流水冲洗 5 min,待干。

2．放入 37 ℃基质液中 1 h,水洗,待干。

3．1%苏木精溶液复染 2 min 或 0.2%核固红溶液复染 5 min,水洗,待干,镜检。

4．结果判断:胞质中出现鲜红色或深红色颗粒状或块状沉淀为阳性反应。

5．抗酒石酸酸性磷酸酶染色:同时制备两份基质液,其中一份加入 L-酒石酸 150 mg,混匀,其余染色步骤同上。

【注意事项】　同 Gomori 硫化铅法。

【参考范围】　同 Gomori 硫化铅法。

【临床意义】　同 Gomori 硫化铅法。

(刘　帅)

第五节　免疫标记技术

一、免疫组化检验

(一) 碱性磷酸酶-抗碱性磷酸酶桥联酶标记法检测

【目的】　掌握碱性磷酸酶-抗碱性磷酸酶桥联酶标记法检测白细胞免疫标记的原理、

方法、注意事项和临床意义。

【原理】 碱性磷酸酶-抗碱性磷酸酶(alkaline phosphatase-antialkaline phosphatase,APAAP)桥联酶标记法,是用牛肠碱性磷酸酶(ALP)和鼠抗碱性磷酸酶单克隆抗体结合制备成一种可溶性APAAP复合物。以鼠抗人单克隆抗体为第一抗体,与待测细胞表面抗原结合;兔(羊)抗鼠抗体为第二抗体,其Fab段可分别连接第一抗体和APAAP复合物,起桥联作用。加入APAAP复合物,通过APAAP复合物中的碱性磷酸酶催化底物显色,以显示抗原定位及鉴定细胞抗原的种类。

【材料】

1. 器材 离心管、水浴箱、离心机、显微镜等。

2. 试剂

(1) Hanks液。

(2) 淋巴细胞分离液(相对密度1.007±0.001)。

(3) 第一抗体:鼠抗人单克隆抗体(McAb,单抗)。

(4) 第二抗体:兔抗鼠抗体,为桥联抗体。

(5) APAAP复合物:用ALP和鼠抗ALP单抗按适当比例混合制成。

(6) 碱性磷酸酶底物液:萘酚AS-BI磷酸盐-坚固红TR盐底物显色系统:萘酚AS-MX磷酸盐2 mg,二甲基甲酰胺0.2 mL,0.1 mol/L Tris缓冲液(pH8.2)9.8 mL,1 mol/L左旋咪唑10 μL。待完全溶解后置于-20 ℃,可保存数月。用前加入坚固红TR盐10 mg,溶解后将液体直接滴到标本上。

(7) PBS缓冲液(pH7.4):KH_2PO_4 0.2 g、Na_2HPO_4 2.9 g、NaCl 18 g,用蒸馏水溶解并稀释至1000 mL,充分搅拌均匀,调pH值至7.4,备用。

(8) FAB固定液(pH6.6):Na_2HPO_4 20 mg、KH_2PO_4 100 mg、丙酮45 mL,加蒸馏水30 mL,充分搅拌均匀,过滤,调pH值至6.6,置于4 ℃备用。

(9) 甘油明胶:明胶10 g,加蒸馏水60 mL,加热溶解(不用搅拌),加甘油70 mL,再加苯酚0.25 g。每次使用前水浴加热溶化。

(10) 苏木素染液:苏木素0.1 g、钾明矾5 g、碘酸钠0.02 g,加至100 mL蒸馏水中,加热搅拌使之溶解,再加枸橼酸钠0.1 g,水合氯醛5 g,混合后煮沸5 min,冷却、过滤后备用。

【方法】

1. 标本采集 取肝素抗凝的骨髓2 mL或外周静脉血6～10 mL(肝素10 U/mL)。

2. 分离单个核细胞

(1) 将待测标本用Hanks液(或无菌生理盐水)稀释3倍。

(2) 取一离心管,加入淋巴细胞分离液3 mL,用滴管将稀释的标本沿试管壁缓缓叠加于淋巴细胞分离液上,形成清晰的界面。稀释标本与淋巴细胞分离液的体积比为3∶1。

(3) 以400g离心20 min,离心后可见试管内液体分层,从底部到液面依次为红细胞和粒细胞层、分离液层、单个核细胞层、稀释液与血浆层。

(4) 用滴管直接吸出单个核细胞层,置于另一离心管中,用PBS缓冲液(pH7.4)洗2次,每次1100g离心10 min,弃去上清液,最后根据实验需要调整细胞浓度为$1×10^8$/mL。

3. 制备待检标本的细胞涂片

(1) 离心涂片机法:①取特制离心杯,将圆孔滤纸对准且紧贴于离心杯下侧的圆孔周围,滤纸上压一张洁净的画有圆圈的载玻片;② 压离心圆槽中的钢片夹,将离心杯孔连同画有圆圈的载玻片对准,一起插入槽内;③ 取准备好的 $1 \times 10^8/mL$ 细胞 50 μL 加于杯底;④ 盖上保护盖,以 500 r/min 离心 2 min;⑤取出的载玻片可见圆形印迹,置于室温中自然干燥,可用纯丙酮在室温中固定 5 min,固定后可立即进行免疫组化标记,亦可用塑料薄膜包好后置于−20 ℃以下保存。

(2) 干抗原载玻片法:将细胞悬液滴加在干抗原载玻片的圆圈内,每个圆圈内加 20 μL (根据实验需要可在多个圆圈内加 20 μL),置于室温中自然干燥,待用。

(3) 手工法:将细胞悬液滴于涂有一层黏片剂的载玻片上,然后回吸液滴,剩下一薄层细胞,快速吹干。也可用悬液推制成片,自然干燥,待用。

4. APAAP 桥联酶标记法染色

(1) 固定涂片:将涂片放入装有 4 ℃ FAB 固定液的染色缸内,固定 30 s,用 PBS 缓冲液(pH7.4)洗 2 次,每次 5 min,吹干。

(2) 封闭:每个圆圈内各加灭活的 10％羊血清 20 μL,置于 37 ℃ 湿盒内作用 30 min。

(3) 加第一抗体(一抗):擦去标本周围多余的液体,滴加工作浓度(按效价稀释)的第一抗体 20 μL,将载玻片置于湿盒内室温孵育 30～60 min 或 4 ℃过夜。用 PBS 缓冲液(pH7.4)洗 3 次,每次 3 min。

(4) 加第二抗体(二抗):擦去标本周围多余的液体,滴加第二抗体 20 μL,置于湿盒内室温孵育 30 min。用 PBS 缓冲液(pH7.4)洗 3 次,每次 3 min。

(5) 加 APAAP 复合物:擦去标本周围多余的液体,滴加 APAAP 复合物 20 μL,置于湿盒内室温孵育 30 min。用 PBS 缓冲液(pH7.4)洗 3 次,每次 3 min。如需增强染色强度可再次滴加第二抗体、APAAP 复合物各一次,每次室温孵育 15 min。

(6) 加底物显色:用前取碱性磷酸酶底物液,按 1 mL 底物液加 1 mg 坚固红 TR 盐的比例加入坚固红 TR 盐,充分混匀。每张涂片滴加碱性磷酸酶底物液 50 μL。置于 37 ℃水浴箱内显色 10～30 min。低倍镜下观察,待显色明显时,用蒸馏水轻轻冲洗 30 s,中止显色。

(7) 复染、封片:加苏木素染液复染 1～3 min,自来水冲洗。如核着色太深影响观察,可用 1％HCl 溶液分色 5～10 s。加甘油明胶封片。

【注意事项】

1. 白血病分型时最好用骨髓液,若用外周血,白血病细胞数应占单个核细胞的 30％以上才有参考价值。

2. 尽量在化疗之前或停止化疗至少 3 周以后采集标本,以免因化疗导致细胞抗原性改变而影响结果。

3. 固定时间要准确,时间过长可影响细胞表面的抗原活性;白血病细胞容易破碎,洗涤过程中应特别小心;抗体效价要适当,需同时做阴性对照。

4. 温度控制在 37 ℃,反应活性最佳。抗体反应必须在湿盒内孵育,不能干片。每次洗涤后应及时吸干多余洗液,以免稀释抗体。

5. APAAP 试剂盒必须低温保存,分装后的试剂反复冻融效果会明显降低。

6. 本法以左旋咪唑抑制中性粒细胞的内源性碱性磷酸酶,对外源性碱性磷酸酶的活性没有影响。其用量可根据标本中成熟中性粒细胞的数量和内源性碱性磷酸酶活性而定。

【结果判断】 高倍镜下观察,根据细胞膜或细胞质有无玫瑰红色颗粒和(或)弥散状阳

性沉淀物判断如下:

阴性细胞:细胞膜和细胞质无玫瑰红色沉淀物,胞核复染后呈蓝色。

阳性细胞:细胞膜或细胞质有玫瑰红色颗粒和(或)沉淀物。

　　　(十):细胞上有浅玫瑰红色沉淀物。

　　　(十十):细胞上有深玫瑰红色沉淀物。

镜检计数:高倍镜下每孔计数 100～200 个待测细胞,计算每孔标记阳性细胞的百分率,该百分率分别代表各单抗所针对抗原的阳性百分率。

(二)生物素-亲和素酶标法检测

【目的】 掌握生物素-亲和素酶标法检测白细胞免疫标记的原理、方法、注意事项和临床意义。

【原理】 生物素-亲和素酶标法,是依据亲和素(avitin)和生物素(biotin)二者间有很强的亲和力,生物素可以和抗体结合,且结合后仍保持与亲和素强大的亲和力。将辣根过氧化物酶标记在生物素-亲和素复合物上,形成生物素-亲和素-过氧化物酶复合物,即 ABC 复合物。细胞抗原成分与特异性抗体(第一抗体)结合后,与已标记上生物素的第二抗体起反应,第二抗体中的生物素再与 ABC 复合物结合。通过 ABC 复合物上辣根过氧化物酶作用于显色剂,使其产生有色沉淀,指示抗原存在部位。

【材料】

1. 器材 离心管、微量移液器、振荡器、离心机、显微镜等。

2. 试剂

(1) Hanks 液、0.1%戊二醛 PBS 液。

(2) 淋巴细胞分离液(相对密度 1.007±0.001)。

(3) 第一抗体:鼠抗人单克隆抗体,同 APAAP 桥联酶标记法。

(4) 第二抗体:标记有生物素的兔抗鼠抗体,为桥联抗体。

(5) PBS 缓冲液(pH7.4):

A 液:$Na_2HPO_4 \cdot 12H_2O$ 23.88 g,蒸馏水 1000 mL。

B 液:KH_2PO_4 9.08 g,蒸馏水 1000 mL。

取 A 液 86 mL、B 液 14 mL,加入 NaCl 0.87 g 充分搅拌均匀,调 pH 值至 7.4。

(6) 标有辣根过氧化酶的亲和素、封片剂及苏木素染液等。

(7) 底物缓冲液的配制:

A 液:2 mg 萘酚 AS-MX 磷酸盐溶于 0.2 mL N,N-二甲基甲酰胺中。

B 液:2.4 mg 左旋咪唑溶于 9.8 mL pH 8.2 的 TBS 缓冲液中。

TBS 配制:

A′液:0.5 mol/L pH 8.2 的 Tris-HCl 缓冲液(3 g Tris 溶于 50 mL 去离子水中,用盐酸调 pH 值至 8.2)。

B′液:4.388 g NaCl 溶于 500 mL 去离子水中。

取 1 份 A′液与 9 份 B′液,混匀即可。

(8) 底物液配制:A 液 49 份加 B 液 1 份,混匀,按 1 g/L 浓度加入坚固红 TR 盐,振荡溶解。

【方法】

1. 制备单个核细胞涂片:分离骨髓或外周静脉血单个核细胞,制备细胞涂片,具体同

APAAP 桥联酶标记法。于干燥的细胞涂片上加 0.1%戊二醛 PBS 液 50 μL。2 min 后,用 PBS 缓冲液(pH7.4)洗涤。

2. 标记细胞:用玻璃铅笔在涂有细胞的载玻片背侧沿细胞外沿画一圈,以标记细胞。

3. 加第一抗体(一抗):滴加 50 μL 适当稀释的一抗于细胞上。平置载玻片于湿盒内,置于室温 30 min 或 4 ℃过夜。用 PBS 缓冲液(pH7.4)洗涤(每次淋洗后圈外及载玻片背面的 PBS 缓冲液(pH7.4)均需擦干)。

4. 加第二抗体(二抗):滴加 50 μL 适当稀释的标记有生物素的二抗于细胞上。置于湿盒内室温孵育 30 min。用 PBS 缓冲液(pH7.4)洗涤。

5. 加亲和素酶:滴加 50 μL 适当稀释的标有辣根过氧化酶的亲和素于细胞上。置于湿盒内室温孵育 30 min。用 PBS 缓冲液(pH7.4)洗涤。

6. 浸泡:将涂片浸入装有 2%过氧化氢的染缸浸泡 30 min,以消除内源性过氧化氢,水洗后速用 PBS 缓冲液(pH7.4)洗涤。

7. 加入 ABC 复合物 30 min,用 PBS 缓冲液(pH7.4)洗涤。

8. 滴加底物液 50 μL 于细胞上。室温显色 15 min 左右,待显淡红色,用 PBS 缓冲液(pH7.4)洗涤。

9. 复染:滴加 50 μL 苏木素染液于细胞上,立即用 PBS 缓冲液(pH7.4)洗涤。

10. 滴加封片剂于细胞上,加盖玻片封片。

11. 镜检计数及结果判断:细胞表面染有红色者为阳性细胞。高倍镜下计数 200 个细胞,计算阳性细胞百分率,同 APAAP 桥联酶标记法。

【注意事项】 同 APAAP 桥联酶标记法。嗜酸性粒细胞的内源性过氧化物酶不能完全清除,胞质嗜酸性颗粒可出现假阳性。

【临床意义】

1. 应用 APAAP 桥联酶标记法、流式细胞术、荧光标记及等技术分析 T 细胞亚群(T3、T4、T8),是评价细胞免疫调节功能的重要指标,也是临床医学研究的重要方法。

2. 有助于急性白血病的免疫分型:由于分化停滞于某一阶段及克隆异常增殖的白血病细胞可出现不同的细胞表面标记,形成白血病的不同亚型。应用上述技术联合检测,并进行综合分析判断,可对白血病进行免疫分型,对白血病的诊断、治疗及判断预后有重要意义。

3. 有助于慢性白血病的诊断、鉴别诊断及淋巴瘤免疫分型诊断。

4. 在监测白血病免疫疗效(自体骨髓移植及异体骨髓移植)和微量残留白血病细胞免疫检测应用中更具灵敏性和直观性。目前主要应用于急性淋巴细胞白血病和非霍奇金淋巴瘤的检测。

5. 有助于病态巨核细胞研究,对巨核细胞白血病及骨髓增生异常综合征的诊断有重要参考价值。

二、免疫荧光检验

【目的】 掌握荧光显微镜计数检测白细胞免疫标记的原理、方法、注意事项。

【原理】 荧光显微镜(fluorescence microscope)计数检测白细胞免疫标记,是将抗体标记上荧光素制成荧光抗体,在一定条件下与细胞表面的分化抗原相结合,在特定波长激发光的照射下发出荧光,因此可对标本中的表面标志作出鉴定和定位。根据标记物和反应程序不同分为:①直接荧光法,即将荧光素标记在特异性抗体上,直接与相应抗原反应,根据荧光有无来检测抗原;②间接荧光法,即将荧光素标记抗抗体,待基质标本中的抗原与相应抗体(一抗)反应后,再用荧光标记抗抗体(二抗)结合第一抗体,呈现荧光现象;③双标记法,即用两种荧光素分别标记不同抗体,对同一基质标本进行染色,可使两种抗原分别显示不同颜色的荧光,主要用于同时观察细胞表面两种抗原的分布。常用异硫氰酸荧光素(FITC)和藻红蛋白(PE)作双重标记染色,前者发黄绿色荧光,后者发红色荧光。本法特异性强且与形态学相结合,可检测新鲜或陈旧标本,或污染杂菌的标本,并可对组织中抗原或抗体进行定位检查,追踪抗原的分布。

【材料】

1. 器材 荧光显微镜、冷冻离心机、振荡器、水浴箱、离心管、载玻片等。

2. 试剂

(1) Hanks 液、肝素、甘油、NaN_3、淋巴细胞分离液(相对密度 1.007 ± 0.001)等。

(2) 0.1 mol/L PBS 缓冲液(pH7.2):磷酸氢二钠($Na_2HPO_4 \cdot 12H_2O$)28.37 g、磷酸二氢钠($NaH_2PO_4 \cdot 2H_2O$)4.82 g,用蒸馏水溶解并稀释至 1000 mL。

(3) 白细胞洗涤液:0.1 mol/L PBS 缓冲液(pH7.2)1000 mL 中加入小牛血清白蛋白 5 g 和 NaN_3 1 g,使其终浓度分别为 0.5% 和 0.1%。

(4) 含 60% 甘油的 PBS 溶液:0.1 mol/L PBS 缓冲液(pH7.2)100 mL 中加入甘油 60 mL 使其浓度为 60%。

(5) 第一抗体:均为异硫氰酸荧光素(FITC)标记或未标记的鼠抗人白细胞分化抗原单克隆抗体。可根据实验需要选用相应单抗。如:

抗 T 细胞系单抗:CD1~8 等。

抗 B 细胞系单抗:CD9、CD10、CD19~22、CD72、CD77、CD79a、Igκ、Igλ 等。

抗粒、单核细胞系单抗:CD11b、CD13~16、CD33~36、CD66b、MPO 等。

抗巨核细胞系单抗:CD41a、CD41b、CD42b、CD36、CD61。

抗血小板单抗:CD9、CDw17、CD31、CD36、CD41a、CD41b、CD42a、CD42b、CD61。

抗红细胞系单抗:血型糖蛋白 A/H。

前体细胞及非特异性单抗:CD34、CD38、HLA-DR 等。

(6) 第二抗体:FITC 标记的兔(或羊)抗鼠免疫球蛋白。

【方法】 间接免疫荧光法。

1. 标本采集 取肝素抗凝的骨髓液 2 mL 或外周血 20 mL(肝素 10 U/mL)。

2. 制备白细胞(单个核细胞)悬液 用 Hanks 液将待测标本稀释 5 倍,取另一支试管,加入淋巴细胞分离液 3 mL,用滴管将稀释的标本 5 mL 缓缓叠加于分离液上,形成清晰的界面,于 4 ℃ 2500 r/min 离心 15 min,小心取出白细胞层于另一试管中,2500 r/min 离心 10 min,弃上清液,下层白细胞用 Hanks 液洗涤,以 800 r/min 离心 20 min,弃上清液(含血小板),重复洗涤 2 次,管底血细胞用 0.1 mol/L PBS 200 μL 配制成细胞悬液,使单个核细胞浓度为 $(4\sim10)\times10^9$/L。

3. 加第一抗体 加入适当稀释的 FITC 或 PE 标记或未标记的鼠抗人白细胞分化抗原单克隆抗体,置于 37 ℃ 水浴温育 1 h,用 0.1 mol/L PBS 缓冲液洗涤 3 次,沉淀的细胞再

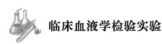

用该 PBS 缓冲液 200 μL 悬浮。同时以鼠抗羊 IgG 作为阴性对照。

4. 加荧光标记的第二抗体　加入不同比例稀释的荧光标记的二抗,37 ℃水浴温育 1 h。

5. 制备荧光标记的细胞悬液涂片　反应完成后,管底加含 60％甘油的 PBS 溶液 5～10 μL,取细胞悬液 10 μL 于清洁载玻片上,然后盖上盖玻片,让细胞悬液均匀分散。静置 1 h。

6. 计算结果

$$阳性荧光率＝\frac{荧光阳性细胞}{荧光阳性细胞＋荧光阴性细胞}$$

【注意事项】

1. 白血病细胞极易破碎,洗涤时应特别小心。

2. 影响荧光强度的因素:①pH 值的改变可引起荧光色素光谱的改变,从而影响荧光色素吸收和发射的光量子数。②环境温度高易引起荧光淬灭。在 20 ℃以下的环境中检测,其发光效率基本保持恒定。③在一定浓度范围内,荧光强度随荧光色素浓度增加而增加。

3. 每次试验必须做阴性对照,以鉴别特异性和非特异性荧光物质,以免非特异性荧光产生干扰,从而影响结果的判断。阴性对照应包括:①用与特异性抗体种属相同的动物血清(如鼠抗羊 IgG)代替特异性抗体。②染色抑制试验:将未标记荧光素的抗体先与基质标本中的抗原反应,然后加荧光素标记的相同抗体。③用 PBS 代替荧光抗体。④标本自发荧光对照,即基质标本经 PBS 洗涤后不加荧光抗体。

4. 计数前应先将细胞悬液进行离心沉淀,涂片后瑞氏染色,用光学显微镜观察,以便了解悬液中含有的细胞成分。

5. 因荧光容易消退,不宜保存及制备永久性标本。故荧光抗体染色后的标本,应低温避光放置,尽量及时镜检,最好在染色当天即进行镜检,以防荧光消退。

6. 荧光显微镜检查应在通风良好的暗室内进行。同时,由于荧光阳性细胞在强光源的照射下荧光强度可迅速减弱,计数时应先于荧光光源下快速观察和确定带荧光的细胞,然后在普通光源下计数同一视野的白细胞数并进行形态鉴别。

7. 直接免疫荧光法的优点是特异性强,缺点是检查不同的抗原就必须制备相应的荧光抗体,即每检查一种抗原就要制备一种相应的特异抗体,成本较高。间接法比直接法敏感性高,制备一种荧光抗体(二抗)可用于检查多种抗原,但易出现非特异性荧光,且实验需要多种对照,操作较麻烦、费时。

【结果判断】　在荧光显微镜下,选择细胞分散较好的视野,自下向上、从左向右,先计数荧光反应细胞,然后在普通显微镜下计数同一视野的白细胞数。膜荧光阳性细胞有三种类型:①完整的膜荧光为一与细胞吻合的翠绿圆圈;②帽状荧光;③点状荧光。荧光强度根据以下标准判定:

阴性:无荧光。

弱阳性(±):极弱的可疑荧光。

阳性(＋):荧光较弱但清楚可见。

(＋＋):荧光明亮。

(＋＋＋)～(＋＋＋＋):荧光闪亮或耀眼的强荧光。

三、流式细胞术检验

【目的】 掌握流式细胞术检测白细胞免疫标记的原理、方法和注意事项。

【原理】 将分离的白细胞标本用荧光标记单克隆抗体染色后制备成悬液,使快速流动液体中荧光标记的细胞逐个通过仪器的检测区,仪器通过分别辨认细胞形态大小和荧光特征,将细胞分别计数,并计算标记上荧光的各组细胞的百分比,由此可测得白细胞表面抗原,此法称为荧光活化细胞分选法(flow activated cell sorting,FACS)。用多种不同特异性的荧光标记单抗染色,进行多色荧光分析,可同时检测单个细胞上表达的多种细胞表面分子。此外,用流式细胞仪检测,可分析一群较纯细胞的表面标志,也可用设门技术(gating)把其他细胞排除于被分析的细胞外。

【材料】

1. 器材 流式细胞仪、冷冻离心机、振荡器、水浴箱等。

2. 试剂

(1) Hanks 液、淋巴细胞分离液(相对密度 1.007 ± 0.001)。

(2) 白细胞洗涤液:见免疫荧光检验。

(3) 第一抗体:异硫氰酸荧光素(FITC)或藻红蛋白(PE)标记或未标记的鼠抗人白细胞分化抗原单克隆抗体。

(4) 第二抗体:FITC 标记的兔(或羊)抗鼠免疫球蛋白。

【方法】

1. 标本采集 取肝素抗凝的骨髓 2 mL 或外周静脉血 20 mL(肝素 10 U/mL)。

2. 制备白细胞(单个核细胞)悬液 见免疫荧光检验。

3. 加第一抗体 加入适当稀释的 FITC 或 PE 标记或未标记的鼠抗人白细胞分化抗原的单克隆抗体,置于 37 ℃水浴温育 1 h,用 0.1 mol/L PBS 缓冲液(pH7.2)洗涤 3 次,沉淀的细胞再用该 PBS 缓冲液 200 μL 悬浮。

4. 加荧光标记的第二抗体 加入不同比例稀释的荧光标记的第二抗体,37 ℃水浴温育 1 h(直接法不做此步)。

5. 制备荧光标记的白细胞悬液 用含 0.1%NaN₃的 PBS 洗 2 次,弃上清液,沉淀悬浮于 PBS 中。

6. 检测计数 利用流式细胞仪,以激光功率 260 mW,激发光波长 448 nm,经 550 nm 短通道滤光片检测绿色荧光。通常计数分析 5000 个细胞。

【结果判断】 用流式细胞术获取的检测数据以直方图形式表示。

1. 一维单参数直方图 应用最多的图形,可用来定性和定量分析。横坐标表示荧光信号或散射光强度的相对值,其单位用"道数"(channel)表示。"道"即多道脉冲分析器中的道,也可看成相对荧光(或散射光)的单位。横坐标可用线性或对数表示。直方图的纵坐标通常代表细胞出现的频率或相对细胞数。

2. 二维点阵图 显示两个独立数与细胞定量的关系,横坐标和纵坐标分别以不同的散射光和荧光信号表示,可同时观察到双参数。例如,点阵图的横坐标是 CD8 淋巴细胞的相对含量,纵坐标是 CD4 细胞的相对含量。图上每点代表 1 个细胞,每个点与纵轴的距离即表示该点的相对值 CD4 值。可以由二维点阵图得到两个直方图,但两个直方图无法反演成一个二维点阵图,这说明一个点阵图所携带的信息量大于两个直方图所携带的信息量。

【数据分析】 采用流式细胞术分析免疫荧光样品主要获取两项参数:免疫荧光阳性细胞百分比和荧光强度。免疫荧光多采用非参数方法,计算各部分细胞百分比,只要计算 3 个峰下面的面积即可。在峰间"谷"的最低处画一条垂直于横坐标的直线,3 个峰以直线为界,逐个计算峰下的细胞数并与总细胞数相比,求出 3 种细胞在整个细胞群体中所占的百分比,并计算免疫荧光阳性细胞百分比和荧光强度。免疫荧光阳性细胞群体及荧光强度的判定对不同细胞亚群的免疫荧光测定时,应有一个阈值标准作为确定阳性群体的界限。单道荧光直接染色法因在直方图上形成两个明显独立的群体峰,标准容易确定。但用间接荧光法时,为了排除红细胞干扰,目前推荐用对照组曲线同实验组曲线交叉法,即以交叉点为界,分别计算出阳性组曲线覆盖面积及对照组延伸到阳性组下的面积,以前者减去后者获得的数据,即为阳性组细胞群体所占比例。为了使免疫荧光的定量概念更加完整,在阳性细胞群体百分比基础上加入荧光强度指标。此值除了按对照组及实验组的曲线峰值常规确定外,更准确的是以拟合曲线法估计荧光强度的平均值和标准差。

【注意事项】

1. 骨髓和血液标本以肝素抗凝为好。最好在化疗之前采集标本,因化疗常导致细胞抗原表达不规则,使结果难以分析。一般认为初治病例免疫分型结果客观、可靠。

2. 白血病细胞极易破碎,洗涤过程中应特别小心。

3. 计数前应先将细胞悬液进行离心沉淀,并染色观察悬液中的细胞成分,以利于上机后各种参数的设定。

4. 必须同时做鼠抗羊 IgG(亚类应与 McAb 相同,标记相同荧光素)阴性对照,以便消除非特异性荧光的干扰。

5. 当骨髓或血液原始及幼稚白血病细胞总数>30%时,分型结果较为可靠。分型结果与形态学不同时,应进行综合分析。

6. 当原始及幼稚白血病细胞总数>50%时,可直接用骨髓或血液检查,但应先加溶血剂使红细胞破坏,再用磷酸盐缓冲液洗涤并定容(约 0.5 mL)后再测。

7. 计数应在 4 h 内完成。

(高丽君)

第六节 染色体检验

染色体是遗传物质——基因的载体,染色体的任何改变往往导致基因的异常。目前研究发现在造血系统肿瘤中,50%以上的白血病有特异的染色体易位。对血液病患者骨髓(外周血)标本进行体外培养,提取中期分裂象,在细胞遗传学水平上,对白血病患者骨髓染色体的异常进行检测,可为临床诊断、治疗和预后观察提供重要的参考依据,并为白血病和淋巴瘤等恶性肿瘤的病因、发病机制等提供细胞遗传学证据。

一、染色体标本的制作

染色体标本可来源于外周血和骨髓。

（一）外周血染色体标本制备

【目的】 掌握外周血染色体标本制备的原理、方法和注意事项。

【原理】 外周血液中的小淋巴细胞,几乎都处在 G_0 期,一般情况下是不再分裂的。在培养液中加入植物凝血素(PHA)时,小淋巴细胞受刺激转化为淋巴母细胞,随后进入有丝分裂。这样经过短期培养、秋水仙素的处理、低渗和固定,就可获得大量的有丝分裂细胞。目前本方法已为临床医学、病毒学、药理学、遗传毒理学等领域广泛采用。

【材料】

1. 器材　采血器具、超净工作台、培养瓶、恒温培养箱、恒温水浴锅、10 mL 刻度离心管、低速离心机、量筒、载玻片、托盘天平、显微镜、染缸、电吹风、酒精灯、剪刀、胶水等。

2. 标本　人外周静脉血。

3. 试剂

(1) 培养液的配制和保存:在无菌室内或接种罩内,用移液管将培养液和其他各试剂分装入 10 mL 培养瓶中,1640 培养液 4 mL,小牛血清 1 mL,PHA 0.2 mL,肝素 0.05 mL,双抗(青霉素和链霉素,终浓度为 100 U/mL),用 3.5% 碳酸氢钠溶液调节 pH 值为 7.2~7.4。

(2) 0.2% 肝素溶液。

(3) 0.0005% 秋水仙酰胺溶液(黑纸包裹避光置于 4 ℃ 冰箱保存)。

(4) 0.075 mol/L 氯化钾(KCl)溶液。

(5) 甲醇-冰醋酸固定液(3∶1):临用前配制。

(6) 10% 吉姆萨(Giemsa)染液:将吉姆萨原液于临用前用 pH7.4 的磷酸盐缓冲液(PBS)新鲜配制。

(7) 2%PHA 溶液(临用前用生理盐水新鲜配制)。

【方法】

1. 标本采集:用肝素润湿的针筒采静脉血 1 mL,混匀后注入两瓶含 5 mL 培养液的标本瓶中,每瓶 0.3~0.5 mL。

2. 加 PHA:每瓶培养液加入 PHA 溶液 0.2 mL。

3. 培养:标本混匀后置于 37 ℃ 恒温培养箱培养 72 h,每日早晚定时摇匀培养物 1 次。

4. 阻留中期分裂象:于终止培养前 2~4 h 加入 0.0005% 秋水仙酰胺溶液,终浓度为 0.1 μg/mL。

5. 收获细胞:将培养物吸至尖底离心管,1000 r/min 离心 10 min。

6. 低渗:弃去上清液,加入预温至 37 ℃ 的 0.075 mol/L KCl 溶液 6~8 mL,用吸管吹打混匀后置于 37 ℃ 恒温培养箱 15 min。

7. 预固定:加入甲醇-冰醋酸固定液(3∶1)1 mL,吹打混匀。

8. 离心:1000 r/min,10 min。

9. 固定:弃去上清液,加新鲜配制的甲醇-冰醋酸固定液(3∶1)6~8 mL,吹打混匀。

10. 离心:1000 r/min,10 min。

11. 重复步骤 9、10 两遍,使细胞经过 3 次固定,除第一次固定至少 30 min 外,其余两次固定每次 15 min 或 30 min 均可。

12. 细胞悬液的制备和保存:弃去上清液,加入适量固定液,制成浓度合适的细胞悬液。此液置于 $-20\ ℃$ 冰箱中可保存一年至数年。在此期间可随时取出,供各种显带处理或荧光原位杂交(FISH)检测用。

13. 制片:用吸管将细胞悬液轻轻打匀后吸取少量,从 10 cm 高处滴至一端倾斜 15° 的经冰水或 20% 乙醇浸泡过的洁净的玻片上,每片滴 2～3 滴,然后在酒精灯火焰上来回通过数次,使其干燥。

14. 染色:标本采用 10% 吉姆萨染液染色 20～30 min,流水冲洗,待干,镜检。剩余标本置于 4 ℃ 冰箱或 $-20\ ℃$ 冰箱备用。

【注意事项】

1. 培养液的 pH 值以 $7.3±0.1$ 为佳,偏酸则细胞生长不良,偏碱则细胞固缩。

2. 温度应严格控制在($37±0.5$)℃。

3. 所有试剂均应采用分析纯产品和采用三蒸水配制。

4. 所有玻璃器皿要求绝对干净、无酸。

5. 操作步骤 1～4 需注意无菌技术,严防细菌和病毒污染。

6. 外周血染色体制备主要用于检测体质性核型异常。若白血病患者 WBC$>10×10^9/L$、原始细胞$>10\%$,也可采用不加 PHA 的外周血培养,其操作步骤与外周血染色体制备大致相同,不同之处在于:①秋水仙酰胺终浓度为 0.05 $\mu g/mL$,处理 1 h;②低渗时间延长至 30 min。

【临床意义】 用 PHA 刺激的外周血细胞培养,可检查正常 T 细胞核型,以代表患者的体质性异常。若 WBC 在 $10×10^9/L$ 以上,其中原始细胞$>10\%$时,外周血也同样可以用来做白血病染色体检查。

（二）骨髓细胞染色体标本制备

【目的】 掌握骨髓细胞染色体标本制备的原理、方法和注意事项。

【原理】 骨髓染色体标本制备通常用于白血病患者,特别是慢性或急性粒细胞白血病,这些患者不宜用外周血,因为骨髓反映粒系统细胞增生情况。即使是淋巴细胞白血病,也不主张用外周血,因为加 PHA 刺激外周血培养,只能获得正常淋巴细胞分裂象,并不能反映那些病理淋巴细胞的染色体改变。骨髓细胞属不断增殖的细胞,培养可分直接法、短期培养法和同步化培养法,无论哪种方法其培养液中均不需加 PHA。

【器材】 同外周血染色体制备。

直 接 法

【试剂】 pH7.4 的 PBS 或 0.9% 生理盐水、0.2% 肝素溶液、0.0005% 秋水仙酰胺溶液、0.075 mol/L KCl 溶液、甲醇-冰醋酸固定液(3:1)、10% 吉姆萨染液等。

【方法】

1. 标本采集:用肝素湿润的针筒抽取骨髓≥2 mL,立即注入含 1640 培养基的标本瓶中。

2. 细胞接种:将标本瓶带回实验室后,先做骨髓有核细胞计数,再按 $8×10^6/mL$ 的细胞密度注入标本瓶中,然后补充 pH 值为 7.4 的 PBS 或 0.9% 生理盐水至 20 mL。

3. 阻留中期分裂象:立即加入 0.0005% 秋水仙酰胺溶液,终浓度为 0.05 μg/mL,摇匀后置于 37 ℃ 恒温培养箱中 1 h。

4. 收获细胞:将培养物吸至尖底离心管,1000 r/min 离心 10 min。

5. 低渗:弃上清液,沿管壁缓缓加入预温 37 ℃ 的 0.075 mol/L KCl 溶液 6~8 mL,吹打混匀后置于 37 ℃ 恒温培养箱 30 min。

6. 以下固定、制片和染色等步骤同外周血染色体标本制备方法操作步骤 7~14。

【注意事项】

1. 直接法应在标本采集后 1 h 内进行,否则细胞活力下降而致分裂象少见。

2. 直接法的效果好坏与细胞接种关系不大,因此若不准备进行培养者,骨髓抽吸后可立即注入 20 mL 生理盐水中,而不需要作骨髓有核细胞计数。

3. 骨髓细胞染色体制备和外周血染色体制备最主要的不同在于:①秋水仙酰胺浓度和处理时间:前者 0.05 μg/mL×1 h,后者 0.1 μg/mL×(2~4)h。②低渗时间:前者 30 min,后者 15 min。

短期培养法

【试剂】 同外周血染色体标本制备。

【方法】

1. 细胞接种 同直接法。

2. 细胞培养 将培养瓶放入 37 ℃ 温箱中持续培养 24 h 或 48 h,其间定时摇匀培养物。

3. 其余步骤同直接法。

【注意事项】

1. 细胞密度以 $(1\sim2)\times10^6/mL$ 为宜。

2. 远距离运送的标本必须在 24 h 内投入培养。

3. 改良方法有以下两种,可任选其一:①收获细胞前 6 h 加入 10^5 mol/L 的胸腺嘧啶核苷(Tdr),秋水仙酰胺处理时间缩短为 10~30 min;②收获细胞前 2 h 加入终浓度为 10 μg/mL 的溴乙锭,秋水仙酰胺处理时间不变。

同步化培养法

1. MTX 同步法

【试剂】 1640 培养基、0.01 mmol/L MTX 溶液、0.01 mmol/L Tdr 溶液、0.0005% 秋水仙酰胺溶液、0.075 mol/L KCl 溶液、甲醇-冰醋酸固定液(3:1)、10% 吉姆萨染液等。

【方法】

(1) 白血病细胞接种密度为 $(1\sim2)\times10^6/mL$,37 ℃ 恒温培养箱培养 24 h 左右。

(2) 次日下午 3 时加入 MTX,终浓度为 10^{-7} mol/L,37 ℃ 恒温培养箱培养 17 h。

(3) 第 3 天上午 8 时,将标本吸至无菌尖底离心管,1000 r/min 离心 10 min。

(4) 弃上清液,留管底细胞团,加入不含血清的 1640 培养基 10 mL,打匀。

(5) 离心(1000 r/min,10 min)。

(6) 弃上清液,留管底细胞团,加入不含血清的 1640 培养基 10 mL,打匀。

（7）离心（1000 r/min，10 min）。

（8）弃上清液，留管底细胞团，加入含 20％小牛血清的 1640 培养基 10 mL，然后加入 Tdr，终浓度为 10^{-5} mol/L，打匀后继续培养 5～7 h。

（9）终止培养前 10 min 加入 0.0005％秋水仙酰胺溶液，终浓度为 0.1 μg/mL，处理 10 min。

（10）以下低渗、固定、制片和染色等步骤悉同骨髓短期培养法。

【注意事项】

（1）细胞接种浓度以 1×10^{6}/mL 为最合适。

（2）加入 MTX 和 Tdr 的剂量要尽量准确，过少则无同步化作用，过多则抑制细胞有丝分裂，分裂象反而少见。

（3）同步化标本滴片时，吸管位置尽可能高一些，以帮助染色体分散。

2. Fdu 同步法

【试剂】　Fdu（10 mg 溶于 10 mL 蒸馏水）、尿苷（10 mg 溶于 10 mL 蒸馏水）、BrdU（10 mg 溶于 10 mL 蒸馏水）、其余试剂同 MTX 同步法。

【方法】

（1）白血病细胞接种和培养同 MTX 同步法。

（2）次日下午 3 时加 Fdu，终浓度为 10^{-7} mol/L，同时加入尿苷，终浓度为 4 μmol/L，置 37 ℃温箱继续培养 17 h。

（3）第 3 天上午 8 时加入 BrdU，终浓度为 30 μg/mL，继续培养 5～7 h。

（4）终止培养前 15～30 min 加入 0.0005％秋水仙酰胺溶液，终浓度为 0.05 μg/mL。

（5）以下步骤同 MTX 同步法。

【注意事项】　本法制备的染色体标本适合制备 R 带。欲用本法制备 G 带，则于 Fdu 和尿苷处理 17 h 后不加 BrdU 而改用 Tdr，终浓度为 10^{-5} mol/L，处理 5～7 h，其余步骤同 MTX 同步法。

【临床意义】　骨髓细胞染色体检查主要用于白血病等恶性血液系统疾病的遗传学研究，其在细胞水平上为恶性血液病及其他肿瘤提供了简单而又确凿的证据，对血液病的临床诊断、预后估计、临床疾病分析等方面都具有重要意义。

对白血病染色体检查的临床意义具体可分为以下几点：

（1）异常克隆有助于白血病的诊断和鉴别诊断。

（2）特异性染色体重排有助于急性白血病的分型。

（3）监测急性白血病缓解或复发和慢性粒细胞白血病急变的重要指标。

（4）性染色体标志验证骨髓移植（BMT）是否成功或确定复发的来源。

（5）染色体为独立的预后指标。

（6）协助选择适当的治疗方案。

（7）为分子学研究提供重要线索。

二、染色体显带技术

由于染色体结构差异细微，应用吉姆萨染色的常规染色体技术不能完全识别各个组群的染色体，只能对 1、2、3、16 和 Y 号染色体进行判别，即使应用放射自显影术、计算机自动分析以及其他方法,也未有多大改进。用喹吖因等对染色体标本染色或经某些特殊的预处理后用吉姆萨等染料染色,可使染色体不同区段显出明、暗或深、浅不同,以及宽、窄相间的带纹,此即显带染色体。应用染色体显带技术可以制作出各个染色体的不同带纹,有利于染色体的识别,常见的有以下 4 种:Q 带、G 带、R 带和 C 带。其中 Q 带因荧光很快褪色,标本不易保存,故国内很少应用;C 带为染色体着丝粒显带法,对染色体识别帮助不大,一般也不作常规使用。国内应用较广的是 G 带法和 R 带法。

（一）G 带法

【目的】 掌握染色体 G 带法的原理、方法和注意事项。

【原理】 G 带法视预处理的不同而有多种,如热盐水法、碱处理法、尿素法和蛋白酶消化法。其中重复性较好且应用较广的是 Seibright 的胰蛋白酶 G 带法。该法显带的机制可能是胰蛋白酶抽提了和 DNA 上富含 GC 碱基对区段相结合的蛋白质,以致降低了该区段和染料的亲和力而呈浅带;反之,DNA 上富含 AT 碱基对的区段和组蛋白结合紧密,胰蛋白酶处理时不易被抽提,故和染料有较强的亲和力,乃呈深带。G 带法因其方法简便,重复性好,带纹清晰且可长期保存而应用最为广泛。

【材料】

1. 器材 恒温培养箱、冰箱、染色缸、载片架、载玻片、弯头吸管、镊子、烧杯、量筒、搪瓷缸等。

2. 试剂

（1）0.1％胰蛋白酶(Difco)溶液(用 0.9％生理盐水配制)。

（2）0.02％乙二胺四乙酸二钠(EDTA)溶液。

（3）pH6.8 的 PBS 溶液。

（4）3％Tris 溶液或 10％NaHCO₃ 溶液。

（5）5％吉姆萨染液。

【方法】

1. 标本老化或烤片 标本滴片后置于 37 ℃恒温培养箱中存放一周或 80 ℃烤箱中烘烤 2～4 h 后自行冷却。目的在于使标本干燥,染色体结构紧密,以便制得整齐清晰的 G 带。

2. 将试剂(1)和(2)按 1∶1 的比例混合后用试剂(4)调 pH 值至 6.8～7.0,置于 37 ℃水浴温育。

3. 将玻片投入上述溶液,轻轻振荡 30～60 s 或更长时间。

4. 用胰蛋白酶处理完毕,立即将片子取出并在 PBS 溶液中作一过性漂洗 2 次。

5. 用 5％吉姆萨染液染 5～10 min。

6. 自来水冲洗,待干,镜检。

【结果判断】 在显微镜下观察染色体的分布,计数染色体条数,并对染色体进行分类排列,分析染色体是否存在结构异常(图 1-6-1 和图 1-6-2)。

【注意事项】

1. 每份标本的胰蛋白酶处理时间均不相同,故每次显带应预试 1～2 片以确定合适的消化时间。

2. 标本在胰蛋白酶中的处理时间与胰蛋白酶的质量、浓度、pH 值及温度有关。不同

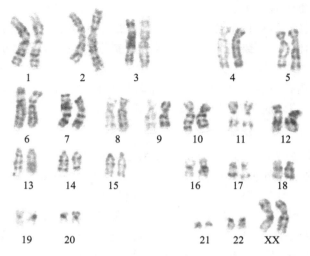

图 1-6-1 正常人骨髓细胞 G 带核型

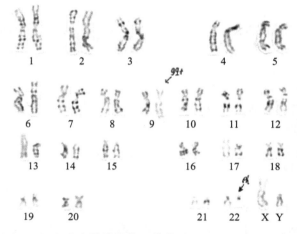

图 1-6-2 CML 患者骨髓细胞 G 带核型 46,XY,t(9;22)(q34;q11)

厂家的产品和同一厂家不同批号的产品,其活性均不相同。

3. 片龄和胰蛋白酶处理时间有关:片龄短者处理时间宜短,片龄长者处理时间相应延长,但片龄超过 1 年的标本通常显带效果不佳。

4. 显带效果还与分裂象的质量有关:凡染色体较长,两条单体靠近且结构紧密者,其带质较佳;反之,带质较差。

5. 骨髓标本胰蛋白酶处理时间比外周血标本要长些。

附:

G 带染色体的识别

1 号 p:近侧段有 2 条深带,远侧段无带,像把叉子。q:次缢痕紧靠着丝粒,染色深成三角形,中段与远侧段各有 2 条深带,以中段第 2 条深着色带着色较浓。

2 号 p:近侧段有 1 条较宽的深带,远侧段有 2 条深带,其中远侧段 1 条较窄较淡,中段为浅带。q:中段为浅带,近侧段和远侧段各有1条宽的深带,后者又可分为3条深带。

3号 p:近侧段有1条较宽的深带,远侧段有2条深带,其中远侧1条较窄较淡,中段为浅带。q:中段为浅带,近侧段和远侧段各有1条宽的深带,后者又可分为3条深带。

4号 p:有1~2条深带。q:有4条均匀分布的深带。

5号 p:有2条深带,远侧者宽且浓。q:有5条深带,中间3条带有时可融合,远侧段可见较宽的浅带。

6号 p:近侧段和远侧段各有1条深带,中间为宽阔的浅带。q:有4~5条深带。

7号 p:有2~3条深带,其中1条为端粒带,着色深且窄,中间为宽的浅带。q:有3条深带,近侧2条着色深,远侧1条着色淡。

8号 p:有2条深带,中间为一明显浅带。q:有3条界限不清的深带,近侧2条较模糊,远侧1条清晰。

9号 p:中段有1条深带,有时在其外侧可见1条窄的深带。q:有两条明显的深带,着丝粒区不着色,呈特征性的瓶颈样外观。

10号 p:中段有1条深带,着色较浅。q:有3条明显的深带,近侧第1条着色尤深。

11号 p:中段有1条深带。q:中段有1条较宽的深带,近侧段有1条比中段深带还要宽的浅带。

12号 p:带型和11号相似,区别在于长臂上浅带窄而深带宽。

13号 长臂有4条深带,分布均匀,中间2条较宽。

14号 长臂的近侧和远侧段各有1条深带,远侧带不在端部,中间为宽阔的浅带。

15号 长臂中段有1条明显的深带,远侧段有1条既窄又浅的深带,位于端部。

16号 p:中段有1条深带。q:中段和远侧段各有1条深带,后者有时不显著,次缢痕着色深。

17号 p:有1条深带,紧靠着丝粒。q:远侧段有1条深带,该带与着丝粒之间为一宽阔的浅带。

18号 p:常为浅带。q:有2条深带,中间为一浅带。

19号 p:着丝粒及其周围为深带,其余均为浅带。

20号 p:有1条明显的深带。q:通常全为浅带。

21号 p:长臂有1条宽的深带,远侧段为窄的浅带。

22号 p:着丝粒周围深染,长臂大部分为浅带。

X染色体 p:中段有1条明显的深带,宛如竹节状。q:有4条深带,近侧第1条带尤显著,与短臂深带相对称。

Y染色体 p:整个长臂深染,处理较好的标本可见2条深带。

(二)R 带法

【目的】 掌握染色体R带法的原理、方法和注意事项。

【原理】 R带法按制备方法不同可分为荧光R带法和吉姆萨R带法两类,但以热处理吉姆萨R带法为最基本的方法。其显带机制尚未完全明了,可能是DNA受热变性所致。此时富含AT碱基对的区段单链化,故不易为吉姆萨染液所染色,乃呈浅带;而富含GC碱基对的区段仍保持正常的双链结构,故易于为吉姆萨染液染色,乃呈深带。

R 带的带型与 Q 带、G 带正好相反,即前者的阳性带相当于后者的阴性带,而前者的阴性带则相当于后者的阳性带;另外,除 Y 染色体外,其余染色体末端均呈深带。因此 R 带法不仅可代替 Q 带法、G 带法作为常规显带技术应用,而且还优于 Q 带法和 G 带法技术,因 R 带作为 G 带的互补带,有助于确定位于 G 带阴性区的染色体重排断裂点;R 带对揭示涉及染色体末端的缺失和易位特别有价值。R 带的缺陷在于它的带纹不如 G 带精细,辨别力有时不如 G 带,如难以识别像 inv(16)这样微小的异常。

【材料】

1. 器材 恒温培养箱、冰箱、染色缸、载片架、载玻片、弯头吸管、镊子、烧杯、量筒、搪瓷缸等。

2. 试剂

(1) pH 6.5 的 Earle's 溶液(供 R 显带用):

氯化钠(NaCl)	6.8 g
氯化钾(KCl)	0.4 g
硫酸镁(MgSO$_4$·7H$_2$O)	0.2 g
葡萄糖	1.0 g
磷酸二氢钠(NaH$_2$PO$_4$·H$_2$O)	0.164 g
磷酸氢二钠(Na$_2$HPO$_4$·12H$_2$O)	0.2 g
酚红	0.01 g
氯化钙	0.2 g
三蒸水(D.W.)	1000 mL

(2) 10%吉姆萨染液:

吉姆萨染料	1 g
甘油	66 mL
甲醇	66 mL

称取吉姆萨染料后加少量甘油研磨,尽可能将染料溶解在甘油中,1 h 后补足甘油量,并加入甲醇。充分混匀后,放置于室温 2～3 周后用滤纸过滤除去杂质,此为原液,可长期保存。在临用前 10 min,用 pH 7.4 的磷酸盐缓冲液以 1：10 稀释备用。

【方法】

1. 将骨髓细胞悬液打匀后滴片 4～6 张,平铺于洁净滤纸上,待干。

2. 取 2～3 只容积为 50 mL 的白瓷立式染色缸,倒入 pH6.5 的 Earle's 溶液,加盖后置于水浴箱中加热至 87.5 ℃。

3. 将表面干燥的玻片标本放入预温至 87.5 ℃ 的 Earle's 溶液中温育,片与片之间留有空隙。

4. 标本温育 60 min 后,每隔 5～10 min 取出 1～2 片,流水下冲洗。温育时间在 60～120 min 之间。

5. 用新鲜配制的 10%吉姆萨染液染色 8～10 min,取出,水洗,待干,镜检。观察最初取出的标本上染色体的显带情况,有助于判断适合显带所需的时间。

【结果判断】 在显微镜下观察染色体的分布,计数染色体数目,并对染色体进行分类排列,分析染色体是否有结构异常(图 1-6-3 和图 1-6-4)。

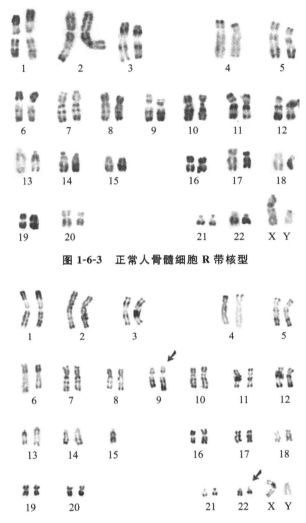

图 1-6-3　正常人骨髓细胞 R 带核型

图 1-6-4　CML 患者骨髓细胞 R 带核型 45,XY,t(9;22)(q34;q11),－15（随机丢失）

【注意事项】

1．和其他显带技术一样,分裂象量多、质佳是制备优良 R 带标本的前提,这与培养和收获细胞的技术密切相关。

2．Earle's 溶液配制时应采用 1 级纯水。

3．Earle's 溶液的 pH 值和温育温度是显带成功的另外两个关键因素。pH＜6 或＞7,温度＜80 ℃或＞90 ℃,显带常失败。在此范围内,标本温育时间和 Earle's 溶液的 pH 值成正比,而和温度成反比。pH6.5、温度 87.5 ℃为最佳显带条件。

4．陈旧的玻片标本或已经用于吉姆萨染色的标本均可用于显带,但由于片龄的增加,显带时间反而缩短。

5．来自外周血淋巴细胞培养的染色体标本显带所需时间比骨髓染色体标本稍短。

6．R 带标本最好用相差显微镜观察,若用普通显微镜观察或显微摄影时,宜加用绿色滤光片以增大反差。

附:

R 带染色体的识别

正常中国人体细胞的 R 带带型特点和 Dutrillaux 提供的 R 带带型基本一致。

1 号　p:近端 2 个中等着色带,远端 1 条特别宽的深着色带,通常由 3 条带融合而成,约占 1/2p 长,二者之间为一宽的浅染区。q:中央 1 个淡染区将 q 分成大致相等的两部分,每一部分各由 2～3 条中等着色带组成;着丝粒和次缢痕为阴性节段。

2 号　p:3～4 条着色程度不等的带,自内向外逐渐加深。q:近端和远端各有 2～3 条中等着色带,中间为宽的淡染区,其中央可见 1 条窄的浅深带。

3 号　p:中央 1 条深着色带,远端 1 条窄的中等着色带,其余均淡染。q:中央偏内侧处 1 条深着色带,远端 1 条窄的中等着色带,两者间的淡染区较 p 的淡染区为宽;着丝粒及其上下方为阴性节段。

4 号　p:近着丝粒处 1 条中等着色带,末端 1 条深着色带,其间为淡染区。q:除远端 1 条窄的中等着色带外,其余均淡染,有时可见 4 条宽窄不一的浅深带。

5 号　p:近端 1 条中等着色带,远端 1 条深着色带。q:近端 1 条中等着色带,远端 3 条深着色带,其内侧两带常融合,末端带稍浅。

6 号　p:近端 1 条宽的深着色带,远端 1 条窄的中等着色带。q:近端为浅染区,中央有 1 条窄的中等着色带,远端 1 条稍宽的深着色带。

7 号　p:近端和中央各有 1 条中等着色带,远端 1 条深着色带,其间为淡染区。q:3 条分布大致均匀的深着色带,近端和远端的带较宽,中间的带较窄。

8 号　p:2 条中等着色带。q:远端 1 条深着色带,其上方约 1/3 处 1 条窄的浅着色带,其余均淡染。

9 号　p:近端 1 条深着色带,其余均淡染。q:中央和远端各 1 条深着色带,常互相融合;着丝粒区为阴性节段。

10 号　p:2 条均匀分布的中等着色带。q:3 条均匀分布的深着色带,常融合在一起,近着丝粒处 1 条窄的中等着色带。

11 号　p:近端和远端各 1 条中等着色带,中间为淡染区。q:近端和远端各 1 条深着色带,近端者比远端者宽而深,中间为宽阔的淡染区。

12 号　p:近端和远端各 1 条窄的中等着色带,中间为淡染区。q:中央 1 个宽阔的淡染区将近端和远端的 2 条深着色带分开,远端者比近端者宽且深。

13 号　p:随体不定着色。q:近端 2 条深着色带,常融合,远端 1 条中等着色带,中间为淡染区。

14 号　p:随体不定着色。q:近段为浅染区,远端可见 2 条分布均匀的深着色带。

15 号　p:随体不定着色。q:中央 1 条窄的淡染带将 q 分成近端和远端两个宽的深着色区。

16 号　p:全部深染。q:中央和远端各 1 条深着色带,常融合在一起;着丝粒区为阴性节段。

17 号　p:全部深染。q:近端和远端各 1 条深着色带,中间为窄的淡染区。

18 号　p:近段为浅染区,远端 1 条窄的中等着色带。q:中央 1 条窄的中等着色带将宽阔的浅染区分成上下两部分。

　　19 号　　p:全部为 1 个深着色带。q:1 个与 p 相仿的深着色带;着丝粒区为阴性节段。

　　20 号　　p:全部为均匀的浅染区。q:全部为 1 个宽的深着色带。

　　21 号　　p:随体不定着色。q:近端浅染,远端 1 个窄的中等着色带。

　　22 号　　p:随体不定着色。q:全部为 1 个宽的深着色带。

　　X 染色体　　p:近段为 1 个深着色带,远端为 1 个中等着色带。q:近端 1 个窄的中等着色带,远端 2~3 个窄的中等着色带,中间为浅染区。

　　Y 染色体　　p:全部为中等着色。q:全部为浅染区。

三、姐妹染色单体差别染色技术

　　姐妹染色单体差别染色技术(sister chromatid differentiation,SCD)是 20 世纪 70 年代中期发展起来的染色体处理技术。1974 年 K. O. Renberg 和 Froeed-Lender 改进了这一技术,建立了较简易的 BrdU-Giemsa 技术。这种技术用于研究细胞周期、染色体半保留复制、染色体的分子结构和畸变,以及 DNA 的复制、损伤与修复等一系列重要理论问题,还可以用于分析姐妹染色单体互换(sister chromatid exchange,SCE)频率。由于 SCE 能灵敏地检测染色体的变化,表现出剂量-效应关系。因此,目前已把 SCE 列为检测致突变物、致癌物的常规指标之一。

　　【目的】　掌握姐妹染色单体差别染色技术的原理、方法和注意事项。

　　【原理】　5-溴脱氧尿嘧啶核苷(BrdU)在 DNA 的复制过程中,掺入新合成的链并占有胸腺嘧啶(thymidine,T)的位置。根据 DNA 的半保留复制规律,哺乳动物或人的细胞在 BrdU 的培养液中经历了两个周期后,它的两条姐妹染色单体的 DNA 双链在化学组成上有了差别。当染色体的 DNA 链的两条多核苷酸链都被 BrdU 所替换,吉姆萨染色显示浅色,如果染色体的 DNA 链中仅有一条多核苷酸链被 BrdU 所替换,吉姆萨染色显示深色。应用姐妹染色单体差别染色技术(SCD)研究来自一个染色体的两条单体之间在同一个位点发生同源片段的交换,称为姐妹染色单体互换(图 1-6-5)。

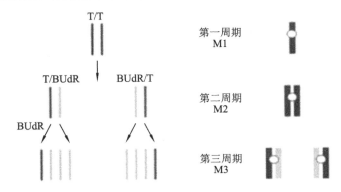

图 1-6-5　姐妹染色单体互换示意图

【材料】

1. 器材　冰箱、超净工作台、水浴锅、CO_2 孵育箱、蔡氏漏斗、40 W 紫外灯、恒温培养箱、各种刻度吸管等。

2. 试剂

（1）所检培养细胞。

（2）BrdU 溶液：用无菌青霉素瓶，在普通条件下称取 BrdU 2 mg，然后在无菌室内加入无菌生理盐水 4 mL，用黑纸避光，置于 4 ℃冰箱保存，新鲜配制。

（3）1×SSC 溶液：0.15 mol/L NaCl，0.015 mol/L 枸橼酸钠。

【方法】

1. 细胞培养：常规培养人外周血淋巴细胞，24 h 后加入 BrdU 使其终浓度为 20 μg/mL。

2. 继续避光培养 48 h，终止培养前 2～3 h 加入 0.02 μg/mL 秋水仙碱溶液。

3. 培养结束收获细胞，常规制备染色体，操作同外周血染色体制备。

4. 染色体制片在 37 ℃恒温培养箱内老化 24 h 或室温放置 1～2 天。

5. 将染色体制片的玻片正面向上平铺在恒温（45 ℃）水浴锅上，在玻片上滴加已预热至 45 ℃的 1×SSC 溶液。

6. 将紫外灯放在恒温水浴锅上，灯与标本垂直，其外加盖报纸数张以阻挡紫外线。照射距离为 6 cm，时间 15 min。

7. 照射完毕后以蒸馏水洗去 1×SSC。

8. 10%吉姆萨染液染色 5 min。

9. 自来水细流冲洗去多余染料，干燥，镜检。

10. 计数 SCE。

【结果判断】 选择染色体分散较好，数目为 46 的中期分裂象 20 个进行观察计数，凡在染色单体端部出现的互换计为一次 SCE，在染色单体中间出现的互换计为两次 SCE。凡在着丝粒部位发生一次互换，判断不是两条染色单体在着丝粒部位发生的扭转，计为一次 SCE，但另列入"着丝粒区互换（CME）"一项。

【参考范围】 正常人外周血淋巴细胞参考值范围：互换率 5.5±1.8。

【注意事项】

1. BrdU 是一种强突变剂，使用浓度不宜过高，否则会产生细胞毒性作用。

2. 影响 SCE 的因素：地区与环境，BrdU 的浓度，动物种类，染色体长度，培养时间与温度。

（司维柯　潘　静）

第七节　血液分子生物学检验

一、聚合酶链反应

【目的】 了解 PCR 的工作原理、操作步骤及临床意义。

【原理】 PCR 是一种模拟天然 DNA 合成过程的选择性体外合成特异 DNA 片段的一

种方法。在模板 DNA、引物和 4 种脱氧核糖核苷三磷酸为基本组成成分的反应系统中,在 DNA 聚合酶的作用下,由高温变性、低温退火和适温延伸组成的周期循环进行,使目标 DNA 通过酶促合成反应迅速扩增。PCR 反应扩增目标 DNA 片段的特异性取决于引物和模板 DNA 结合的特异性。PCR 技术具有省时、操作简便、特异性强、灵敏度高、效率高、应用范围广等特点。PCR 技术在医学、分子生物学领域得到广泛应用,如应用于 DNA 克隆、突变分析、基因融合、基因半定量、遗传性疾病的诊断等方面。PCR 技术还可与其他分子生物学技术相结合发展产生新的技术,如反转录 PCR(RT-PCR)、实时荧光定量 PCR、反向 PCR(IPCR)、单引物 PCR、不对称 PCR 等,使 PCR 在科研及临床上的应用得到更大的发展。

【材料】

1. 器材 PCR 仪、离心机、紫外分光光度计、电泳仪、电泳槽、紫外检测仪、移液器、Eppendorf 管(Ep 管)等。

2. 试剂

(1) 红细胞裂解液(RCLB):5 mmol/L NaCl,10 mmol/L $MgCl_2$,10 mmol/L Tris-HCl (pH 7.6)。

(2) 白细胞裂解液(WCLB):5 mmol/L NaCl,10 mmol/L EDTA,10 mmol/L Tris-HCl(pH 7.6),用前加 1/5 体积 10%SDS 和 1/200 体积的蛋白酶 K(200 mg/mL)。

(3) 酚-氯仿(1:1 混匀)。

(4) 3 mol/L 醋酸钠(pH 5.2)。

(5) 无水乙醇,75%乙醇。

(6) TE 缓冲液:10 mmol/L Tris-HCl(pH7.6),1 mmol/L EDTA(pH8.0)。

(7) 10×四种 dNTP 混合液(10 mmol/L)。

(8) Taq DNA 聚合酶(5 U/μL)。

(9) 10×Taq DNA 酶缓冲液。

(10) 5×TBE(pH7.3 电泳缓冲液):Tris 5.4 g,硼酸 2.25 g,EDTA 0.64 g,加双蒸水定容至 100 mL。

(11) 矿物油。

(12) 1%琼脂糖。

(13) TELT 溶液:2.5 mol/L LiCl,50 mmol/L Tris-HCl(8.0),625 mmol/L EDTA,4%Triton X-100。

【方法】

(一) 模板 DNA 制备

1. 从白细胞中提取模板 DNA

(1) 裂解红细胞:取 0.6 mL 人抗凝血至 1.5 mL Ep 管中,加入 0.9 mL 预冷的 RCLB,混匀,冰浴 15 min,其间颠倒混匀 4 次。4 ℃,5000 r/min 离心 10 min,弃上清液,向沉淀中加入 1.5 mL RCLB,混悬沉淀冰浴 10 min,颠倒混匀 3 次,离心后弃去上清液。

(2) 消化白细胞:将上述沉淀重悬于 0.4 mL WCLB 中,55 ℃保温 3 h。

(3) DNA 提取与纯化:在上述白细胞裂解液中加入 0.4 mL 酚-氯仿(1:1 混匀),4 ℃,5000 r/min 离心 5 min。将上清液转移至新 1.5 mL Ep 管中,加入等体积氯仿再抽提 DNA 一次。向上清液中加入 1/10 体积的 3 mol/L 醋酸钠、2.5 倍体积的无水乙醇混匀,

4 ℃,12000 r/min 离心 10 min,弃去上清液,加入 75%乙醇洗涤沉淀,晾干。待乙醇挥发后加入 100 μLTE 缓冲液,室温过夜溶解 DNA。

（4）DNA 浓度测定：取 5 μL DNA 溶液,加入 1 mL 蒸馏水,同时测定 260 nm 和 280 nm 波长处吸光度值,计算 260 nm 和 280 nm 波长处吸光度比值,确定 DNA 纯度,根据 260 nm 波长处吸光度值计算 DNA 含量。

（二）PCR 反应

1. 取 2 只 0.5 mL 小管分别按下面的用量加入试剂：

50 μL 反应体系

双蒸水	37.5 μL
10×PCR 缓冲液（含 MgCl₂）	5 μL
10 mmol/L 4×dNTP	1 μL
10 μmol/L 5′端引物 P1	1 μL
10 μmol/L 3′端引物 P2	1 μL
模板 DNA（反转录产物）	3 μL
TaqDNA 聚合酶（5 U/μL）	0.5 μL

最后加入 TaqDNA 聚合酶,随后加入 20 μL 矿物油以防止挥发。

2. 将离心管移入 PCR 仪

（1）预变性：94 ℃,5 min。

（2）变性：94 ℃,30 s。退火,55 ℃,30 s。延伸,72 ℃,45 s。重复循环 30 次。

（3）继续延伸：72 ℃,10 min,设置 PCR 反应参数。

（三）PCR 产物鉴定

用 1%琼脂糖凝胶进行电泳鉴定。取 10 μL PCR 产物,同时以 DNA 分子质量标准对照,分别加入 6×上样缓冲液 2 μL 混匀。上样后在 0.5×TBE 电泳缓冲液中于 15 V/cm 电压下电泳 1 h,用紫外检测仪检查,与 DNA 分子质量标准对照分析。

【注意事项】

1. 由于 PCR 反应灵敏、快速,在短短几小时内可将 DNA 片段特异地扩增几十倍,所以微量产物或阳性标本对反应体系污染,就会造成假阳性结果,因此操作时必须注意将所有器材消毒,移液器头不重复使用,应戴手套操作。

2. TaqDNA 聚合酶、dNTP 等置于−20 ℃保存,操作时置于冰上,勿反复冻融。

3. 电泳过程中一定要待胶完全凝固后再拔梳子点样,加样时应防止加样器头碰坏凝胶孔壁,以免导致邻近样品污染。

【结果判断】 通过上述步骤可得到类似图 1-7-1 的电泳结果,以 BCR-ABL 融合基因为例。

【临床意义】

1. 临床上检测费城（Ph）染色体可作为慢性粒细胞白血病（CML）和急性淋巴细胞白血病（ALL）等白血病分型诊断依据、疗效评价以及微小残留病的检测和预后评估的可靠指标。Ph 染色体的形成是由于 t(9;22)（q34;q11）引起的,在分子水平上发生了两个基因重排,形成了两个融合基因,分别为 22 号染色体上的 BCR-ABL 融合基因和位于 9 号染色体

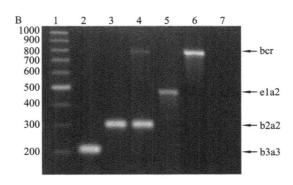

图 1-7-1　BCR-ABL 多重 PCR 结果图

注：1 泳道为 DNA 分子质量标准；2 泳道为 b3a3 型 BCR-ABL 融合基因；3、4 泳道为 b2a2 型；
5 泳道为 e1a2 型 BCR-ABL 融合基因；6 泳道为 BCR 基因；7 泳道为阴性对照。

上的 ABL-BCR 融合基因，而其中的 BCR-ABL 融合基因转录后形成的 BCR-ABL mRNA 常以 3 种形式 b3a2、b2a2、e1a2 单独存在或同时存在，其中 b3a2 和 b2a2 主要存在于 CML，e1a2 主要存在于 ALL。

2. 通过对白血病相关融合基因的检测，不仅能对疾病进行更精确的临床危险度分型，而且能定期监测 MRD，并对治疗反应和预后的评价有重要意义。

二、免疫印迹杂交

【目的】　了解 Southern 免疫印迹杂交（Southern blot）的工作原理、操作及注意事项。

【原理】　Southern 免疫印迹杂交的基本原理是将 DNA 标本用限制性内切酶消化后，经琼脂糖凝胶电泳分离各酶解片段，然后经碱变性、Tris 缓冲液中和、高盐下通过毛吸作用将 DNA 从凝胶中转印至硝酸纤维素膜上，烘干固定后即可用于杂交。凝胶中 DNA 片段的相对位置在 DNA 片段转移到滤膜的过程中继续保持，附着在滤膜上的 DNA 与 ^{32}P 标记的探针杂交，利用放射自显影术确立与探针互补的每一条 DNA 带的位置，从而可以确定在众多消化产物中含某一特定序列的 DNA 片段的位置和大小。

【材料】

1. 器材　电泳槽、透射灯、硝酸纤维素膜、滤纸、吸印纸（可用卫生纸）、接触胶、镊子等。

2. 试剂　琼脂糖凝胶、0.5 μg/mL EB 的 TBE 缓冲液、变性缓冲液（1.5 mol/L NaCl，0.5 mol/L NaOH）、中和缓冲液（1 mol/L Tris-HCl，0.15 mol/L pH8.0 NaOH）、10×SSC 缓冲液、6×SSC 缓冲液等。

【方法】

1. 琼脂糖凝胶电泳：利用琼脂糖凝胶电泳可以很容易地将 DNA 限制性内切酶消解片段（0.3～25 kb）分离开，分离大分子 DNA 片段（800～12000 bp）用低浓度琼脂糖（0.7%），分离小分子片段（500～1000 bp）用高浓度琼脂糖（1.0%），分离 300～5000 bp 的片段则用 1.3% 的琼脂糖凝胶。根据分离样品品质、分离速度和分辨率要求的不同，可选用不同规格的电泳槽。电泳时，同时将 DNA 分子质量标准加到旁边孔中，便于确定样品 DNA 的分子质量。20 V 恒压电泳过夜，电泳完毕，将胶浸到含 0.5 μg/mL EB 的 TBE 缓冲液中染色 30 min，也可将 EB 直接加到电泳缓冲液中或在灌胶前加入胶片中，在 254 nm 短波透射灯下拍照,加橙黄色滤色镜,使用高速一次成像胶片,光圈 f4.5,曝光 20～40 s。

2. 硝酸纤维素膜吸印:

(1) 将胶片切成合适大小,切去右上角作为记号。

(2) 将胶片放进盛有变性缓冲液的盘中轻晃 15 min。

(3) 换到盛有中和缓冲液的盘中轻晃 30 min。

(4) 裁一张硝酸纤维素膜、2～4 张 3 mm 滤纸和一些吸印纸(可用卫生纸),都与胶的大小相同(硝酸纤维素膜和吸印纸不能比胶大,否则易形成旁路)。先将硝酸纤维素膜浸到水中,再放入 10×SSC 缓冲液中,接触胶和硝酸纤维素膜时都要戴手套操作。

(5) 平盘上放一块比胶大的平板,上面铺一张 3 mm 滤纸,起灯芯作用,盘中加入少量 10×SSC 缓冲液(2.5 cm 厚),不能没过平板,使 3 mm 滤纸充分饱和。将胶倒扣在 3 mm 滤纸上。

(6) 将浸湿的硝酸纤维素膜放于胶上,对齐。铺膜时从一边逐渐放下,防止产生气泡,有气泡时,可用吸管赶出,不能让膜与胶下的滤纸直接接触。

(7) 膜上放一张 3 mm 滤纸,不能与胶接触。上面加吸印纸及重物(500 g 左右)。

(8) 通过滤纸的灯芯作用,平盘中的缓冲液就会通过胶上移,从而将 DNA 吸印到膜上,及时更换浸湿的吸印纸,在室温下转印过夜。

(9) 清除上面的东西。用镊子将膜取出,在 6×SSC 缓冲液中洗一下。

(10) 自然干燥,80 ℃烤 2 h。此时的膜就可进行杂交,或室温密封保存。

【注意事项】

1. 注意硝酸纤维素膜与胶之间不能有气泡。

2. 转膜必须充分,要保证 DNA 已转到膜上。

3. 杂交条件及漂洗是保证阳性结果和背景反差对比好的关键。

4. 洗膜不充分会导致背景太深,洗膜过度又可能导致假阴性。

5. 若使用有毒物质,必须注意环保及安全。

【结果判断】 见图 1-7-2。

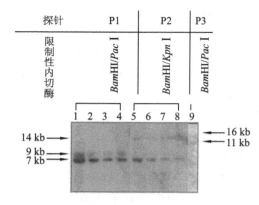

图 1-7-2 人类肝脏中分离的 MDR1 基因的 Southern 免疫印记分析

注:1～4 为 BamHI/PacⅠ限制性内切酶酶切人类肝脏基因组 DNA 后与放射性标记的 P1 探针杂交;

5～8 为 BamHI/KpnⅠ限制性内切酶酶切人类肝脏基因组 DNA 后与放射性标记的 P2 探针杂交;

9 为 BamHI/PacⅠ限制性内切酶酶切人类肝脏基因组 DNA 后与放射性标记的 P3 探针杂交。

【临床意义】 Southern 印迹杂交是研究 DNA 图谱的基本技术，在遗传病诊断、DNA 图谱分析及 PCR 产物分析等方面有重要价值。

三、荧光原位杂交

【目的】 掌握荧光原位杂交技术的原理、实验方法及荧光标记的图像分析。

【原理】 荧光原位杂交(fluorescence in situ hybridization，FISH)是以荧光标记的原位杂交方法，其基本原理是将 DNA（或 RNA)探针用特殊的核苷酸分子标记，再用与荧光素分子偶联的单克隆抗体与探针分子特异性结合。按照碱基互补的原则，经变性—退火—复性，形成靶 DNA 与核酸探针的杂交体。通过对杂交体上荧光信号的识别，来检测 DNA 序列在染色体或 DNA 纤维切片上的定性、定位和相对定量分析。

【材料】

1. 器材 杂交仪、荧光显微镜、FISH 图像分析系统、水浴箱等。

2. 试剂

(1) 各种白血病 FISH 探针，如 BCR-ABL、AML1-ETO、PML/RARa 及 CBF β/MYH11 等。

(2) 细胞老化剂：$0.4 \times$ SSC 缓冲液(pH7.0)、$2 \times$ SSC 缓冲液(pH7.0)。

(3) 核酸染料：DAPI。

(4) 洗涤剂：NP-40 或 0.05% Tween-20 (pH7.0)。

(5) 0.075 mol/L KCl 溶液。

(6) 固定液：甲醇-冰醋酸混合液(3 : 1)。

【方法】

实验流程：FISH 样本的制备→探针的制备→探针标记→杂交→染色体显带→荧光显微镜检测→结果分析。

1. 取 1～2 mL 肝素抗凝骨髓血，2500 r/min 离心 8 min，去上清液，加 8 mL 的 0.075 mol/L KCl，放置 30 min。

2. 取 1 mL 固定液，吹打混匀，1800 r/min 离心 8 min，去上清液。

3. 取 6 mL 固定液，吹打混匀，1800 r/min 离心 8 min，去上清液，重复 2～3 次。

4. 样本制备、滴片。

5. 于 $2 \times$ SSC 缓冲液，70%、85%、100%乙醇中分别浸泡 2 min。

6. 加入 10 μL 探针，18 mm×18 mm 盖玻片，封片胶封片。

7. 杂交仪：变性 72 ℃ 2 min，杂交 37 ℃至少 16 h。

8. 去盖玻片，将玻片浸泡在 0.3% NP-40/$0.4 \times$ SSC 溶液中，置于 72 ℃水浴 2 min，再放入 0.1% NP-40/$2 \times$ SSC 溶液中，37 ℃水浴 30 s。

9. 取 10 μL DAPI，加盖玻片后用暗视野荧光显微镜观察。

10. 用配有 DAPI/FITC/TRITC 三色激发块的 olympus BX51 荧光显微镜检查杂交信号，用研究级显微照相机进行照相。

【注意事项】

1. 探针的量与细胞浓度配比适当。细胞浓度以高倍镜下 10 个细胞左右为宜，且分散均匀。

2. 整个操作过程应在暗视野下进行。

3. 变性杂交应严格控制温度和时间。

4. 洗片液的 pH 值在 7.0±0.1 范围。

5. 封片应密闭无气泡。

【结果】

1. 每个样本观察 500 个间期细胞并观察中期分裂象。

2. 正常参考范围：以正常细胞的阳性测定值的 $X±2SD$ 为标准，一般为 1‰～3‰。

3. 常见荧光信号的观察：

(1) 融合基因检测：

正常间期细胞出现 2 个橘红、2 个绿色分散荧光信号。

出现 1 个黄色、1 个橘红和 1 个绿色信号为融合基因阳性细胞。

(2) 断裂基因检测：

正常间期细胞出现 2 个黄色分散荧光信号。

出现 1 个黄色、1 个橘红和 1 个绿色信号为断裂基因阳性细胞。

(3) 性染色体检测：

出现 1 个红色和 1 个绿色信号为 XY，2 个绿色信号为 XX。详见彩图 14。

【临床意义】

1. FISH 检测是白血病分型的常用技术，它是在遗传学和分子生物学上诊断白血病的一个重要手段。

2. FISH 检测白血病的某些特定基因，其阳性结果对临床诊断具有决定性的意义。

AML1-ETO/t(8;21)——诊断 AML-M2b

PML-RARa/t(15;17)——诊断 AML-M3

CBF-MYH11/inv(16)——诊断 AML-M4Eo

BCR-ABL/t(9;22)——诊断 CML 和 ALL

TEL-AML1/t(12;21)——诊断儿童前 B-ALL

3. FISH 检测 MDS 的染色体改变，对临床诊断也有重要的参考价值。MDS 常见的克隆性染色体核型异常有＋8，－5/5q－，－7/7q－，20q－。

四、基因芯片技术

【目的】 了解基因芯片技术的工作原理、操作步骤及临床意义。

【原理】 基因芯片(gene chip)是最成功的生物芯片，以基因序列为分析对象的"微阵列(microarray)"。其工作原理是大量的寡核苷酸探针固定在一块很小的玻璃、硅片等载体上，一张芯片可同时排列上万个寡核苷酸探针，形成一个高密度、微型化的寡核苷酸阵列。当加入经 PCR 扩增和荧光标记的一小滴单链靶 DNA 后，它将以碱基互补原则，与芯片上互补的探针杂交。由于杂交是平行的，故在同一芯片上可一次同时分析多条不同靶 DNA 的序列，其结果经扫描后用计算机分析。该方法可一次进行大量靶基因的杂交探测，具有快速、高效、高通量分析生物信息的特点。目前已用于探测新的基因、监测大量基因的表达、检测基因的多态性和突变以及基因组克隆。

【材料】

1. 器材 玻片、PCR 扩增仪、点样仪及扫描仪等。

2. 试剂

(1) 标准 DNA(HLA-DR52)组及验证用试剂盒。

(2) HLA-DRB 序列特异性寡核苷酸。

(3) 含 1%APS 的 95%丙酮溶液:取无水丙酮与去离子水按 19:1 的体积比混匀配制 95%的丙酮溶液,再将 APS(3-氨丙基三甲氧基硅烷)溶液与 95%的丙酮溶液按 1:99 的体积比混匀制得 1%APS 的 95%丙酮溶液。

(4) 含 0.2%PDC 的 10%吡啶/DMF 溶液:取吡啶溶液与 DMF(二甲基甲酰胺)溶液按 1:9 的体积比混匀配制成 10%吡啶/DMF 溶液,再称取 0.2 g PDC(对苯二异硫氰酸酯)溶于 100 mL 的 10%吡啶/DMF 溶液中,即为 0.2%PDC 的 10%吡啶/DMF 溶液。

(5) 0.2%SDS:称取 0.2 g SDS(十二烷基硫酸钠)粉剂溶于 90 mL 去离子水中,完全溶解后定容到 100 mL。

【方法】

1. 基因芯片的制备 目前制备芯片主要以玻片或硅片为载体,采用原位合成和微矩阵的方法将寡核苷酸片段或 cDNA 作为探针按顺序排列在载体上。

步骤如下:

(1) 干净玻片浸于含 1%APS 的 95%丙酮溶液中 2 min,95%丙酮溶液浸洗 5 min,重复 6 次。

(2) 110 ℃烘烤 45 min。

(3) 将玻片浸于含 0.2%PDC 的 10%吡啶/DMF 溶液中 2 h。

(4) 丙酮溶液冲洗 1 次,室温晾干。

(5) 放于 4 ℃准备点样。

(6) 用点样液溶解寡核苷酸探针,配制成 1×点样液,终浓度为 100 μmol/L,将溶解好的探针加在多孔板里(如 384 孔)。

(7) 启动点样仪,每条探针重复点 5 个点,点成所要的矩阵。

(8) 点样完毕,水合 30 min,室温放置 1 h,自然干燥。

(9) 用 0.2 % SDS 洗去未共价结合的 DNA,再用双蒸水冲掉残余的 SDS。

(10) 自然晾干,4 ℃保存备用。

2. 杂交 取 4 μL 经 75 ℃预热的杂交液,加入 10 μL PCR 产物,混匀后在 99 ℃变性 5 min,取出,立即置于冰屑上,暗室中将液体全部转移到芯片的点样区域,加盖玻片。将芯片放入杂交舱,48 ℃恒温箱内杂交 1 h。

3. 洗涤与干燥 取出芯片,1×洗脱液冲掉盖玻片,然后把芯片放入盛有 1×洗脱液的染色缸内,室温放置 5 min,用双蒸水冲洗 2 遍,于室温彻底干燥。

4. 扫描 用荧光扫描仪在 70~90 强度下扫描,波长为 649 nm。使用专用软件分析结果,也可以根据阳性探针的布局人工分析结果。

【注意事项】

1. 芯片的制备除了用到微加工工艺外,还需要使用机器人技术,以便能快速、准确地将探针放置到芯片上的指定位置。

2. 选择合适的反应条件能使生物分子间反应处于最佳状况,减少生物分子间的错配率。

3. 生物样本要妥善保管,确保使用者的安全性。

【结果判断】

1. 根据在微矩阵中添加的不同探针和标记荧光素的不同,分析、判断所测生物样本的性质。

2. 根据荧光信号的强弱,使用专用软件分析结果。

【临床意义】 目前,基因芯片技术的应用领域主要有基因表达谱分析、新基因发现、基因突变及多态性分析、基因组文库作图、疾病诊断和预测、药物筛选、基因测序等。基因芯片应用广泛,现在主要应用于病原检测、细胞的基因表达检测、疾病相关基因突变及单核苷酸多态分析等。

(司维柯 潘 静)

第二章 红细胞异常性疾病的检验

第一节 铁代谢异常性贫血检验

一、缺铁性贫血检验

实验一 细胞形态学检验

【原理】 掌握缺铁性贫血（iron deficiency anemia，IDA）的血象、骨髓象特点，正确书写 IDA 骨髓检查报告单。

按照血涂片和骨髓涂片细胞学检查方法进行细胞形态观察和分类计数。

（一）血象

呈小细胞低色素性贫血，MCV、MCH 和 MCHC 均降低，RDW 升高。红细胞大小不等，形态不一，以小红细胞为主，中心浅染区扩大，见彩图 15。严重者可见环形红细胞，以及少量靶形红细胞、嗜多色性红细胞和点彩红细胞等。网织红细胞计数大多正常，患者服用铁剂后网织红细胞可迅速增高，常于一周左右达高峰。白细胞和血小板计数一般正常。慢性失血者可有血小板增多。钩虫病引起的缺铁性贫血可有嗜酸性粒细胞增多。

（二）骨髓象

呈增生性贫血骨髓象特点，绝大多数患者骨髓有核细胞增生活跃或明显活跃，粒红比值降低。红系增生，以中、晚幼红细胞为主。形态特征与正常同阶段细胞相比概括为小、蓝、密：胞体"小"；胞质量少而着色偏"蓝"，边缘不整，呈不规则锯齿状或如破布样；胞核小而致密、深染，甚至在核的局部呈浓缩块状，表现为"核老质幼"的核质发育不平衡改变，详见彩图 15。成熟红细胞的形态特征同血象。粒细胞系比例相对减低，各阶段间比例及形态基本正常。巨核细胞系无明显异常。淋巴细胞、单核细胞和其他细胞基本正常。骨髓象检查不一定在诊断时需要，但当与其他疾病鉴别诊断困难时需进行。

（三）骨髓铁染色

细胞外铁阴性，显示骨髓小粒可染铁消失；细胞内铁阳性率为零或明显下降，且铁颗粒小，着色淡。经铁剂治疗有效后，细胞内铁先增加，血色素恢复正常后细胞外铁增加。

【注意事项】

1. 观察血涂片和骨髓涂片时应选择体尾交界处红细胞平铺的部位。因为较厚的部位成熟红细胞过分重叠,有核红细胞胞体小、胞质少;尾部细胞过分展开,显得胞体大、胞质多,都易造成误断。

2. 读片时注意观察增生性贫血的骨髓象特点,如嗜多色性红细胞、点彩红细胞、Howell-Jolly 小体和细胞分裂象等。

3. 注意"核老质幼"的中、晚幼红细胞与小淋巴细胞鉴别。两者鉴别见表 2-1-1。

表 2-1-1 "核老质幼"的幼红细胞与小淋巴细胞的鉴别

鉴 别 点	小淋巴细胞	"核老质幼"的幼红细胞
胞体	6~9 μm（类）圆形、蝌蚪形	比正常幼红细胞小,胞体边缘不整齐
胞质量	常极少（位于局部）	较少,围绕核周
胞质颜色	淡蓝色	深蓝色、灰蓝色
胞质中颗粒	常无颗粒,有时可有少许	无
核形	类圆形或有小切迹	圆形
染色质	结块,副染色质不明显,呈涂抹状	结块,副染色质明显或结成一块,染色深

4. 骨髓涂片特征描述时,红系应置于各系统描述首位,而且要详细描述幼红细胞和成熟红细胞的形态特点。

5. 注意 IDA 与其他小细胞低色素性贫血(如珠蛋白生成障碍性贫血、慢性病性贫血)的鉴别,可通过铁染色和铁代谢指标的检测加以鉴别。

实验二 血清铁测定

【原理】 掌握化学比色法测定血清铁的基本原理、注意事项和临床意义,熟悉其检测方法。

血清铁(serum iron,SI)以 Fe^{3+} 形式与转铁蛋白(transferrin,Tf)结合成复合物的形式存在,降低介质的 pH 值及加入还原剂如亚硫酸钠、羟胺盐酸盐、维生素 C 等,可使 Fe^{3+} 从复合物中解离出来,并还原为 Fe^{2+}。后者与显色剂如亚铁嗪(菲咯嗪)、2,2′-联吡啶等反应,生成有色配合物,与同样处理的铁标准液作对照,可计算出血清铁的含量。

【材料】

1. 器材 分光光度计、水浴箱等。

2. 试剂

(1) 甘氨酸/盐酸缓冲液(pH2.8):0.4 mol/L 甘氨酸溶液 58 mL、0.4 mol/L 盐酸 42 mL 和 Triton X-100 3 mL 混合,再加入无水亚硫酸钠 800 mg,使之溶解。

(2) 亚铁嗪显色剂:亚铁嗪 0.6 g 溶于 100 mL 去离子水中。

(3) 1.791 mmol/L 铁标准储存液(100 mg/L):精确称取优级纯结晶硫酸高铁铵 $[NH_4Fe(SO_4)_2 \cdot 12H_2O]$ 0.8635 g,溶于约 50 mL 去离子水中,逐滴加入浓硫酸 5 mL,溶解后再以去离子水稀释至 1 L 刻度,混匀。置于棕色瓶中可长期保存。

(4) 35.82 μmol/L 铁标准应用液(2 mg/L):铁标准储存液 2 mL 加入 100 mL 容量瓶中,加适量去离子水后,再加浓硫酸 0.5 mL,最后用去离子水稀释至刻度。

【方法】

1. 按表 2-1-2 操作。

表 2-1-2　血清铁测定操作步骤

加入物/mL	测定管	标准管	空白管
血清	0.45	—	—
铁标准应用液	—	0.45	—
去离子水	—	—	0.45
甘氨酸/盐酸缓冲液	1.20	1.20	1.20

2. 混匀,于波长 562 nm 处,采用 5 mm 光径比色杯,以空白管调零,读取测定管吸光度,称为血清空白。

3. 再向各管加入亚铁嗪显色剂 0.05 mL,充分混匀,置于 37 ℃ 10 min 或室温 15 min,读取测定管和标准管的吸光度。

4. 计算:

血清铁(μmol/L)＝(测定管吸光度－血清空白管吸光度×0.97)/标准管吸光度×35.82

因两次测吸光度时溶液体积不同,所以将血清空白管吸光度乘以 0.97 作为校正。

【注意事项】

1. 为确保无铁污染,实验用水必须经过去离子处理;玻璃器材须用 10％盐酸浸泡 24 h,清水冲洗后,再用去离子水冲洗干净。

2. 标本应避免溶血,因血红蛋白铁会影响测定结果。

【参考范围】　成年男性 11.6～31.3 μmol/L,成年女性 9.0～30.4 μmol/L,均值为 20 μmol/L,1 岁后小儿时期约 12 μmol/L。

【临床意义】

1. 减低　见于缺铁性贫血、慢性炎症或感染。

2. 增高　见于铁粒幼细胞贫血、再生障碍性贫血、慢性溶血、巨幼细胞性贫血、反复输血和血色素沉着症。

【应用评价】

血清铁测定是一项直接反映体内运输过程中铁含量的指标,在反映机体铁储存量方面不够准确,单项检测意义局限,往往需要联合其他铁代谢指标检测。

目前临床实验室检测血清铁多采用化学比色法。亚铁嗪分光光度法测定血清铁,虽然比血清铁检测试剂盒的操作步骤烦琐,但试剂配制方法明确,有利于学习。

实验三　血清总铁结合力及转铁蛋白饱和度测定

【原理】　掌握血清总铁结合力及转铁蛋白饱和度测定的原理、注意事项及临床意义,熟悉其检测方法。

血清总铁结合力(total iron binding capacity,TIBC)是指血清中转铁蛋白(Tf)能与铁结合的总量。健康人血清中仅有 1/3 的转铁蛋白与铁结合。在血清中加入已知过量的铁标准应用液,使血清中全部的 Tf 与铁结合达到饱和状态,再加入吸附剂(碳酸镁)除去多余的铁。按照血清铁测定方法,测得的血清铁含量,即总铁结合力,实际上是反映血浆转铁蛋白的水平。血清铁占总铁结合力的百分比，即转铁蛋白饱和度(transferrin saturation, TS)。

【材料】

1. 器材　同血清铁测定。

2. 试剂

(1) 轻质碳酸镁粉。

(2) 179.1 μmol/L 铁标准液：取铁标准储存液(1.791 mmol/L)10 mL 置于 100 mL 容量瓶中，再加浓硫酸 0.5 mL，最后用去离子水稀释至 100 mL。

(3) 其他试剂同血清铁测定。

【方法】

1. 取患者血清 0.45 mL，加 179.1 μmol/L 铁标准液 0.25 mL 和去离子水 0.2 mL，混匀，室温下放置 10 min 后，加入碳酸镁粉剂 20 mg，振荡混匀，再放置 10 min，期间用力混匀数次。

2. 3000 r/min 离心 10 min，吸取上清液 0.45 mL，按测血清铁测定方法测定铁含量。

3. 计算

$$TIBC(μmol/L) = (测定管吸光度 - 血清空白管吸光度)/标准管吸光度 × 35.82 × 2$$
$$TS = (血清铁/总铁结合力) × 100\%$$

【注意事项】

1. 不同品牌的碳酸镁吸附力可能有差异，用前要测定碳酸镁吸附力，方法是以铁标准液代替血清进行测定，完全吸附为合格。

2. 所用容器要洁净，无铁剂污染。

【参考范围】　TIBC：男性 50～77 μmol/L，女性 54～77 μmol/L。
　　　　　　　TS：20%～55%。

【临床意义】

1. TIBC 增高　常见于：①缺铁性贫血和红细胞增多症等，因转铁蛋白合成增加、铁摄入不足或需要增加所致；②肝细胞坏死等储存铁蛋白从单核-巨噬细胞系统释放入血；③口服避孕药。

2. TIBC 减低　见于：①储存铁蛋白缺乏，如肝病、血色病；②转铁蛋白丢失，如肾病综合征、尿毒症；③转铁蛋白合成不足，如遗传性转铁蛋白缺乏症；④恶性肿瘤、慢性感染、溶血性贫血等。

3. TS 增高　见于：①铁利用障碍，如铁粒幼细胞性贫血、再生障碍性贫血；②铁负荷过重，如血色病。

4. TS 减低　见于缺铁性贫血、慢性感染性贫血。

【应用评价】　TIBC 可反映机体 Tf 水平(1 分子 Tf 能结合 2 原子的铁，Tf 相对分子质量约 77000，据此可从 TIBC 推算出 Tf 水平)，但反映储存铁变化时敏感性低于血清铁蛋白(SF)，不宜用于缺铁的早期诊断。TIBC 与 SI、TS 及血清铁蛋白呈负相关，进行上述指标的实验室检测和综合分析，对缺铁性贫血的诊断和与慢性疾病、其他储存铁增多所致贫血的鉴别诊断具有临床价值。

实验四　血清铁蛋白测定

【原理】　掌握化学发光法测定血清铁蛋白的原理、注意事项、临床意义和应用评价,熟悉其检测方法。

应用化学发光酶免疫分析法对血清铁蛋白(serum ferritin,SF)进行检测。以双抗体夹心法为原理,在包被有抗铁蛋白单克隆抗体的固相载体上,依次加入待测样本和酶标记的抗铁蛋白单克隆抗体,形成固相抗体-铁蛋白-酶标记抗体复合物,经洗涤后,加入发光底物,通过检测酶促化学发光的强度,结合标准曲线对待测样本中的铁蛋白进行定量分析。

【材料】

1. 器材　微孔板化学发光自动测量仪等。

2. 试剂

(1) 聚苯乙烯微孔板(48 孔或 96 孔)。

(2) 包被稀释液:0.05 mol/L pH9.6 的碳酸钠(Na$_2$CO$_3$)-碳酸氢钠(NaHCO$_3$)缓冲液。

(3) 封闭液:0.02 mol/L pH7.4 的磷酸盐缓冲液(PBS),1%BSA,0.5%NaN$_3$。

(4) 洗涤液:0.02 mol/L pH7.4 的 Tris-HCl-Tween 20。

(5) 抗体:抗铁蛋白单克隆抗体、酶标记的抗铁蛋白单克隆抗体。

(6) 铁蛋白标准品(现用现配)。

(7) 化学发光底物。

【方法】

1. 包被抗体　准备微孔板,用 0.05 mol/L pH9.6 的 Na$_2$CO$_3$-NaHCO$_3$缓冲液稀释抗铁蛋白单克隆抗体,每孔加入 100 μL 稀释的铁蛋白抗体,4 ℃过夜。弃去孔中液体,用洗涤液洗 3 次,每次 1 min。将微孔板倒扣于吸水纸上,使孔中洗涤液流尽。每孔加封闭液 300 μL,室温封闭 2 h。洗涤 3 次,冷冻干燥,密封,于 4 ℃保存备用。

2. 加样　将铁蛋白标准品或待测样本加入包被板中,每孔 50 μL,加入酶标记抗体 50 μL,振荡混匀,置于 37 ℃温育 1 h。

3. 洗涤　弃去孔中液体,每孔用 300 μL 洗涤液冲洗 5 次,于吸水纸上充分拍干。

4. 加发光底物　每孔加 100 μL,室温避光反应 30 min。

5. 测定　在微孔板化学发光自动测量仪上测量相对发光强度单位(relative light units,RLU)。

6. 结果计算　用双对数坐标分别以标准品相对发光强度对铁蛋白标准品的浓度作图,通过标准曲线对待测血清中的铁蛋白实现定量分析。

【注意事项】

1. 标准管和测定管均应进行复孔检测,测定结果取均值。

2. 加入发光底物后应在 30~90 min 内检测 RLU 值。

3. 本实验为定量分析,需注意准确加样。

【参考范围】　成年男性,30~400 μg/L;成年女性,13~150 μg/L。

【临床意义】

1. 降低　常见于缺铁性贫血、失血、营养缺乏和慢性病性贫血等。可作为孕妇、儿童铁营养状况调查的流行病学指标。

2. **增高** 常见于体内储存铁增加，如血色病、频繁输血；铁蛋白合成增加，如感染、恶性肿瘤等；组织内铁蛋白释放增加，如肝脏疾病等。可作为肝脏疾病（如肝癌、病毒性肝炎、酒精性肝病）、恶性肿瘤等的辅助诊断指标。

【应用评价】

1. SF 检测是诊断缺铁性贫血的敏感方法和重要依据之一，主要用于评价体内储存铁的减少或消耗。SF 也是一种急性时相蛋白，肿瘤、炎症等可使其增高。

2. SF 检测常用的方法有放射免疫分析（RIA）、ELISA 法和化学发光法。RIA 法敏感性和重复性比较好，但存在试剂有效期短、辐射污染等问题。ELISA 法简便易行，但易受温度、酸碱度等因素的影响。化学发光免疫法灵敏度高，特异性强，同时克服了 RIA 法试剂有效期短和辐射污染的问题，已应用于临床。但需要全自动发光免疫分析仪及与仪器配套的试剂，检测成本较高。

实验五　血清转铁蛋白受体检测

【原理】　掌握酶联免疫法检测血清转铁蛋白受体的原理和临床意义，熟悉其检测方法和注意事项。

血清可溶性转铁蛋白受体（soluble transferring receptor，sTfR）测定一般采用酶联免疫双抗体夹心法：将待测血清中转铁蛋白受体，与包被于酶标板上的转铁蛋白受体特异性多克隆抗体结合，形成抗原抗体复合物，再加入酶标记的对转铁蛋白受体特异的多克隆抗体，使之与酶标板上的抗原抗体复合物进行特异性结合，洗去未结合的酶标记多克隆抗体，加入底物和显色剂使酶联复合物显色，其颜色深浅与转铁蛋白受体的含量成正比。

【材料】

1. 器材　经转铁蛋白受体的多克隆抗体包被的 96 孔酶标板、酶标仪等。

2. 试剂

（1）不同浓度的转铁蛋白受体标准品。

（2）辣根过氧化物酶标记的转铁蛋白受体的多克隆抗体。

（3）洗板液：pH7.4 的磷酸盐缓冲液加 1％牛血清白蛋白（BSA）。

（4）底物混合液：四甲基苯丁烯与 3％过氧化氢等量混合，现用现配。

（5）终止液：0.5 mol/L 硫酸。

【方法】

1. 在已包被抗体的酶标板上，各孔内分别加入不同浓度的转铁蛋白受体标准品和待测血清各 100 μL。37 ℃湿盒孵育 2 h。弃尽孔中液体，洗涤 3 次，于吸水纸上充分拍干。

2. 在每孔中加入 100 μL 辣根过氧化物酶标记的转铁蛋白受体的多克隆抗体，置于 37 ℃水浴 2 h。洗涤 3 次，最后一次洗板后，要在吸水纸上尽可能地拍干。

3. 每孔加 100 μL 底物混合液，置于室温避光显色 30 min。当阳性对照出现明显颜色变化时，每孔加入 100 μL 终止液。

4. 在 630 nm 波长的酶标仪上比色，测定各孔吸光度（A）。

5. 以吸光度值为 y 轴，浓度为 x 轴，依据标准液的 A 值和浓度在坐标纸上绘制标准曲线。根据待测血清的吸光度从标准曲线上查出对应的转铁蛋白受体的浓度。

【注意事项】 标本采集后迅速分离血清,不能立即检测时应置于－20 ℃保存,避免反复冻融。所有标本在测定前均应进行不小于1∶100的稀释。底物1与底物2混合后在30 min内使用。洗板后尽量拍干孔内液体,显色终止后应尽快完成比色。

【参考范围】 各实验室应根据试剂说明书提供的参考范围进行判断。

【临床意义】

1. 增高 常见于缺铁性贫血、溶血性贫血、红细胞增多症等。对缺铁性贫血和慢性疾病所致贫血的诊断有鉴别价值。

2. 减低 常见于再生障碍性贫血、慢性病性贫血和肾功能衰竭等。

3. 用于临床观察骨髓增生状况和治疗反应 如肿瘤化疗后骨髓受抑制和恢复情况,骨髓移植后的骨髓重建情况,应用促红细胞生成素治疗各类贫血过程中的疗效观察。

【应用评价】 sTfR检测无性别和年龄差异,也不受妊娠、感染、肝病和其他慢性疾病的影响。sTfR是一种反映红细胞内铁缺乏的可靠指标。

实验六 血清转铁蛋白检测

【原理】 掌握免疫散射比浊法检测血清转铁蛋白的原理、注意事项及临床意义,熟悉其检测方法。

血清转铁蛋白(serum transferrin,sTf)测定可采用免疫散射比浊法:抗人转铁蛋白的抗体与待测血清中转铁蛋白结合,形成颗粒状抗原抗体复合物,其光吸收和散射浊度增加,与标准曲线比较,可计算出转铁蛋白的浓度。

【材料】

1. 器材 分光光度计、离心机等。

2. 试剂

(1) 兔抗人转铁蛋白抗体。

(2) 转铁蛋白标准液。

(3) 4%聚乙二醇生理盐水溶液等。

【方法】

1. 制备抗体工作液:将兔抗人转铁蛋白抗体用4%聚乙二醇生理盐水溶液1∶10稀释,置于4 ℃ 2 h后,3000 r/min离心20 min,去除沉淀物。

2. 稀释待检血清:用生理盐水将待测血清稀释50倍。

3. 按表2-1-3操作。

表 2-1-3 免疫散射比浊法测定血清转铁蛋白操作步骤

加入物/mL	测定管	标准管	抗体对照管	空白管
抗体工作液	2	2	2	—
待测稀释血清	0.04	—	—	—
转铁蛋白标准液	—	0.04	—	—
生理盐水	—	—	0.04	0.04
4%聚乙二醇	—	—	—	2

4. 充分混匀各管后,室温放置10 min,于340 nm波长下以空白管调零,测得各管的吸

光度（A 值）。

5. 计算：

血清转铁蛋白（μmol/L）＝（测定管 A 值－抗体对照管 A 值）/（标准管 A 值－抗体对照管 A 值）×转铁蛋白标准液浓度×50

【注意事项】

1. 注意转铁蛋白抗血清效价，最好先做预试验，以确定其最佳应用效价。

2. 可将标准液稀释成不同浓度，作标准曲线，以提高检测的准确性。

【参考范围】 28.6～51.9 μmol/L。

【临床意义】 增高：见于缺铁性贫血和妊娠等。降低：见于肾病综合征、肝硬化、恶性肿瘤、炎症等。

【应用评价】 sTf 测定在反映铁代谢方面的意义同血清总铁结合力。肝细胞损伤时 sTf 合成降低，sTf 也可作为肝细胞损伤的指标。尿微量 sTf 测定在反映肾小球滤过膜损伤方面比白蛋白更敏感，也可作为肾小球损伤的早期诊断指标。

二、铁粒幼细胞性贫血细胞形态学检验

【原理】 掌握铁粒幼细胞性贫血的血象、骨髓象特点。

按照血涂片和骨髓涂片细胞学检查方法进行细胞形态观察和分类计数。

（一）血象

贫血为正常细胞性或轻度大细胞性。血涂片常可见到正常性和低色素性两种细胞群，称为"双形"性，为本病特征之一。红细胞大小不均，以小细胞低色素为突出，亦可见少数靶形红细胞、椭圆形红细胞和点彩红细胞增多（特别是继发于铅中毒者）。白细胞和血小板数正常或减低。

（二）骨髓象

有核细胞增生活跃，红系明显增生，以中、晚幼红细胞为主，幼红细胞形态可异常，如缺铁样改变、巨幼变。粒系细胞相对减少，原发性患者可见粒系的病态造血。巨核细胞一般正常。

（三）骨髓铁染色

细胞外铁和细胞内铁均明显增加，铁粒幼红细胞明显增多，环形铁粒幼红细胞占 15％以上，并可见铁粒红细胞。

第二节　巨幼细胞性贫血检验

实验一　细胞形态学检验

【原理】 掌握巨幼细胞性贫血（megaloblastic anemia，MA）的血象、骨髓象特点，正确书写 MA 骨髓检查报告单。

按照血涂片和骨髓涂片细胞学检查方法进行细胞计数和形态观察。

（一）血象

大细胞正色素性贫血，红细胞大小不等，可见大红细胞、嗜多色性红细胞、点彩红细胞、有核红细胞、Howell-Jolly 小体等，见彩图 16。白细胞数正常或减低，中性粒细胞可见巨幼变、核分叶过多（>5 叶），出现"核右移"现象，偶见中性中、晚幼粒细胞。血小板数正常或减低，可见巨大血小板。

（二）骨髓象

骨髓增生活跃或明显活跃，以红系、粒系、巨系细胞均出现巨幼变为特征。

红系增生明显活跃，伴显著巨幼变，详见彩图 17。各阶段的巨幼红细胞明显增多，其比例常大于 10%。核分裂象和 Howell-Jolly 小体易见，可见核畸形、核碎裂等。巨幼红细胞与同阶段的幼红细胞比较，形态特征有以下三点不同：①胞体大，胞质丰富。②胞核大，染色质细致、疏松和浅染。染色质排列呈点网状或疏松网状，随着细胞的成熟，染色质不能形成明显的块状，副染色质明显。③核质发育不平衡，细胞质较核成熟早，即"核幼质老"现象。

原巨幼红细胞（promegaloblast）：比原始红细胞大，直径 19～27 μm，稍呈椭圆形。核略偏位，染色质比原始红细胞更细致、均匀和疏松，核仁明显。胞质多，呈深蓝色。

早巨幼红细胞（basophilic megaloblast）：直径 15～25 μm，染色质部分开始聚集，呈均匀细颗粒构成的网，网眼（副染色质）清楚，核仁消失或有遗迹。胞质量比正常早幼红细胞多，呈深蓝色，不透明，有的胞质中已有血红蛋白而呈灰蓝色，核周界明显。分裂象多见。

中巨幼红细胞（polychromatic megaloblast）：直径 12～20 μm，体积、核的结构和胞质的着色均多变而不一致。"核幼质老"特征明显。核圆形或规则，可见双核。核染色质呈点粒状或网状或为均匀的小块，副染色质明显。胞质可呈深灰蓝色、淡灰蓝色带红色到完全红色。分裂象多见。

晚巨幼红细胞（orthochromatic megaloblast）：直径 10～18 μm，常为椭圆形。核较小，常偏位，可见核出芽、分叶、锯齿状、折痕和核碎裂现象。核染色质较致密，但仍保持着点粒状和网状结构痕迹。胞质丰富，着色与红细胞一致或略带灰色，可见 Howell-Jolly 小体。

粒系细胞比例相对降低，可见巨幼变，以巨晚幼粒和巨杆状核细胞多见。胞体大，胞质颗粒较少，可见空泡，胞核肿胀，染色质疏松。分叶核细胞分叶过多，可见巨多叶核中性粒细胞，见彩图 17。

巨核细胞数量正常或减少，部分细胞可见胞体过大、分叶过多，胞质内颗粒减少等，血小板生成障碍，可见巨大血小板。

（三）骨髓涂片细胞化学染色

MA 幼红细胞糖原染色（PAS）呈阴性反应。

【注意事项】

1. 注意观察点彩红细胞、嗜多色性红细胞、Howell-Jolly 小体和细胞分裂象等。

2. 注意粒系巨幼变在巨幼细胞性贫血中的诊断价值。粒系巨幼变早于红系，为巨幼细胞性贫血的早期表现；食补或不规则治疗后，红系巨幼变 48 h 恢复正常形态，粒系巨幼变常持续 1～2 周；巨幼细胞性贫血合并缺铁性贫血时，红系巨幼变可被掩盖，粒系巨幼变不被掩盖；有少数巨幼细胞性贫血病例，骨髓象中红系细胞和巨系细胞减少，可见大量的巨幼变粒系细胞,根据粒系细胞的形态特征,仍可作出诊断。

3. 注意巨幼细胞性贫血伴有缺铁时,血象和骨髓象表现为巨幼细胞性贫血与缺铁性贫血并存的红细胞形态学改变,称为混合性贫血。

4. 骨髓涂片特征描述时,红系应置于各系统描述首位,而且要详细描述幼红细胞和成熟红细胞的形态特点,还应详细描述粒系巨幼变细胞的形态特点。

5. 巨幼细胞性贫血需要与急性红白血病鉴别。二者均有红系细胞增生和红系细胞巨幼变,其细胞形态主要鉴别点见表 2-2-1。

表 2-2-1　巨幼细胞性贫血和急性红白血病的细胞形态鉴别

细胞形态鉴别点	巨幼细胞性贫血	急性红白血病
巨幼性改变	典型巨幼红细胞改变	类巨幼样改变
同阶段细胞大小	大小较一致	大小相差悬殊
核染色质	细致均匀,排列疏松	粗细不均,排列紊乱
核质发育	核幼质老	核幼质老或核老质幼
副幼红细胞改变	核形不规整、核凹陷、扭曲等少见	多见
原始、幼稚粒细胞增多	无	多见
巨核细胞减少	不明显	明显
有核红细胞糖原反应	阴性	阳性

实验二　血清和红细胞叶酸测定

【原理】　掌握血清和红细胞叶酸测定的原理、注意事项及临床意义,熟悉其检测方法。

叶酸测定常用的方法有放射免疫分析(RIA)法、化学发光法(与血清铁蛋白检测方法类同)和 ELISA 法等。RIA 法测定血清和红细胞叶酸可靠、快速、精确,可同时检测维生素 B_{12}。叶酸盐对蛋白质具有高亲和力,蛋白质可特异性地结合这些分子。用放射性竞争性蛋白质结合法,向受检者无放射性叶酸的血清中,加入一定量的结合蛋白和放射标记的叶酸,使受检血清中的叶酸与放射标记的叶酸竞争与结合蛋白结合,用吸附剂去除游离的标记叶酸后,检测其放射活性,其量与受检血清和红细胞叶酸含量成反比,与已知标准管对照,计算出叶酸含量。

【材料】

1. 器材　液体闪烁计数器、离心机、旋涡振荡器、冰箱等。

2. 试剂

(1) 0.77 mg/mL 牛奶叶酸结合剂。

(2) 0.05 mol/L 硼酸盐-Ringer 缓冲液(B-R 缓冲液 pH8.0)。

(3) N-5 甲基四氢叶酸(MTHFA)标准工作液:每 0.1 mL 标准工作液中含 1000 pg MTHFA。

(4) ^3H 标记的蝶酰谷氨酸(PGA),特异活性应大于 740 GBq/mmol。

(5) 维生素 C 2.52 mmol/L。

(6) 葡萄糖包被的活性炭(DCC)。

【方法】

1. 取 6 支试管作标准管,编号 1~6,标准为每 0.1 mL B-R 缓冲液和维生素 C 中含 MTHFA 1000、500、250、125、62.5、0 pg,待测血清及质控血清均为双份。同时制备 1 个非特异结合(NSB)管。

2. 按表 2-2-2 加入各组分,完成 6 个标准管的测定,样品体积为 10~50 μL。

表 2-2-2 血清叶酸测定操作步骤

加入物/μL	NSB 管	标准管	待测管	质控管
B-R 缓冲液	600	400	450	450
含维生素 C 的 B-R 缓冲液	200	200	200	200
MTHFA 标准工作液	0	100	—	—
待测血清	—	—	50	—
质控血清	—	—	—	50
0.77 mg/mL 牛奶叶酸结合剂	—	100	100	100

3. 将各管旋涡混匀,25 ℃孵育 30 min,然后于 4 ℃再孵育 60 min。

4. 加 100 μL ^{3}H-PGA 示踪物于每管中,旋涡混匀,4 ℃孵育 30 min。

5. 加 400 μL DCC 于每支管中,旋涡混匀,4 ℃孵育 30 min。

6. 将上清液转入闪烁瓶内,加入 10 mL 闪烁液。

7. 用专用的淬灭校正的 β-粒子闪烁计数器测定每一瓶中的计数量。

8. 计算 从所有其他各管的计数中减去 NSB 管中的放射性强度(脉冲数/min,cpm),计算标准管与待测管的 B/Bo 值,公式为

$$B/Bo = \frac{样品管计数 - NSB 管的放射性强度}{标准管计数 - NSB 管的放射性强度} \times 100\%$$

9. 以标准的 B/Bo 计算结果对浓度作图,根据所得的标准曲线,用插入值法计算受检血清的浓度。

10. 对于红细胞叶酸盐(RCF)检测,样品可用溶血液,制备方法如下:①将全血收集于用去离子水 1:10 稀释的 EDTA 液中,放置 30 min 后,冻融 2 次;②吸取 50 μL 溶血液测定,计算溶血液的浓度,乘以 10,即得到全血的叶酸盐(WBF),然后用下列公式计算出 RCF。

$$RCF = \frac{WBF - SF(Hct/100)}{Hct/100}$$

式中:SF 为血清叶酸盐,Hct 为压积红细胞的体积。

【注意事项】

1. 采集空腹血,因血清叶酸盐水平随食物的摄入而改变,会影响血清叶酸测定。

2. 血液可用肝素抗凝,所用容器应洁净,测定血清叶酸应避免溶血。

3. 操作应标准化,实验材料中不应含各种叶酸衍生物。

【参考范围】 血清叶酸,成年男性 8.61~23.8 nmol/L,女性 7.93~20.4 nmol/L;红细胞叶酸,成人 340~1020 nmol/L(放射免疫分析法)。

【临床意义】 叶酸降低见于巨幼细胞性贫血,叶酸利用增加如溶血性贫血、骨髓增殖性肿瘤,叶酸拮抗剂如甲氨蝶呤的使用等。

【应用评价】 因红细胞叶酸不受当时叶酸摄入情况的影响,能反映机体叶酸的总体水平及组织的叶酸水平,在体内组织叶酸缺乏但未发生巨幼细胞性贫血时,红细胞叶酸测定对判断叶酸缺乏更有价值。

实验三　血清维生素 B_{12} 测定

【原理】 掌握测定血清维生素 B_{12} 的原理、注意事项及临床意义,熟悉其检测方法。

放射免疫分析法测定血清维生素 B_{12},用抗氧化剂和氰化钾在碱性环境下(pH>12),将人血清中的维生素 B_{12} 从载体蛋白中释放出来,与加入的一定量 ^{57}Co 标记的维生素 B_{12},竞争性与维生素 B_{12} 结合物结合,去除未结合的标记维生素 B_{12},检测其放射活性,其量与受检血清维生素 B_{12} 含量成反比,与标准管对照,换算出血清维生素 B_{12} 含量。

【材料】 同血清和红细胞叶酸测定。

【方法】 同血清和红细胞叶酸测定。

【注意事项】

1. 采集空腹血,因进食影响血中维生素 B_{12} 水平。

2. 检测维生素 B_{12} 时如用血浆,不宜用肝素抗凝,因肝素有结合维生素 B_{12} 的能力。

3. 维生素 B_{12} 对光解作用敏感,故操作中应避免过度光照。

【参考范围】 成人 148～660 pmol/L(放射免疫分析法)。

【临床意义】 减低常见于巨幼细胞性贫血和恶性贫血,还可见于脊髓侧束变性,髓鞘障碍症。

【应用评价】 因维生素 B_{12} 和叶酸在代谢上关系密切,在血液学上相互影响,所以临床上进行病因分析时常需同时测定维生素 B_{12} 和叶酸。

血清维生素 B_{12} 测定最常用的方法是放射免疫分析法和化学发光免疫分析法。

实验四　血清维生素 B_{12} 吸收试验

【原理】 掌握维生素 B_{12} 吸收试验的原理、注意事项及临床意义,熟悉其检测方法。

给受检者口服同位素 ^{57}Co 标记的维生素 B_{12} 0.5 μg,2 h 后肌内注射未标记的维生素 B_{12} 1 mg,收集 24 h 尿,测定 ^{57}Co 排出量。

【材料】

1. 器材　液体闪烁计数器等。

2. 试剂　^{57}Co 标记维生素 B_{12} 和注射用维生素 B_{12} 等。

【方法】

1. 受检者空腹口服同位素 ^{57}Co 标记的维生素 B_{12} 0.5 μg(溶于 100 mL 水中口服),记录时间为零点,即开始收集 24 h 尿液。

2. 服药后 2 h,肌内注射未标记的维生素 B_{12} 1 mg,以促进 ^{57}Co 标记的维生素 B_{12} 的排泄,防止自肠道吸收的维生素 B_{12} 在体内蓄积。

3. 受检者开始进食,收集尿液标本,测定其放射性。计算出 24 h 内 ^{57}Co 标记的维生素 B_{12} 的排出量。

【注意事项】

1. 试验过程中尿液的收集必须绝对准确,以免影响结果的可靠性。

2. 本试验受胃肠吸收功能等诸多因素的影响,如果放射性维生素 B_{12} 排泄低下,间隔 5 天后,应进行第 2 次试验。方法除与第 1 次试验相同外,在口服 ^{57}Co 维生素 B_{12} 的同时,外加口服内因子 60 mg。如果第 1 次试验的排泄低下是由内因子缺乏所致,那么第 2 次结果就会正常。如果第 2 次结果仍低,就必须考虑口服维生素 B_{12} 吸收不良的其他原因。

【参考范围】 正常人 24 h 尿液内排出 ^{57}Co 标记的维生素 B_{12} 超过口服量的 7%。

【临床意义】 巨幼细胞性贫血患者小于 7%,恶性贫血患者小于 5%。

【应用评价】 本试验主要是对维生素 B_{12} 缺乏的病因诊断而不是诊断是否存在维生素 B_{12} 缺乏。如内因子缺乏,加入内因子可使结果正常,为恶性贫血确诊试验。

第三节 造血功能障碍性贫血检验

一、再生障碍性贫血细胞形态学检验

【原理】 掌握再生障碍性贫血(aplastic anemia,AA)(简称再障)的血象、骨髓象特点,正确书写 AA 骨髓检查报告单。按照血涂片和骨髓涂片细胞学检查方法进行细胞形态观察和分类计数。

(一)血象

全血细胞减少。贫血多为正细胞正色素性,网织红细胞绝对值明显减少。白细胞减少,其中中性粒细胞减少尤为明显,而淋巴细胞比例相对增多,见彩图 18。血小板不仅数量减少,而且体积减小和颗粒减少。急性再障时,网织红细胞<1%,绝对值<15×10^9/L;中性粒细胞绝对值<0.5×10^9/L;血小板<20×10^9/L;慢性再障血红蛋白下降速度较慢,网织红细胞、中性粒细胞和血小板数减低,但各指标较急性再障为高,达不到急性再障的程度。

(二)骨髓象

1. 急性再障 骨髓涂片可见脂肪滴明显增多。有核细胞增生减低或极度减低。造血细胞(粒系、红系、巨系细胞)明显减少,早期阶段细胞减少或不见,巨核细胞减少或缺如,无明显的病态造血。非造血细胞(包括淋巴细胞、浆细胞、肥大细胞等)相对增多,非造血细胞比例增高,大于 50%,淋巴细胞比例可高达 80%。如有骨髓小粒,染色后镜下为蜂窝状或空网状结构或为一团纵横交错的纤维网,其中造血细胞极少,大多为非造血细胞,详见彩图 19。

2. 慢性再障 病程中骨髓呈向心性损害,骨髓中有残存散在的增生灶。多部位穿刺至少一个部位增生不良,两系或三系减少,如穿刺到增生灶,骨髓可表现增生良好,红系代偿性增生,以核高度固缩的"炭核"样晚幼红细胞多见,粒系减少,主要为晚期及成熟粒细胞。巨核细胞明显减少,非造血细胞相对增加。骨髓小粒中非造血细胞也相对增加。

【注意事项】

1. 急性再障患者骨髓穿刺时易出现"干抽",可行骨髓活检。

2. 再障患者骨髓液通常比较稀薄,有核细胞数少,应全片观察。注意与取材不良涂片(无骨髓特有的细胞,如浆细胞、组织细胞、肥大细胞、破骨细胞、巨核细胞等)的区别,以免误诊。

3. 急性再障的骨髓象一般比较典型,慢性再障的骨髓可以有散在增生灶,骨髓可以出现有核细胞增生活跃(但巨核细胞明显减少或缺如),需要多部位穿刺才可以诊断。

4. 虽然再障的骨髓小粒具有特征性,但应注意脂肪滴增加和空网状骨髓小粒不是再障所特有的,也可见于造血功能低下者、老年人、白血病多次化疗后患者等。

5. 注意与血全细胞减少性疾病鉴别。急性造血功能停滞骨髓象中可以见巨大原始红细胞,骨髓增生异常综合征以病态造血为主要特征。急性白血病、恶性组织细胞病、骨髓纤维化、骨髓转移癌、巨幼细胞性贫血、脾功能亢进等疾病都可有外周血的三系减少,但患者体征中可有脾肿大、淋巴结肿大、骨压痛,外周血可出现幼稚红细胞和幼稚白细胞,骨髓象可有肿瘤细胞、白血病细胞和巨幼红细胞,这些特征与再障明显不同。

二、纯红细胞再生障碍性贫血检验

【原理】 掌握纯红细胞再生障碍性贫血(pure red cell aplastic anemia,PRCA)的血象、骨髓象特点。按照血涂片和骨髓涂片细胞学检查方法进行细胞形态观察。

(一)血象

为正细胞正色素性贫血,网织红细胞显著减少(<1%)或缺如。白细胞和血小板一般正常或有原发病的变化。

(二)骨髓象

有核细胞增生多活跃,红系细胞各阶段均严重减少,幼红细胞少于5%。粒系及巨系细胞的各阶段比例正常。三系细胞无病态造血。

三、急性造血功能停滞

【原理】 掌握急性造血功能停滞(acute arrest of hemopoiesis,AAH)的血象、骨髓象特点。按照血涂片和骨髓涂片细胞学检查方法进行细胞形态观察。

(一)血象

贫血,红细胞形态由原发病决定。网织红细胞绝对值明显减少或缺如。当伴有粒细胞减少时,淋巴细胞比例相对升高,粒细胞胞质内可见中毒颗粒,有的患者可见异型淋巴细胞。当伴有巨核细胞造血停滞时,可有血小板明显减少。

(二)骨髓象

多数增生活跃,有的增生减低或重度减低。当只有红系造血停滞时,正常幼红细胞难见,可见巨大原始红细胞(giant proerythroblast),其胞体呈圆形或椭圆形,大小为 30～50 μm,有少量灰蓝色胞质,含蓝色颗粒,出现空泡,周边有钝伪足,染色质细致网点状,核仁 1～2 个,隐显不一。粒系和巨系细胞大致正常。当伴有粒系造血停滞时,粒系细胞明显减少,可见巨大早幼粒细胞。当伴血小板减少时,可见巨核细胞数量减少,多为颗粒型巨核细胞,有退行性变。有的患者三系均造血停滞,骨髓有核细胞增生重度减低,造血细胞明显减少,非造血细胞比例相对增高。

(郝艳梅)

第四节 溶血性贫血检验

一、显示溶血的检验

实验一 溶血性贫血细胞形态学检验

【目的】 掌握溶血性贫血的血象及骨髓象检查特点。

（一）血象

可见到提示骨髓中红细胞系代偿增生旺盛的表现，如红细胞大小不均，嗜多色性红细胞易见，有的可见点彩红细胞、Howell-Jolly 小体、Cabot 环、有核红细胞等。有时见到特殊类型的异形红细胞，如球形红细胞、椭圆形红细胞、口形红细胞及靶形红细胞等，可为病因的诊断和鉴别提供有价值的线索，详见彩图 20。白细胞和血小板多正常。

（二）骨髓象

呈增生性贫血表现。增生明显活跃，粒红比值降低或倒置，见彩图 21。红系细胞显著增生，以中、晚幼红细胞增生为主，分裂象细胞多见。红细胞形态与血象相同。其他细胞系形态、比例大致正常。

实验二 血浆游离血红蛋白测定

【目的】 掌握血浆游离血红蛋白测定的原理、注意事项及临床意义，熟悉其检测方法。

【原理】 血红蛋白中亚铁血红素具有类过氧化物酶活性，在过氧化氢（H_2O_2）参与下，可催化无色的邻甲联苯胺脱氢而显蓝色，吸收峰在 630 nm。加强酸（pH 1.5）后呈黄色，吸收峰为 435 nm。根据颜色深浅，与同时测定的标准血红蛋白溶液对照，可测出血浆游离血红蛋白（plasma free hemoglobin）的含量。

【材料】

1. 器材 分光光度计、离心机等。

2. 试剂

（1）2 g/L 邻甲联苯胺溶液：取 2 g 邻甲联苯胺，溶解于 600 mL 冰醋酸中，加蒸馏水至 1 L，低温避光保存。

（2）1 g/L H_2O_2 溶液：由 30 g/L H_2O_2 稀释而成，临用时新鲜配制。

（3）10% 醋酸溶液：取 10 mL 冰醋酸，加蒸馏水至 100 mL。

（4）100 mg/L 血红蛋白标准应用液：取抗凝全血，离心去除血浆，用生理盐水洗涤 3 次。以红细胞比容为准，加入等体积的蒸馏水和半量体积的四氯化碳（或氯仿），与洗涤后的红细胞混合，剧烈振摇 5~10 min，高速离心，分离出上层血红蛋白液，用 HiCN 法测定其血红蛋白浓度，并用生理盐水调节至 100 g/L，保存于低温冰箱中，作为血红蛋白标准储存液。临用时加生理盐水稀释，配成 100 mg/L 的血红蛋白标准应用液。

【方法】

1. 取 3 支试管,分别标注标准管、测定管和空白管,按表 2-4-1 操作。

表 2-4-1　血浆游离血红蛋白测定操作方法

加入物/mL	测定管	标准管	空白管
2 g/L 邻甲联苯胺溶液	0.5	0.5	0.5
100 mg/L 血红蛋白标准应用液	—	0.01	—
受检血浆	0.01	—	—
1 g/L H$_2$O$_2$ 溶液	0.5	0.5	0.5
混匀后室温放置 10 min			
10％醋酸溶液	5.0	5.0	5.0

2. 用分光光度计,以空白管调零,于波长 435 nm 处读取各管的吸光度。通过下式计算待检血浆中游离血红蛋白浓度。

$$血浆游离血红蛋白(mg/L)=\frac{测定管吸光度}{标准管吸光度}\times 100$$

【注意事项】

1. 实验试管、吸管等器材使用前应用盐酸浸泡 24 h,并用蒸馏水冲洗干净,避免血红蛋白污染导致假阳性。

2. 标本采集及分离血浆过程中,应严格防止体外溶血而造成假阳性。如测定管吸光度大于 0.6,应稀释标本后重新测定。

3. 因机体对血浆游离血红蛋白有多种处理机制,故本实验应于溶血后即时取样检查。

4. H$_2$O$_2$ 溶液应浓度准确,并新鲜配制。

【参考范围】　＜40 mg/L。

【临床意义】

1. 正常人血浆中仅含微量游离血红蛋白,且大部分与结合珠蛋白结合。

2. 血浆游离血红蛋白增高是判断血管内溶血最直接的证据,多见于严重的血管内溶血,常为 60～650 mg/L。

3. 体外循环心脏手术、血液透析、心脏瓣膜置换术后等因素所致的溶血,血浆游离血红蛋白含量可有不同程度增高。

4. 血管外溶血时,血浆游离血红蛋白含量一般正常。

实验三　血清结合珠蛋白测定

【目的】　掌握血清结合珠蛋白测定的原理、注意事项及临床意义,熟悉其检测方法。

【原理】　血清结合珠蛋白(haptoglobin,Hp)可与血清中的血红蛋白结合成 Hp-Hb 复合物。在待检血清中加入足量的、已知含量的血红蛋白液,经温育后,血清中的 Hp 即与血红蛋白形成 Hp-Hb 复合物。通过电泳法将 Hp-Hb 复合物与游离的血红蛋白分开,洗脱后用比色法测定 Hp-Hb 复合物中血红蛋白的含量,以此代表血清中的 Hp 含量。

【材料】

1. 器材　分光光度计、电泳仪等。

2. 试剂

（1）30 g/L 血红蛋白液：制备血红蛋白标准储存液（方法同血浆游离血红蛋白测定实验），临用时精确配制成 30 g/L 的血红蛋白液。

（2）TEB 缓冲液（pH 8.6）：Tris 55 g，EDTA 17 g，硼酸 12 g，加蒸馏水配成 1000 mL 的储存液。用前稀释 3 倍即为电泳缓冲液，稀释 6 倍即为浸膜缓冲液。

【方法】

1. 取受检血清 0.18 mL，加 30 g/L 的血红蛋白液 0.02 mL，混匀，置于 37 ℃水浴 20 min。

2. 取 20 μL 上述温育液，点样于浸透 TEB 缓冲液的醋酸纤维素薄膜上，点样线宜距阴极端 1 cm 处，然后将膜平整地架于电泳槽内。180 V 电压，电泳 1 h 左右，直至清晰出现两条带为止。

3. 取下醋酸纤维膜，立即剪下前面相当于 α₂-球蛋白处的 Hp-Hb 带和后面相当于 β-球蛋白处的血红蛋白带。分别用 3 mL 等渗盐水洗脱，并不时轻轻振荡，20 min 后，取上清液，以洗脱液调零，用分光光度计读取 415 nm 波长处的吸光度值。

4. 结果计算：

$$Hp(gHb/L)=\frac{Hp\text{-}Hb\text{ 带的吸光度}}{Hp\text{-}Hb\text{ 带的吸光度}+\text{游离 Hb 带的吸光度}}\times 3$$

【注意事项】

1. 采血和离心过程应严格防止体外溶血，避免结果偏低。

2. 采血前避免使用类固醇、性激素和口服避孕药等药物，防止药物引起 Hp 增高。

3. 血红蛋白液浓度必须准确。

4. 电泳时室温不能过高，否则区带分离效果差。电泳液应经常更换，避免 pH 值及离子强度改变影响电泳效果。

5. 如电泳后仅见 1 条带，应将电泳膜纵向剪为两条，分别用丽春红 S 和联苯胺染色，若区带相当于 α₂-球蛋白位置，即为 Hp-Hb 带，表明血清中 Hp 含量过高，使标本中 Hb 全部结合；若区带位置相当于 β-球蛋白，即为 Hb 区带，表示血清中 Hp 含量极低或缺如。

【参考范围】 0.5～1.5 gHb/L。

【临床意义】

1. 血清 Hp 是反映溶血较敏感的指标，各种溶血性贫血（包括血管内和血管外溶血），其含量均可减低甚至消失，其减少程度常与病情严重程度一致。

2. 严重血管内溶血时，Hp 消失，电泳时，在其相应位置前面可出现 1 条区带，为高铁血红素白蛋白区带，此为血管内溶血所特有。

3. 严重肝病、先天性无珠蛋白血症、传染性单核细胞增多症等血清 Hp 也明显减低，此时不能以此指标判断有无溶血。

4. 血清 Hp 测定还可作为肝细胞性黄疸及阻塞性黄疸的鉴别指标之一，前者血清 Hp 含量减少，而后者常正常或增高。

5. 血清 Hp 在感染、创伤、恶性肿瘤、妊娠等情况下可增高，此时若 Hp 正常，不能排除合并溶血的可能。

实验四 尿含铁血黄素测定

【目的】 掌握尿含铁血黄素测定的原理、注意事项及临床意义，熟悉其检测方法。

【原理】　尿含铁血黄素试验（uria hemosiderin test）又称尿 Rous 试验。血管内溶血时，血液中游离血红蛋白增多，可通过肾小球滤过，从尿中排出，形成血红蛋白尿，此过程中部分或全部血红蛋白被肾小管上皮细胞吸收分解，以含铁血黄素的形式沉积于细胞内，然后随细胞脱落从尿中排出。尿中含铁血黄素是不稳定的铁蛋白聚合体，其中的 Fe^{3+} 在酸性环境下与亚铁氰化钾作用，产生蓝色的亚铁氰化铁沉淀。本试验亦称普鲁士蓝反应。

【材料】

1. 器材　显微镜、离心机等。

2. 试剂

（1）20 g/L 亚铁氰化铁溶液：称取 0.2 g 亚铁氰化钾，溶于 10 mL 蒸馏水中，加热助溶，每次使用时新鲜配制。

（2）3％盐酸。

【方法】

1. 取混匀后新鲜尿液 5～10 mL，400g 离心 5 min 后弃去上清液。

2. 在沉渣中加入新鲜配制的 20 g/L 亚铁氰化钾溶液及 3％盐酸各 2 mL，混匀后于室温下静置 10 min。

3. 再次离心，取沉渣涂片，可加盖玻片，于显微镜高倍镜下观察，必要时用油镜观察；涂片中如见到分散或成堆的蓝色闪光颗粒（1～3 μm）即为阳性，若蓝色颗粒在细胞内则更可靠。

【注意事项】

1. 操作过程应避免铁污染，所用器材和试剂（如蒸馏水）需作去铁处理，避免假阳性出现。

2. 试剂需新鲜配制，避免试剂失效。

3. 应同时做阴性对照，避免出现假阳性结果。

4. 显微镜下观察，含铁血黄素颗粒应为在细胞内具有立体感闪光的蓝色颗粒。

5. 应留取首次晨尿标本，以提高阳性检出率。

【参考范围】　正常人为阴性。

【临床意义】

1. 阳性提示慢性血管内溶血，尿中有铁排出。临床上常见于阵发性睡眠性血红蛋白尿（paroxysmal nocturnal hemoglobinuria，PNH），阳性可持续数周。

2. 溶血初期，虽然有血红蛋白尿，但肾小管上皮细胞尚未脱落，或上皮细胞内尚未形成可检出的含铁血黄素颗粒，本试验可呈阴性。

实验五　血浆高铁血红素白蛋白测定

【目的】　掌握血浆高铁血红素白蛋白测定的原理、注意事项及临床意义，熟悉其检测方法。

【原理】　血液素白蛋白和特异性的血红素结合蛋白（hemopexin，Hx）均能结合血红素，但血红素与 Hx 的亲和力远高于与白蛋白的亲和力。在溶血发生时，游离血红蛋白先与 Hp 结合，当 Hp 耗尽后，血红蛋白将分解为珠蛋白和血红素，后者被氧化为高铁血红素，与血中 Hx 结合。当 Hx 亦消耗完后，高铁血红素与白蛋白结合形成高铁血红素白蛋白。

血样中的高铁血红素白蛋白与饱和硫化铵混合后,形成易识别的铵血色原,用光谱仪或分光光度计检测显示在绿光区 558 nm 处有一最佳吸收区带。

【材料】

1. 器材 分光光度计、离心机等。

2. 试剂

（1）饱和硫化铵。

（2）乙醚。

（3）氨水。

【方法】

1. 将待检血清或血浆再次高速离心,以除尽红细胞。

2. 取离心后血清或生理盐水稀释血清(视溶血严重程度确定稀释倍数),以生理盐水作空白,用自动记录分光光度计从波长 500～700 nm 描记吸收光谱曲线,若在 620～630 nm 出现吸收峰,说明有高铁血红素白蛋白存在。

【注意事项】

1. 血标本要新鲜,切勿溶血,并应同时做阴性对照。

2. 应对血清(或血浆)进行两次高速离心,以确保血浆中无红细胞残留。

3. 高铁血红素白蛋白在 620～630 nm 处有一吸收光谱,需与高铁血红蛋白区别。加入硫化铵处理,该谱带消失并在 558 nm 处出现一新的谱带,而加入过氧化氢处理,高铁血红素白蛋白吸收光带不消失。

4. 严重溶血时,应用生理盐水稀释血清(或血浆)。

【参考范围】 正常人呈阴性。

【临床意义】 阳性提示严重血管内溶血。

二、红细胞膜缺陷的检验

实验一 红细胞渗透脆性试验

【目的】 掌握红细胞渗透脆性试验的原理、注意事项及临床意义,熟悉其检测方法。

【原理】 红细胞渗透脆性试验(erythrocyte osmotic fragility test)是检测红细胞对不同浓度低渗溶液抵抗力的试验。红细胞在低渗盐水中,水分通过细胞膜内渗,使细胞膜膨胀破坏而溶血。常使用开始溶血、完全溶血的盐水浓度衡量红细胞脆性,其脆性大小主要取决于红细胞表面积与体积的比值,比值越低,红细胞厚度越大,对低渗溶液的抵抗力越小(渗透脆性增加);反之,则抵抗力较高(渗透脆性降低)。

【材料】

1. 器材 分析天平、注射器、针头、小试管等。

2. 试剂 1%NaCl 溶液:精确称取经 120 ℃烘干的分析纯 NaCl 1 g,加少量蒸馏水溶解,于 100 mL 容量瓶中用蒸馏水定容。

【方法】

1. 取 12 支试管,依次编号,按表 2-4-2 加入 1% NaCl 溶液和蒸馏水,得到不同浓度的 NaCl 溶液。

2. 取受检者新鲜血液，不加抗凝剂，针头斜面向上，通过 6 号针头向各管中分别加入 1 滴(中度以上贫血者加 2 滴)，轻轻摇匀后于室温静置 2 h，观察结果。

3. 同时按上述方法取 12 支试管，用正常人新鲜血作对照。

表 2-4-2　红细胞渗透脆性试验不同浓度盐溶液的配制

加入物 \ 管号	1	2	3	4	5	6	7	8	9	10	11	12
1% NaCl 溶液/mL	0.6	0.7	0.8	0.9	1.0	1.1	1.2	1.3	1.4	1.5	1.6	1.7
蒸馏水/mL	1.9	1.8	1.7	1.6	1.5	1.4	1.3	1.2	1.1	1.0	0.9	0.8
NaCl 溶液/(mmol/L)	41.0	47.9	54.7	61.6	68.4	75.2	82.1	88.9	95.8	102.6	109.4	116.3
NaCl 溶液/(g/L)	2.4	2.8	3.2	3.6	4.0	4.4	4.8	5.2	5.6	6.0	6.4	6.8

4. 结果判断如下。

不溶血：上清液无红色。

开始溶血：上清液呈浅红色，管底尚有多量未溶的红细胞。

完全溶血：全管皆呈深红色，管底已无红细胞或仅有少量红细胞残骸。

【注意事项】

1. NaCl 必须干燥，称量精确，用前新鲜配制。

2. 实验器具应清洁干燥；血液标本必须直接注入试剂中，不可沿着管壁注入，滴加血液时应避免用力挤压；混匀时动作应保持轻柔，避免人为溶血。

3. 每次检查均应做正常对照，被检者与正常对照开始溶血管的 NaCl 浓度相差 0.4 g/L 即有诊断价值。

4. 应在白色背景下观察溶血情况；判断完全溶血管时，应低速离心 1 min 后观察。

5. 对黄疸标本及重度贫血患者，开始溶血不易观察，可用肝素抗凝血，离心弃去血浆后用生理盐水洗涤，配成 50% 红细胞悬液再进行试验。

6. 应避免使用盐类抗凝剂，避免增加离子浓度，改变渗透压。

【参考范围】　开始溶血：3.8~4.6 g/L NaCl 溶液。完全溶血：2.8~3.2 g/L NaCl 溶液。

每次试验应设正常对照。

【临床意义】

1. 增高　主要见遗传性球形红细胞增多症和遗传性椭圆形红细胞增多症，亦见于自身免疫性溶血性贫血伴球形红细胞增多症。这类患者开始溶血常在 5.0 g/L NaCl 溶液以上，甚至可达到 7.2 g/L NaCl 溶液以上。此外，还见于遗传性口形红细胞增多症及 2 型糖尿病等。

2. 减低　主要见于珠蛋白生成障碍性贫血、血红蛋白病等低色素性贫血，脾切除术后(红细胞胞膜面积增大)及其他一些红细胞膜异常的疾病，如肝脏疾病等。某些中药(如当归)、磁场、紫外线等也可降低红细胞渗透脆性。

实验二 红细胞孵育渗透脆性试验

【目的】 掌握红细胞孵育渗透脆性试验的原理、注意事项及临床意义,熟悉其检测方法。

【原理】 红细胞孵育渗透脆性试验(erythrocyte incubated osmotic fragility test)是将患者红细胞于 37 ℃ 孵育 24 h,使红细胞代谢继续进行。因红细胞在孵育过程中,葡萄糖不断消耗,储备的 ATP 不断减少,导致需要能量的红细胞膜对阳离子的主动转运受阻,钠离子在红细胞内集聚,细胞肿胀,渗透脆性增加。有细胞膜缺陷或某些酶缺陷的红细胞孵育时能量很快耗尽,孵育渗透脆性明显增加。

【材料】

1. 器材 离心机、孵育箱、分光光度计等。

2. 试剂 9 g/L 氯化钠磷酸盐缓冲液(pH 7.4),配制方法如下。

NaCl(AR)	9 g
Na_2HPO_4(AR)	1.365 g
NaH_2PO_4(AR)	0.184 g
蒸馏水加至	1000 mL

【方法】

1. 取肝素抗凝静脉血于无菌试管中,分为 2 份,其中 1 份立即做试验(见步骤 2),另 1 份加塞于 37 ℃ 孵育 24 h 再做试验。

2. 取 13 支试管,依次编号,按表 2-4-3 所示的量加入试剂,配制不同浓度的 NaCl 溶液。

表 2-4-3 红细胞孵育渗透脆性试验不同浓度 NaCl 溶液的配制

管号 加入物	1	2	3	4	5	6	7	8	9	10	11	12	13
9 g/L NaCl 溶液/mL	4.25	3.75	3.50	3.25	3.00	2.75	2.50	2.25	2.00	1.75	1.50	1.00	0.50
蒸馏水/mL	0.75	1.25	1.50	1.75	2.00	2.25	2.50	2.75	3.00	3.25	3.50	4.00	4.50
NaCl 溶液 /(mmol/L)	145.3	128.3	119.7	111.1	102.6	94.1	85.5	76.9	68.4	59.8	51.3	34.2	17.1
NaCl 溶液 /(g/L)	8.5	7.5	7.0	6.5	6.0	5.5	5.0	4.5	4.0	3.5	3.0	2.0	1.0

3. 各管分别加入肝素抗凝静脉血 0.05 mL,轻轻颠倒混匀,室温放置 20 min 后,轻轻混匀,离心,取上清液,以 9 g/L 氯化钠磷酸盐缓冲液(pH7.4)作空白,于 540 nm 波长处测定以上各管的吸光度值,以第 13 号管为 100% 溶血管,计算各管的溶血率。

4. 以溶血率为纵坐标,NaCl 浓度为横坐标,绘制溶血曲线图,在曲线图中找出 50% 溶血率的 NaCl 浓度,即为红细胞中间脆性(median corpuscular fragility,MCF)。

5. 每次试验均应同时做正常对照。

【注意事项】

1. 同"红细胞渗透脆性试验"。

2. 配制 9 g/L 氯化钠磷酸盐缓冲液(pH7.4)时,注意根据磷酸盐结晶水的含量,正确调整用量;氯化钠及磷酸盐的纯度必须为分析纯,避免杂质导致溶血。

3. 试剂的 pH 值和温度必须恒定,pH 值改变 0.1 或温度升高 5 ℃均可使结果改变 0.01%。

4. 试剂应新鲜配制,蒸馏水煮沸除去 CO_2 后方可使用。

【参考范围】 见表 2-4-4。

表 2-4-4 红细胞孵育渗透脆性试验参考值

NaCl 溶液/(mmol/L)	NaCl 溶液/(g/L)	未孵育溶血率/(%)	孵育后溶血率/(%)
51.3	3.0	97~100	80~100
59.8	3.5	90~99	75~100
68.4	4.0	50~95	65~100
76.9	4.5	5.0~45	55~95
85.5	5.0	0~6.0	40~85
94.1	5.5	0	15~70
102.6	6.0	0	10~40
111.1	6.5	0	0~10
119.7	7.0	0	0~5
128.3	7.5	0	0

MCF:未孵育 68.4~76.1 mmol/L;孵育 79.5~100.9 mmol/L。

【临床意义】 本试验多用于轻型遗传性球形红细胞增多症(hereditary spherocytosis, HS)、遗传性非球形红细胞溶血性贫血的诊断和鉴别诊断。

1. 脆性增加 见于 HS、遗传性椭圆形红细胞增多症和遗传性非球形红细胞溶血性贫血。

2. 脆性减低 见于珠蛋白生成障碍性贫血、缺铁性贫血、镰形细胞贫血、阻塞性黄疸及脾切除术后。

三、红细胞酶缺陷的检验

实验一 高铁血红蛋白还原试验

【目的】 掌握高铁血红蛋白还原试验的原理、注意事项及临床意义,熟悉其检测方法。

【原理】 高铁血红蛋白还原试验(methemoglobin reduction test,MHb-RT)是在血液中加入亚硝酸盐,使红细胞中的亚铁血红蛋白转变成高铁血红蛋白(MHb)。红细胞内的葡萄糖-6-磷酸脱氢酶(G-6-PD)正常时,可催化磷酸戊糖旁路代谢,生成足够的还原型辅酶Ⅱ(NADPH),其脱下的氢通过递氢体亚甲蓝和 MHb 还原酶的作用,使 MHb 还原成亚铁血红蛋白。如红细胞内 G-6-PD 缺乏,则 NADPH 生成减少或缺乏,MHb 不被还原或还原速度显著减慢。MHb 呈褐色,在 635 nm 波长处有吸收峰,通过测定此波长处吸光度变化,计算 MHb 还原率,以间接反映红细胞内 G-6-PD 的活性。

【材料】

1. 器材 水浴箱、分光光度计、离心机等。

2. 试剂

(1) 0.18 mol/L 亚硝酸钠葡萄糖溶液:亚硝酸钠 1.25 g,葡萄糖 5.0 g,用蒸馏水溶解并加至 100 mL,储存于棕色瓶中,放置于 4 ℃冰箱,可保存 1 个月。

(2) 0.4 mmol/L 亚甲蓝溶液:称取含有 3 个结晶水的亚甲蓝 0.15 g,用蒸馏水溶解并加至 100 mL,混匀,过滤,可保存 3 个月。

(3) 0.02 mol/L 磷酸盐缓冲液(pH 7.4):取磷酸二氢钠 229.5 mg,磷酸氢二钾 52.2 mg,加蒸馏水溶解并定容至 100 mL。

(4) 反应液:取 0.18 mol/L 亚硝酸钠葡萄糖溶液与 0.4 mmol/L 亚甲蓝溶液按 1:1 的比例混合。

【方法】

1. 取枸橼酸钠抗凝静脉血 2 mL,加入 20 mg 葡萄糖,混匀,低速离心 15 min,取出,调整血细胞与血浆比例为 1:1 后再混匀。

2. 取上述处理后的标本 1 mL,加反应液 0.1 mL,颠倒混匀 15 次,使之与空气中的氧充分接触。加塞后置于 37 ℃水浴 3 h,同时将以上未加反应液的血标本同样置于 37 ℃水浴 3 h。

3. 取孵育后混匀标本 0.05 mL,加入 pH 7.4 的 0.02 mol/L 磷酸盐缓冲液 5 mL,混匀,放置 2 min,以此磷酸盐缓冲液调零,于 635 nm 波长处测定吸光度(设为 SA)。

4. 取未加反应液的孵育标本 0.05 mL,重复操作步骤 3,测得吸光度(设为 B)。然后加入 0.18 mol/L 亚硝酸钠葡萄糖溶液 1 滴,混匀,放置 5 min 后,再测其吸光度(设为 ST),此为高铁血红蛋白的对照。

5. 结果计算:

$$高铁血红蛋白还原率 = \left(1 - \frac{SA - B}{ST - B}\right) \times 100\%$$

【注意事项】

1. 标本不能有凝血或溶血,否则会影响测定结果。

2. 当红细胞比容低于 0.30 时,MHb 还原率显著降低,此时应调整红细胞与血浆的比例。

3. 细菌污染可导致结果呈假阳性,应保证试管等器材无菌。

4. 试验的敏感性和特异性不佳,HbH 病、不稳定血红蛋白病、高脂血症等均可出现假阳性结果。标本加入缓冲液后出现浑浊会影响比色,可离心后取上清液比色,以保证结果的准确。

5. 血液孵育后应充分混匀,再吸取标本,加缓冲液进行比色,避免出现大于 100% 的试验结果。

6. 测定时分光光度计的波长应准确,一般 ST 应高于 B 的 8 倍以上。

【参考范围】 正常人 MHb 还原率≥75%(脐带血≥77%);中间缺乏值(杂合子)为 31%～74%(脐带血为 41%～77%);严重缺乏值(纯合子或半合子)为 30% 以下(脐带血为 40% 以下)。

【临床意义】 G-6-PD 缺乏时,MHb 还原率下降,主要见于蚕豆病、服用某些药物(如伯氨喹、磺胺药、抗疟药等氧化性药物)后引起的药物性溶血性贫血、感染性溶血性贫血等。

实验二　葡萄糖-6-磷酸脱氢酶定性试验(荧光斑点法)

【目的】　掌握葡萄糖-6-磷酸脱氢酶(G-6-PD)定性试验(荧光斑点法)的原理、注意事项及临床意义,熟悉其检测方法。

【原理】

红细胞中 G-6-PD 可催化下列反应:

$$葡萄糖\text{-}6\text{-}磷酸 + NADP \xrightarrow{G\text{-}6\text{-}PD} 6\text{-}磷酸葡萄糖酸 + NADPH$$

NADPH 在长波紫外光(260~365 nm)照射时发出绿色荧光,而 NADP 无荧光。

【材料】

1. 器材　水浴箱、长波紫外光灯等。

2. 试剂

(1) 0.01 mol/L 葡萄糖-6-磷酸溶液:取葡萄糖-6-磷酸钠盐 3.05 mg,溶于 1 mL 蒸馏水。

(2) 7.5 mmol/L NADP 溶液:取 NADP-Na$_2$ 5.9 mg,溶于 1 mL 蒸馏水。

(3) 0.25 mol/L 磷酸盐缓冲液(pH7.4):取 0.25 mol/L K$_2$HPO$_4$ 80 mL 和 0.25 mol/L KH$_2$PO$_4$ 20 mL 混合,调节 pH 值为 7.4。

(4) 1% 皂素。

(5) 反应液:葡萄糖-6-磷酸溶液 1 份、1% 皂素 2 份、0.25 mol/L 磷酸盐缓冲液(pH 7.4)3 份和蒸馏水 3 份混匀,于 -20 ℃可保存 2 年,-4 ℃可保存数月。

【方法】

1. 取 10 μL 抗凝全血或 15% 红细胞悬液,加入 100 μL 反应液,充分混匀,取 1 滴混合液滴于滤纸上(第 1 斑点)。

2. 将上述混合液置于 37 ℃水浴 10 min,再取 1 滴混合液滴于滤纸上(第 2 斑点)。

3. 晾干后,在长波紫外灯(365 nm)下观察结果。

【注意事项】

1. 第一斑点为试验对照,应无荧光或出现弱荧光。

2. 每次试验均应选 G-6-PD 活性正常者作阴性对照。最好同时选用已知 G-6-PD 缺乏者的标本作阳性对照。

3. 严重贫血者应增加取血量,或用红细胞悬液进行试验。

4. 可在反应液中加入 1 份 8.0 mmol/L 氧化型谷胱甘肽(GSSG),以提高敏感性。杂合子病例标本中残留有 G-6-PD,反应后可产生少量 NADPH,GSSG 可将其再氧化为 NADP。

【参考范围】　正常人可见明亮荧光,G-6-PD 严重缺乏者无荧光,杂合子或半合子介于两者之间(弱荧光)。

【临床意义】　G-6-PD 缺陷见于蚕豆病、服用某些药物(如伯氨喹、磺胺药、抗疟药等氧化性药物)后引起的药物性溶血性贫血、感染性溶血性贫血等。利用此试验可对高发区域人群或疑诊的新生儿进行筛查。

实验三　葡萄糖-6-磷酸脱氢酶活性测定

【目的】　掌握葡萄糖-6-磷酸脱氢酶(G-6-PD)活性测定的原理、注意事项及临床意义，熟悉其检测方法。

【原理】　采用改良 WHO 推荐法(Zinkham 法)。

红细胞中 G-6-PD 可催化下列反应：

$$葡萄糖\text{-}6\text{-}磷酸 + NADP \xrightarrow{\text{G-6-PD}} 6\text{-}磷酸葡萄糖酸 + NADPH$$

NADPH 在 340 nm 波长处有吸收峰，通过直接测定 340 nm 波长处吸光度的变化来计算单位时间生成 NADPH 的量，以对 G-6-PD 的活性进行定量测定。

【材料】

1. 仪器　水浴箱、分光光度计、离心机等。

2. 试剂

(1) 生理盐水。

(2) 溶血素：取毛地黄皂苷 16 mg，溶于 80 mL 蒸馏水，过滤后加入 NADP 1 mg。

(3) 3.8 mmol/L NADP 溶液：取 NADP-Na_2 0.30 g，加蒸馏水至 100 mL。

(4) 0.5 mol/L Tris 缓冲液(pH 7.5)：取 6.05 g Tris，溶于 70 mL 蒸馏水，用 HCl 溶液调节 pH 值至 7.5，加蒸馏水至 100 mL。

(5) 0.63 mol/L 氯化镁溶液：取氯化镁($MgCl_2 \cdot 6H_2O$)1.28 g，溶于 100 mL 蒸馏水中。

(6) 33 mmol/L 葡萄糖-6-磷酸溶液：取葡萄糖-6-磷酸钠盐 931 mg，溶解于 100 mL 蒸馏水中。

【方法】

1. 取新鲜抗凝静脉血 2 mL，用生理盐水洗涤红细胞 3 次，每次离心去上清液时，务必吸去乳白层(主要为白细胞和血小板)，加入等体积生理盐水，制成红细胞悬液。

2. 取上述红细胞悬液 0.05 mL，加入溶血素 0.5 mL，混合后放置 10 min，完全溶血后作为溶血液，测定其血红蛋白浓度。

3. 按表 2-4-5 加入待检标本和试剂。

表 2-4-5　G-6-PD 活性测定操作表(Zinkham 法)

加　入　物	对　照　管	测　定　管
3.8 mmol/L NADP 溶液/mL	0.1	0.1
0.5 mol/L Tris 缓冲液/mL	0.1	0.1
0.63 mol/L 氯化镁溶液/mL	0.1	0.1
蒸馏水/mL	0.68	0.58
33 mmol/L 葡萄糖-6-磷酸溶液/mL	—	0.1
37 ℃预热		
溶血液/μL	20	20

4. 以对照管调零，立即于 340 nm 波长处，用 1 cm 光径石英比色杯测定待检管吸光

度,37 ℃恒温,每分钟记录 1 次吸光度的变化,共测定 6 次。一般测定不超过 15 min。

5. 计算:1 L 溶血液每分钟催化产生 1 μmol 的 NADPH 作为 1 个国际单位,换算成与每克血红蛋白相关的酶活性。

$$G\text{-}6\text{-}PD \text{ 活性}(U/gHb) = \Delta A \times \frac{1000}{6.22} \times \frac{1020}{20} \times \frac{1}{\text{溶血液血红蛋白浓度}}$$

式中:ΔA 为每分钟吸光度的平均变化值;1000/6.22 为 NADPH 的微摩尔消光系数;1020/20 为总容量与溶血液的量之比。

【注意事项】

1. 溶血液制备后,应立即测定,以防 G-6-PD 活性下降。或者储存于 0~4 ℃,但不应超过 6 h。

2. 所用试剂应为分析纯,配制后的试剂应冷藏保存,一般保存 2 周。

3. 肝素抗凝标本应在 12 h 内完成测定,ACD 抗凝标本可冷藏保存 3~5 天。

4. 溶血素在 -20 ℃保存不宜超过 48 h,4 ℃保存不宜超过 8 h。

5. Tris 缓冲液 pH 值、试剂及溶血液加入量、测定时间均应准确。

6. 如连续 6 次测定吸光度,各 ΔA 间相差较大,应增加读数次数,直至连续 5 次 ΔA 读数接近为止。

【参考范围】 (12.1±2.09) U/gHb。

【临床意义】 新生儿的红细胞和网织红细胞内 G-6-PD 活性较高。其余同荧光斑点试验。

实验四 丙酮酸激酶活性测定

【目的】 掌握丙酮酸激酶活性测定的原理、注意事项及临床意义,熟悉其检测方法。

【原理】 丙酮酸激酶(pyruvate kinase,PK)在二磷酸腺苷(ADP)存在的条件下,可催化磷酸烯醇式丙酮酸(PEP)转化成丙酮酸,在乳酸脱氢酶(LDH)催化下丙酮酸转化为乳酸,同时使反应体系中 NADH 氧化成 NAD^+,因 NADH 在 340 nm 波长处有吸收峰,而 NAD^+ 没有,在此波长下,检测 NADH 减少的速率,从而推算 PK 活性。

【材料】

1. 仪器 水浴箱、分光光度计、离心机等。

2. 试剂

(1) 1 mol/L Tris-盐酸缓冲液(含 5 mmol/L EDTA)(pH 8.0)。

(2) 1 mol/L 氯化钾溶液。

(3) 0.1 mol/L 氯化镁溶液。

(4) 2 mmol/L NADH 溶液:称取 1.5 mg NADH,溶于 1 mL 蒸馏水中。

(5) 30 mmol/L ADP 溶液:取 150 mg ADP-Na$_2$,溶于 5 mL 蒸馏水中。

(6) 60 U/mL LDH 溶液:取 LDH 溶液,将活性单位调至 60 U/mL。

(7) 50 mmol/L PEP 溶液:取 24.05 mg 磷酸烯醇式丙酮酸氨盐,溶于 1 mL 蒸馏水中,4 ℃冷藏备用。

【方法】

1. 取肝素抗凝血 3.5 mL,加右旋糖酐 1 mL,静置后弃去血浆。再加右旋糖酐 1 mL、生理盐水补足至 4.5 mL,洗涤红细胞,反复洗涤 4～6 次,再将去除白细胞的红细胞用生理盐水洗涤 2 次。

2. 将洗涤后的红细胞悬液加入冰浴的蒸馏水,制成 1：20 的溶血液,测定血红蛋白浓度。冰浴备用。

3. 按表 2-4-6 加入试剂及待检标本。

表 2-4-6 PK 活性测定的操作

加入物/μL	对照	高 PEP 浓度	低 PEP 浓度
1 mol/L Tris-盐酸缓冲液	100	100	100
1 mol/L 氯化钾溶液	100	100	100
0.1 mol/L 氯化镁溶液	100	100	100
2 mmol/L NADH 溶液	100	100	100
30 mmol/L ADP 溶液	—	50	20
60 U/mL LDH 溶液	100	100	100
1：20 溶血液	20	20	20
蒸馏水	380	330	455
混匀,37 ℃水浴 10 min			
50 mmol/L PEP 溶液	100	100	5

4. 用蒸馏水调零,37 ℃恒温条件下,于 340 nm 波长处,每分钟测定 1 次吸光度变化,连续测定 10 min。

5. 计算:

$$PK \text{ 活性}(U/gHb) = \frac{100 \times \Delta A \times V_C}{\text{溶血液血红蛋白浓度} \times 6.22 \times V_H}$$

式中:ΔA 为每分钟的吸光度变化;V_C 为测定体系的总体积,试验总体积为 1 mL;6.22 为 1 mmol/L NADH 在 340 nm 波长处的吸光度值;V_H 为加入溶血液的量,本试验为 20 μL。

【注意事项】

1. 血液标本要新鲜。试验试剂、pH 值和温度应准确恒定。

2. 细胞、血小板等含 PK 活性相当高,必须尽可能去除。

3. PK 为变构酶,在低 PEP 浓度时,PK 活性可被微量果糖-1,6-二磷酸(FDP)刺激而增加。在低 PEP 浓度测定时,加入 FDP,有助于对高 PEP 浓度时酶活性测定接近正常的 PK 变异型的诊断,故当高浓度 PEP 测定结果不易判断时,可在低浓度 PEP 试验管加入 10 mmol/L FDP 溶液 50 μL 进行试验。

【参考范围】 正常人为(15.0±1.99) U/gHb。

【临床意义】

1. 先天性 PK 缺乏症,PK 活性降低或消失,严重缺乏(纯合子)时,PK 活性为正常的 25% 以下;中间缺乏(杂合子)时,PK 活性为正常的 25%～50%。

2. PK 活性下降还可见于继发性 PK 缺乏症,如再生障碍性贫血、白血病、骨髓增生异常综合征等。

四、血红蛋白异常的检验

实验一　血红蛋白电泳

【目的】　掌握血红蛋白电泳的原理、注意事项及临床意义,熟悉其检测方法。

【原理】　血红蛋白电泳(hemoglobin electrophresis)是根据各种血红蛋白的主要差异是组成珠蛋白的肽链不同,不同的肽链所含的氨基酸不同,具有不同的等电点来进行测定的。若肽链中的一个或几个氨基酸缺失或被取代后,其所带电荷常随之发生改变。在一定pH值的缓冲液中,不同的血红蛋白所带有的电荷不同,在电场中迁移的速度也不一样,即可在支持物中形成各种区带(电泳图)。从电泳图中可初步发现异常血红蛋白,同时也可对电泳出的各区带进行光电比色或光密度扫描,测出不同血红蛋白含量,从而对血红蛋白病作出诊断。根据pH值不同分为碱性电泳(pH 8.6)和酸性电泳(pH 6.5)。常规采用pH 8.5 TEB缓冲液醋酸纤维素薄膜进行血红蛋白电泳分析。

【材料】

1. 仪器　加样器、电泳仪、离心机等。

2. 试剂

(1) TEB缓冲液(pH 8.5,浸膜用):Tris 10.29 g,EDTA 0.6 g,硼酸3.2 g,加蒸馏水至1000 mL。

(2) 硼酸盐缓冲液(电泳槽用):硼砂6.87 g,硼酸5.56 g,加蒸馏水至1000 mL。

(3) 血红蛋白溶液:制备方法见"血浆游离血红蛋白测定",并配制成50～100 g/L的血红蛋白溶液备用。

(4) 染液及漂洗液可选用以下任一组:①丽春红染液:丽春红 S 0.1 g,二氯醋酸1.4 g,加蒸馏水至100 mL。其漂洗液为3%醋酸溶液。②联苯胺染液:取联苯胺0.1 g,溶于10 mL甲醇中,加入500 mL醋酸钠缓冲液(冰醋酸1.2 mL,结晶醋酸钠0.8 g,加蒸馏水至500 mL),混匀,于4 ℃保存。临用时,取上述液体30 mL,加入1滴30%过氧化氢溶液和1滴5%亚硝基铁氰化钠溶液。其固定液为10%磺基水杨酸溶液,漂洗液为蒸馏水。③氨基黑染液:氨基黑10B 1 g,磺基水杨酸10 g,冰醋酸20 mL,加蒸馏水至400 mL。其漂洗液为乙醇45 mL,冰醋酸5 mL,加蒸馏水至100 mL。

【方法】

(一)血红蛋白电泳

1. 标记　在醋酸纤维素薄膜毛面(无光泽面)距阴极端1.5 cm用铅笔划一横线,作为点样线,并在近阳极端标注待检者的姓名或编号。

2. 浸膜　将醋酸纤维素薄膜(3 cm×8 cm)纸条毛面接触TEB缓冲液表面,均匀浸湿后沉下浸泡15～20 min,使其完全浸透,取出,用滤纸吸去多余的缓冲液。

3. 点样　用加样器蘸取血红蛋白溶液约20 μL,然后垂直点加于醋酸纤维素薄膜的毛面距一端1.5 cm处。点样应均匀、细、直。同时平行点上正常人血红蛋白溶液作对照。

4. 电泳　将硼酸盐缓冲液作为电泳缓冲液倒入电泳槽两端的缓冲液槽内并使两端液面平衡。将点样后的醋酸纤维素薄膜放于电泳槽架上,毛面向下,点样线在阴极端,加盖,平衡5～10 min后接通电源。电流在0.4～0.6 mA/cm膜宽度为宜,电泳20～30 min。

5. 染色 异常血红蛋白筛查时可选用丽春红、氨基黑染色。发现异常血红蛋白区带后可用联苯胺染色证实；HbA$_2$的定量检测多选用氨基黑染色。

(1) 丽春红染色：将电泳后薄膜浸入丽春红染液中染色约 10 min，移入 3‰~5‰的醋酸溶液中，漂洗至背景为无色，取出，贴于玻片上阴干后肉眼观察。

(2) 联苯胺染色：将电泳后薄膜用 10%磺基水杨酸溶液固定 3 min，充分水洗后，浸入联苯胺染液中，至显现清晰的蓝色区带后取出水洗或脱色液洗净，观察结果。

(3) 氨基黑染色：将电泳后薄膜浸入氨基黑染液中，染色约 30 min，移入漂洗液中浸泡漂洗，更换漂洗液数次，直至背景干净为止。

(二) HbA$_2$及其他异常血红蛋白的定量测定

1. 电泳 方法同上。

2. 染色 方法同上，多选用氨基黑染色。

3. 洗脱 分别剪下 HbA、HbA$_2$及相当于 HbA$_2$大小的空白带。如有异常血红蛋白带也同时剪下，将各带放入相应的试管内，再分别加入 10 mL、2 mL 和 2 mL 的 0.4 mol/L NaOH 溶液浸泡，不时轻轻振摇，待血红蛋白完全洗脱后，将洗脱液混匀。

4. 比色 将上述各管洗脱液用空白带管调零，在 600 nm 波长处读取各管吸光度。

5. 计算

$$HbA_2 含量 = \frac{HbA_2 管吸光度}{HbA 管吸光度 \times 5 + HbA_2 管吸光度} \times 100\%$$

如有异常血红蛋白带，则计算 HbA$_2$含量时，分母中还要加上异常血红蛋白管吸光度。

$$异常血红蛋白含量 = \frac{异常血红蛋白管吸光度}{HbA 管吸光度 \times 5 + HbA_2 管吸光度 + 异常血红蛋白管吸光度} \times 100\%$$

【注意事项】

1. 醋酸纤维素薄膜应漂浮在 TEB 缓冲液中浸透，不能一开始就浸没于缓冲液中，避免产生气泡，浸膜不均匀。

2. 避免醋酸纤维素薄膜被蛋白污染；手指尽量不触及薄膜或只触及薄膜的两端。

3. 点样前，薄膜表面多余的缓冲液应用滤纸吸去，以免导致样品扩散；但不宜太干，否则样品难以快速进入膜内，造成点样线参差不齐，影响分离效果。点样时，动作宜轻、稳，以免损坏薄膜或印出凹陷，影响分离效果。点样量应适宜，过多则色带易脱落，染色效果不佳，可出现 HbA$_2$相对增高的假阳性结果；过少则洗脱后 HbA$_2$吸光度太低，影响检测准确性。

4. 电泳时间不能太长，观察到 HbA 和 HbA$_2$清晰分开时即停止电泳，时间过长易导致区带扩散模糊。电泳时电流在 0.4~0.6 mA/cm 膜宽度为宜。电流过高，则热效应高，条带不易分开；电流过低，则样品泳动速度慢且易扩散。

5. 为保证电泳效果，电泳槽内缓冲液不能长期使用，第二次使用时应倒换电极，一般最多重复使用两次。

6. 染色、漂洗时间与温度有关，室温低时染色时间应延长，洗脱要完全，室温高时洗脱时间不宜过长，否则氨基黑颜色会逐渐减退，影响定量结果的准确性。洗脱后应尽快比色（30 min 内），否则可因褪色而影响测定结果。

7. 检测时应做正常人血红蛋白和已知异常血红蛋白标本对照试验。

【参考范围】 应用 pH 8.5 的 TEB 缓冲液醋酸纤维素薄膜电泳,正常血红蛋白电泳区带有:HbA>95%,HbF<2%,HbA$_2$ 为 1.0%~3.1%;常见的异常血红蛋白电泳区带见图 2-4-1,但 HbF 不易与 HbA 分开,HbH 与 Hb Bart's 无法分开和显示,应再选择其他缓冲液进行电泳分离。

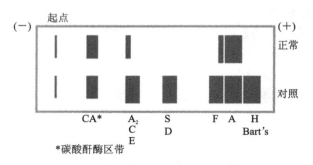

图 2-4-1　pH8.5 异常血红蛋白醋酸纤维素薄膜电泳图谱示意图

【临床意义】

1. 通过与健康人血红蛋白电泳图谱进行比较,可发现异常血红蛋白区带,如 HbH、HbE、Hb Bart's、HbS、HbD 和 HbC 等,为血红蛋白异常性疾病的诊断提供实验依据。

2. HbA$_2$ 增多,是轻型 β 珠蛋白生成障碍性贫血的重要诊断依据。HbA$_2$ 轻度增加亦可见于 β 链异常的不稳定血红蛋白携带者、肝病、肿瘤、恶性贫血、巨幼细胞性贫血等。HbE 病时,HbA$_2$ 区带处增宽,含量增高幅度较大(在 10% 以上)。

3. 缺铁性贫血患者 HbA$_2$ 常降低,可借此与轻型 β 珠蛋白生成障碍性贫血鉴别。

实验二　抗碱血红蛋白测定

【目的】 掌握抗碱血红蛋白测定的原理、注意事项及临床意义,熟悉其检测方法。

【原理】 胎儿血红蛋白(HbF)及某些异常血红蛋白具有比 HbA 更强的抗碱作用。将待检的血红蛋白溶液中加入定量的碱液后,HbA 即发生变性沉淀,HbF 等抗碱能力强的血红蛋白没有变性而存在于上清液中。离心后取上清液,于 540 nm 波长处测定吸光度,可计算抗碱血红蛋白的含量。此试验也称为碱变性试验(alkali denaturation test)。

【材料】

1. 仪器　漏斗、滤纸、定时钟、分光光度计等。

2. 试剂

(1) 0.083 mol/L 氢氧化钠溶液(pH12.7):经标定校正后,置于塑料瓶内,4 ℃保存,用时倒出少许,若有沉淀或浑浊,应弃去不用。

(2) 酸性半饱和硫酸铵溶液:临用前取饱和硫酸铵溶液 4 mL,加等体积的蒸馏水,再加入 10 mol/L 的盐酸 0.02 mL。

【方法】

1. 取一定量抗凝血,按"血浆游离血红蛋白测定"的方法制备血红蛋白溶液。

2. 取 0.083 mol/L 氢氧化钠溶液 1.6 mL,置于试管内,于(25±1) ℃水浴中放置 10 min。加入血红蛋白溶液 0.1 mL,立即混匀。准确碱化 1 min,立即加入 3.4 mL 酸性半饱和硫酸铵溶液终止反应,迅速颠倒混匀 6 次,以优质滤纸过滤,取滤液,以蒸馏水调零,于

540 nm 波长处读取其吸光度值（设为 A）。

3. 取 5 mL 蒸馏水，加入 0.02 mL 血红蛋白溶液作为对照管，在相同条件下测定其吸光度值（设为 B）。

4. 按下式计算：

$$抗碱血红蛋白含量 = \frac{测定管吸光度(A)}{对照管吸光度(B)} \times \frac{51}{251} \times 100\%$$

式中：51 为测定管稀释倍数；251 为对照管稀释倍数。

【注意事项】

1. 每份标本最好重复测定，并用正常人血和脐带血作对照，以提高准确性。

2. 血红蛋白溶液应新鲜，否则血红蛋白可被氧化为高铁血红蛋白，使测定结果出现假性偏低。

3. 碱化时间、碱液浓度、温度应准确，过滤后应于 1 h 内完成比色。

4. 滤液必须清澈透明，以免影响比色结果。

【参考范围】 正常成人抗碱血红蛋白含量为 1.0%～3.1%，新生儿为 55%～85%，2～4 个月后逐渐下降，1 岁左右接近成人水平。

【临床意义】

1. HbF 绝对增多：β 珠蛋白生成障碍性贫血时 HbF 增加，重型者达 30%～90%，中间型常为 5%～30%，轻型小于 5%。遗传性胎儿血红蛋白持续存在综合征患者，HbF 可高达 100%。

2. HbF 相对增多：见于急性白血病、淋巴瘤、再生障碍性贫血、PNH 等。

3. 孕妇及新生儿 HbF 多为生理性增多。

实验三 红细胞包涵体试验

【目的】 掌握红细胞包涵体试验的原理、注意事项及临床意义，熟悉其检测方法。

【原理】 不稳定血红蛋白易变性沉淀。将氧化还原染料——煌焦油蓝染液与新鲜血液置于 37 ℃孵育一定时间后，不稳定血红蛋白可被氧化变性，形成包涵体（Heinz body），包涵体呈蓝色球形，均匀分布在红细胞内。油镜下观察并计算 1000 个红细胞，计算含包涵体红细胞的百分率。

【材料】

1. 仪器 显微镜、水浴箱。

2. 试剂 1%煌焦油蓝染液：煌焦油蓝 1 g，枸橼酸钠 0.4 g，研磨溶解于 100 mL 生理盐水中，储存于棕色瓶中，用前过滤。

【方法】

1. 取 1%煌焦油蓝染液 0.5 mL 于小试管内，加新鲜全血或抗凝血 3～4 滴，混匀，加塞，置于 37 ℃水浴中。分别于 10 min、1 h、3 h 和 24 h 后取 1 滴血推成薄片。

2. 血涂片充分干燥后用油镜计数 1000 个红细胞，算出含包涵体红细胞的百分率。

3. 结果判断：HbH 包涵体阳性时，在红细胞内出现大小不等、数目不一、分布不均、有折光性的蓝色球形小体。

【注意事项】

1. 观察时应注意与网织红细胞鉴别,网织红细胞内的网状物质呈颗粒状或网状不均匀排列,形态不规则,孵育 10 min 即显现出来。HbH 病红细胞内包涵体一般在 10 min 后至 1 h 产生包涵体。不稳定血红蛋白及 HbF 明显增高者的包涵体颗粒细小、分布均匀,需孵育 3 h 或更长时间。

2. 制片后应立即风干,使红细胞形态尽快固定,以便于结果观察。

3. 制片后应及时计数,若久置,血红蛋白包涵体可褪色消失。

【参考范围】 正常人含包涵体红细胞占 0~5%。

【临床意义】

1. HbH 病患者孵育 1 h 就可出现包涵体,也称 HbH 包涵体,其阳性红细胞可达 50% 以上;轻型 α 珠蛋白生成障碍性贫血时,偶见 HbH 包涵体。

2. 包涵体红细胞还见于不稳定血红蛋白病,不同型的不稳定血红蛋白需要的温育时间,以及形成包涵体的形态、数量、大小、分布各不相同,但孵育 3 h 后多数红细胞内可出现变性珠蛋白肽链沉淀形成的包涵体。

3. G-6-PD 缺乏或细胞还原酶缺乏及化学物质中毒等时,红细胞中也可出现包涵体。

实验四　血红蛋白聚丙烯酰胺凝胶电泳试验

【目的】 掌握血红蛋白聚丙烯酰胺凝胶电泳试验的原理、注意事项及临床意义,熟悉其检测方法。

【原理】 血红蛋白液中加入尿素或对氯汞苯甲酸后,血红蛋白内分子间发生解离,裂解为多条肽链亚单位。通过聚丙烯酰胺凝胶电泳(SDS-PAGE)的电荷效应和分子筛效应可将各种肽链分离成不同区带,并对各区带进行定性或定量分析。亦可与正常血红蛋白电泳结果进行比较,从而检测出各种血红蛋白的比例和珠蛋白氨基酸结构的异常。

【材料】

1. 仪器 丙烯酰胺凝胶垂直平板电泳仪。

2. 试剂

(1)丙烯酰胺-甲叉双丙烯酰胺储存液(600 g/L-4 g/L):60 g 丙烯酰胺,400 mg 甲叉双丙烯酰胺,加蒸馏水至 100 mL,分装,加塞,4 ℃保存。

(2)150 g/L 过硫酸铵溶液(催化剂):取 0.15 g 过硫酸铵,溶于 1 mL 蒸馏水中,4 ℃保存。

(3)加速剂:四甲基乙二胺(TEMED),4 ℃保存。

(4)8 mol/L 尿素溶液:取 240 g 尿素,溶于蒸馏水并定容至 500 mL,4 ℃保存。

(5)裂解液:5.4 g 尿素,2 mL α-巯基乙醇,加 pH 8.5 的 TEB 缓冲液(见"血红蛋白电泳"的试剂配制)10 mL。

(6)制胶用液:8 mol/L 尿素溶液 228 mL,冰醋酸 15 mL,Triton X-100 6 mL,混匀后于 4 ℃保存。

(7)电泳槽用液:取 20 mL 冰醋酸,加蒸馏水至 1000 mL。

(8)染色液:0.3 g 考马斯亮蓝 R250,150 mL 甲醇,35 mL 冰醋酸,加蒸馏水至 500 mL。

（9）漂洗液：150 mL 甲醇，35 mL 冰醋酸，加蒸馏水至 500 mL。

（10）10 g/L 琼脂糖：取 0.2 g 琼脂糖，加蒸馏水 20 mL，于沸水中煮沸。

【方法】

1. 制胶 安装好电泳槽，融化 10 g/L 琼脂糖，吸 5 mL 封底。待琼脂糖完全凝固后，在胶模两侧加入蒸馏水，水不能漫入模内。取制胶用液 16 mL 和丙烯酰胺-甲叉双丙烯酰胺储存液 4 mL，混匀，加入 150 g/L 过硫酸铵溶液 0.15 mL 及 TEMED 0.2 mL，充分混匀后，立即倒入胶模内。插入样品槽梳，然后慢慢加入蒸馏水于电泳槽内，至封胶模上端。待 2 h 成胶。

2. 预电泳 倒去槽内水分，加入电泳槽用液，取出样品槽梳，接上电源（胶上端接正极，下端接负极）。每个样品槽内加 α-巯基乙醇 20 μL，250 V 稳压电泳 3～4 h。

3. 电泳 取 10 μL 待检血红蛋白溶液，加样品裂解液 90 μL，混匀至澄清。加入样品槽，然后用 15 mA 稳流电泳 7 h。

4. 染色 取出电泳后的凝胶，浸入染色液，染色 12 h。取出后用漂洗液漂洗至胶板底色洗脱干净，观察结果。

5. 定量 若定量分析，用 20 mL 蒸馏水洗脱，用分光光度计于 420 nm 波长处测定吸光度。

【注意事项】

1. 抗凝剂最好为 ACD 液，亦可选用肝素、枸橼酸钠抗凝。

2. 血红蛋白溶液应新鲜。

3. 每板应同时做正常对照，最好有已知异常血红蛋白标本作阳性对照。

4. 应严格掌握裂解液的浓度，以免影响实验结果。

【参考范围】 根据对比阴性和阳性区带，判断正常区带以外的其他区带性质，并可进行光密度扫描定量。

【临床意义】

1. 从各区带的含量及区带间的相互比值（如 α 链/β 链，正常值为 1.0），用以评价各珠蛋白肽链基因表达信息及比例失衡程度。

2. 可识别醋酸纤维素薄膜电泳中与 HbA_2 电荷近似、泳动速度相近的异常血红蛋白区带，尤其是不稳定血红蛋白区带。

3. 可检测出大多数 α 珠蛋白生成障碍性贫血，并可明确区分 β^0 和 β^+ 珠蛋白生成障碍性贫血。

五、免疫性溶血检验

实验一 抗人球蛋白试验

【目的】 掌握抗人球蛋白试验的原理、注意事项及临床意义，熟悉其检测方法。

【原理】 抗人球蛋白试验（antiglobulin test，AGT）又称为 Coombs 试验，是检测不完全抗体的一种很好的方法。自身免疫性溶血性贫血（autoimmune hemolytic anemia，AIHA）患者体内产生抗自身红细胞的抗体（为 IgG，不完全抗体），能与表面有相应抗原的红细胞结合，使红细胞致敏，但不凝集。本试验分为检测红细胞表面有无不完全抗体致敏的直接抗人球蛋白试验(direct antiglobulin test,DAGT)和检测血清中有无不完全抗体的间接抗人球蛋白试验(indirect antiglobulin test,IAGT)。DAGT 应用抗人球蛋白试剂(抗IgG、IgM、IgA 和(或)抗 C3)能与红细胞表面的 IgG 分子结合,出现凝集反应,即为直接抗人球蛋白试验阳性。IAGT 应用 Rh(D)阳性 O 型红细胞与受检血清混合孵育,若血清中存在不完全抗体,可使红细胞致敏,再加入抗人球蛋白血清,可出现凝集反应,即为间接抗人球蛋白试验阳性。图 2-4-2 为试验原理示意图。

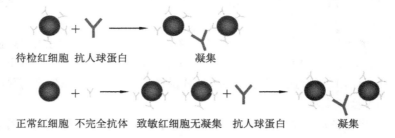

图 2-4-2　抗人球蛋白试验原理示意图

【材料】

1. 器材　清洁干燥的试管及刻度吸管、水浴箱、离心机、显微镜等。

2. 试剂

(1) 抗人球蛋白血清(广谱、单价),市售合格产品,主要抗 IgG。

(2) 健康人 O 型 Rh 阳性混合压积红细胞。

(3) IgG 型抗 D 血清。

(4) AB 型血清。

(5) 待检者压积红细胞和血清。

(6) 5%已知抗原的红细胞悬液。

(7) 生理盐水。

【方法】

(一) 直接抗人球蛋白试验

1. 红细胞悬液制备:取待检抗凝血少许,用生理盐水洗涤 3 次后,配成 5%红细胞生理盐水悬液。阳性对照、阴性对照 5%红细胞悬液制备方法见表 2-4-7。

表 2-4-7　直接抗人球蛋白试验 5%对照红细胞悬液制备

加　入　物	阳性对照红细胞悬液/滴	阴性对照红细胞悬液/滴
O 型 Rh 阳性混合压积红细胞	2	2
IgG 型抗 D 血清	4	—
AB 型血清	—	4
37 ℃水浴 1 h,低速离心,弃上清液,用生理盐水洗涤 3 次,取压积红细胞配成 5%红细胞悬液		

2. 取 4 支小试管,分别标记待检管、阳性对照管、阴性对照管及盐水对照管,按表 2-4-8 加入反应物。

表 2-4-8　直接抗人球蛋白试验操作

加 入 物	待检管	阳性对照管	阴性对照管	盐水对照管
5%待检红细胞悬液	2 滴	—	—	2 滴
5%阳性对照红细胞悬液	—	2 滴	—	—
5%阴性对照红细胞悬液	—	—	2 滴	—
抗人球蛋白血清	2 滴	2 滴	2 滴	—
生理盐水	—	—	—	2 滴

3. 各管分别混匀后,置于室温 30 min(或 120g 离心 1 min),观察结果。如阳性对照管凝集,阴性对照管和盐水对照管不凝集,则待检管凝集者为直接抗人球蛋白试验阳性,不凝集者为阴性。

（二）间接抗人球蛋白试验

1. 5%待检红细胞悬液和 5%Rh 阳性对照红细胞悬液制备方法同上。

2. 取 4 支小试管,分别标记待检管、阳性对照管、阴性对照管及盐水对照管,按表 2-4-9 加反应物。

表 2-4-9　间接抗人球蛋白试验操作

加 入 物	待检管	阳性对照管	阴性对照管	盐水对照管
待检血清	2 滴	—	—	—
5%已知抗原的红细胞悬液	1 滴	—	—	—
IgG 型抗 D 血清	—	2 滴	—	—
5%Rh 阳性对照红细胞悬液	—	1 滴	1 滴	—
AB 型血清	—	—	2 滴	—
5%待检红细胞悬液	—	—	—	1 滴
生理盐水	—	—	—	2 滴
混匀,置于 37 ℃水浴 1 h,用生理盐水分别洗涤各管 3 次后,尽量弃去上清液				
抗人球蛋白血清	1 滴	1 滴	1 滴	1 滴

3. 混匀,1 min 后,120g 离心 1 min,观察结果。如阳性对照管凝集,阴性对照管和盐水对照管不凝集,待检管凝集表示受检血清中有不完全抗体,不凝集表示待检血清中不含与已知抗原红细胞相对应的不完全抗体。

【注意事项】

1. 标本采集后应立即试验,以免抗体从细胞上丢失。

2. 抗人球蛋白血清使用前应按说明书使用最适稀释度,避免前带或后带现象而误认为阴性结果。

3. 所用红细胞必须经洗涤去除血浆蛋白,器材应防止血浆蛋白污染,防止出现假阴性结果。

4. 如阴性对照管出现凝集,可能是抗人球蛋白处理不当,或被细菌污染,应更换血清重做试验。

5. 直接抗人球蛋白试验阴性结果应进行核实,即在该管中加 1 滴 IgG 致敏红细胞,如结果为阳性,说明阴性结果可靠。

6. 血清与相应红细胞在 37 ℃水浴中致敏的时间应为 30 min~1 h。致敏后红细胞洗涤应迅速、彻底。

7. 温抗体型自身免疫性溶血性贫血患者,可选用单种特异的抗人球蛋白抗体(如抗 IgG、抗 IgM、抗 IgA 或抗 C3 等),不仅能诊断 AIHA,还可对疾病进一步分型。

【参考范围】 正常人直接和间接抗人球蛋白均为阴性。

【临床意义】

1. 直接抗人球蛋白试验是诊断 AIAH 的重要指标,阳性还可见于药物性溶血反应、系统性红斑狼疮、新生儿同种免疫性溶血、类风湿性关节炎、淋巴细胞增殖性疾病等。

2. AIHA 多数属于温抗体型(即 37 ℃条件下作用最强,主要为 IgG 型自身抗体),但有少部分属于冷抗体型(4 ℃条件下作用最强,主要为 IgM 型自身抗体),故必要时应在 4 ℃条件下进行试验,以排除假阴性。

3. AIHA 主要以 IgG 型抗体为主,也存在 IgG+C3 型、C3 型、IgG 亚型(极少数)、IgA 和 IgM 型,临床上一般使用广谱的抗人球蛋白血清进行试验。

4. 间接抗人球蛋白试验主要用于母子血型不合妊娠免疫性新生儿溶血病母体血清中不完全抗体的检测。

实验二 冷热溶血试验

【目的】 掌握冷热溶血试验的原理、注意事项及临床意义,熟悉其检测方法。

【原理】 阵发性冷性血红蛋白尿症(paroxysmal cold hemoglobinuria,PCH)患者血清中存在一种特殊的冷反应抗体即 Donath-Landsteiner 抗体(D-L 抗体),此抗体在 20 ℃以下(常为 0~4 ℃)时与红细胞结合,同时吸附补体,但不溶血。当温度升至 37 ℃时,补体激活,红细胞膜破坏而发生急性血管内溶血,故本试验又称为冷热溶血试验(Donath-Landsteiner test)。

【材料】

1. 器材 试管、冰箱、水浴箱等。

2. 试剂 无。

【方法】

1. 取 3 支小试管,分别标记为 A、B、C 管,预温至 37 ℃,采集患者静脉血 3 mL,于上述试管中各加入 1 mL。

2. A 管凝固后置于 37 ℃ 1 h;B 管凝固后置于 4 ℃ 1 h;C 管先置于 4 ℃ 30 min,再置于 37 ℃ 1 h,各管均不可搅动。

3. 观察结果:仅 C 管溶血,A、B 管不溶血,结果为阴性,提示患者可能有 D-L 抗体。

【注意事项】

1. 如患者近期正处于溶血发作,则补体被消耗,可得出假阴性结果。

2. 应与 IgM 引起的冷凝集素区别,后者在体外 pH 6.9~7.0 时亦可缓慢溶血,且血清中冷抗体滴度一般不高,补体因消耗而降低。

【参考范围】 正常人为阴性。

【临床意义】 阳性主要见于 PCH 患者。某些病毒感染如麻疹、流行性腮腺炎、水痘、传染性单核细胞增多症也可呈阳性反应。

实验三 冷凝集素试验

【目的】 掌握冷凝集素试验的原理、注意事项及临床意义,熟悉其检测方法。

【原理】 冷凝集素综合征(cold agglutinin syndrome,CAS)患者的血清中存在冷凝集素,为 IgM 型完全抗体,在低温时可使自身红细胞、O 型红细胞、同型的红细胞发生凝集。凝集反应的高峰在 0~4 ℃,当温度回升到 37 ℃时凝集消失。

【材料】

1. 器材 冰箱、离心机、水浴箱等。

2. 试剂

(1)健康人(O 型或与受检者相同血型)红细胞:取健康人抗凝血 1 mL,用生理盐水洗涤 3 次后,取压积红细胞配成 2%红细胞悬液。

(2)生理盐水。

【方法】

1. 取患者血液 4~5 mL,立即置于 37 ℃水浴箱内,待凝固后,离心分离出血清,备用。

2. 取 10 支小试管,依次编号,每管加 0.2 mL 生理盐水,第 1 管加 0.2 mL 受检者血清,混匀后吸取 0.2 mL 加至第 2 管内,以此类推,倍比稀释至第 9 管,第 10 管作生理盐水对照。

3. 每管加 2%红细胞悬液 0.2 mL,混匀,4 ℃冰箱放置 2~4 h,立即观察结果,记录出现凝集的血清最高稀释度。如第 9 管仍凝集,继续稀释观察其凝集的最高稀释度,再将所有试管放入 37 ℃水浴 2 h,观察凝集是否消失。

【注意事项】

1. 患者血标本采集后应立即置于 37 ℃水浴,严禁放入冰箱,防止冷凝集素被红细胞吸收,导致假阴性结果。

2. 观察凝集时,应同时注意观察溶血现象,如发现溶血,应同时报告。

3. 试验需用自身及健康人红细胞作自身对照和正常对照。

【参考范围】 正常人血清中抗红细胞抗原的 IgM 冷凝集素效价低于 1∶16。

【临床意义】

1. 阳性主要见于 CAS,效价高于 1∶1000。支原体肺炎、传染性单核细胞增多症、淋巴瘤、疟疾、多发性骨髓瘤患者等可引起冷凝集素效价继发性增高,但多数效价不超过 1∶1000,抗体几乎均为 IgM,但也有报道 IgG 或 IgA 增高,因此广谱 DAGT 可呈阳性。

2. 部分低效价高温度幅度的 CAS,其冷凝集素效价不太高(<1∶256),而活性强,作用温度幅度大,在 37 ℃虽 1∶16 仍有活性,患者可有明显溶血及红细胞自凝集现象,一般溶血较持久。

3. 也有的冷凝集素效价高达 1∶5120,无严重溶血,但贫血严重,网织红细胞减少,可能是由于冷凝集素抑制红系细胞生成,红系细胞无效造血导致。

六、阵发性睡眠性血红蛋白尿检验

实验一 酸化血清溶血试验

【目的】 掌握酸化血清溶血试验的原理、注意事项及临床意义,熟悉其检测方法。

【原理】 酸化血清溶血试验(acidified-serum hemolysis test),也称 Ham test。在 pH 6.4～6.5 的酸化血清中,补体容易被激活。PNH 患者的红细胞由于膜有缺陷,对补体敏感性增加,容易产生溶血,而正常红细胞不被破坏。如将血清经 56 ℃加热 30 min,使补体灭活,患者红细胞即不被溶解。

【材料】

1. 器材 试管、离心机、孵育箱等。

2. 试剂

(1) 0.2 mol/L HCl 溶液。

(2) 生理盐水。

【方法】

1. 待检红细胞悬液制备:取患者静脉血 5 mL,注入洁净、盛有玻璃珠的三角烧瓶内,轻轻匀速摇动,制备去纤维蛋白血,用生理盐水洗涤 3 次后,取压积红细胞配成 50% 红细胞悬液。

2. 血清制备:取与待检标本相同血型或"AB"型健康人静脉血 8 mL,按步骤 1 制备去纤维蛋白血,离心沉淀分离血清和红细胞。取压积红细胞按步骤 1 制备正常 50% 红细胞悬液,取 1/3 量血清于 56 ℃水浴 30 min 以灭活补体。

3. 取 6 支试管,依次编号,按表 2-4-10 加入反应物。

表 2-4-10 酸化血清溶血试验操作步骤

加入物/mL	试 验 管			对 照 管		
	1	2	3	4	5	6
健康人新鲜血清	0.50	0.50	—	0.50	0.50	—
健康人灭活血清	—	—	0.50	—	—	0.50
0.2 mol/L HCl 溶液	—	0.05	0.05	—	0.05	0.05
50%患者红细胞悬液	0.05	0.05	0.05	—	—	—
50%健康人红细胞悬液	—	—	—	0.05	0.05	0.05
混匀,加塞,置于 37 ℃水浴中 1 h(中间轻轻混匀 1 次)后低速离心						
阳性结果(溶血)	±	+++	—	—	—	—

4. 结果判断:置于 37 ℃孵育箱中放置 1 h 后直接观察或低速离心后观察有无溶血现象。正常人全部不溶血。PNH 患者第 1 管(未酸化的血清)通常不溶血或极轻微溶血,第 2 管部分溶血,如第 3 管(加正常人灭活血清管)也溶血,则表明此溶血不依赖补体,故不是 PNH,可能红细胞有其他缺陷,如球形红细胞增多症等,应进一步鉴别。

【注意事项】

1. 血清必须新鲜,以免补体失活而导致假阴性结果。

2. 血清酸化后,应塞紧试管,防止 CO_2 逸出、酸度降低而导致溶血程度减低。

3. 本试验宜用去纤维蛋白血,防止抗凝剂中 Na^+、K^+ 影响实验结果。

4. 试验器材应清洁、干燥,红细胞悬液应直接滴入液体,不能沿管壁流下,避免溶血而出现假阳性。

【参考范围】 正常人为阴性。

【临床意义】

1. 本试验阳性主要见于 PNH 患者,对 PNH 的诊断有特异性。

2. 自身免疫性溶血性贫血患者溶血发作严重时偶可呈阳性。此时,如果将血清加热破坏补体后,试验结果由阳性转变为阴性,则更支持 PNH 的诊断。

3. 球形红细胞在酸化血清内可呈假阳性反应,可用加热灭活补体后的血清再做试验,其结果仍呈阳性。借此排除遗传性球形红细胞增多症。

4. 如 PNH 患者曾多次输血,因血中所含补体敏感红细胞相对减少,试验可呈弱阳性或阴性反应。可延长温育时间(4~6 h),再观察是否有溶血现象。

实验二 蔗糖溶血试验

【目的】 掌握蔗糖溶血试验的原理、注意事项及临床意义,熟悉其检测方法。

【原理】 蔗糖溶血试验(sucrose hemolysis test)是基于等渗低离子强度的蔗糖溶液,可使补体成分与红细胞膜结合增强,使补体敏感的红细胞膜缺损,导致蔗糖溶液进入红细胞内,引起渗透性溶血。而正常红细胞则不发生溶血。

【材料】

1. 器材 离心机、孵育箱、分光光度计、试管等。

2. 试剂

(1) 10%蔗糖溶液:取蔗糖 10 g,溶于 100 mL 蒸馏水中,4 ℃保存几个月。

(2) 正常新鲜血清:取与患者同型或 AB 型健康者新鲜血清。

(3) 生理盐水。

(4) 0.01 mol/L 氢氧化铵溶液。

【方法】

(一)定性法

1. 取患者枸橼酸钠抗凝血,按表 2-4-11 加入反应物。

表 2-4-11 蔗糖溶血试验定性法操作

加入物/mL	试验管	对照管 1	对照管 2
患者全血	0.1	0.1	0.1
10%蔗糖溶液	0.9	—	—
生理盐水	—	0.9	—
蒸馏水	—	—	0.9

2. 混匀,置于 37 ℃孵育箱孵育 30 min。低速离心后观察上清液有无溶血现象。对照管 1 不溶血或轻度溶血(PNH 患者),对照管 2 应完全溶血。

（二）定量法

1. 取患者抗凝静脉血，用生理盐水洗涤 3 次后，取压积红细胞配制成 50％红细胞悬液。

2. 按表 2-4-12 加入反应物。

表 2-4-12　蔗糖溶血试验定量法操作

加入物/mL	试管 1	试管 2	试管 3	试管 4
50％红细胞悬液	0.05	0.05	—	0.05
10％蔗糖溶液	0.90	0.95	0.95	—
正常血清	0.05	—	0.05	—
0.01 mol/L 氢氧化铵溶液	—	—	—	0.95

3. 置于室温 1 h，每管加生理盐水 4 mL，离心，取上清液，以蒸馏水调零，于 540 nm 波长处读取各管吸光度值。

4. 计算：

$$溶血率 = \frac{试管 1 吸光度 - (试管 2 吸光度 + 试管 3 吸光度)}{试管 4 吸光度 - 试管 2 吸光度} \times 100\%$$

【注意事项】

1. 采血应顺利，器具必须清洁干燥，避免溶血。

2. 每次试验应同时做正常对照。

3. 肝素可抑制本试验，故不宜用肝素抗凝血。

4. 血清不新鲜而致补体含量太少可出现假阴性，加入血清量过多时可出现假阳性。

5. 假阳性溶血一般不超过 5％，可见于自身免疫性溶血性贫血。

【参考范围】　定性试验：正常人无溶血。定量试验：溶血率＜5％。

【临床意义】

1. 无溶血为阴性，一般可排除 PNH。PNH 患者为阳性，AA-PNH 综合征患者亦可见阳性反应。

2. 轻度阳性或溶血率在 1％～5％，可见于部分巨幼细胞性贫血、再生障碍性贫血、自身免疫性溶血性贫血、遗传性球形细胞增多症等。

实验三　流式细胞术检测细胞表型 CD55、CD59

【目的】　掌握流式细胞术检测细胞表型的原理、注意事项及临床意义，熟悉其检测方法。

【原理】　PNH 的发病机制是因为造血干细胞 X 染色体短臂 Xp22.1 上的磷脂酰肌醇聚糖 A 类（PIG-A）基因突变，引起细胞膜上糖化磷脂酰肌醇（GPI）锚合成障碍，使反应性溶血膜抑制物（CD59）和（或）C3 转化酶衰变加速因子（CD55）等补体调节蛋白不能连接到细胞膜上，其表达明显减少或缺失，故 PNH 细胞对补体敏感，易遭补体攻击而溶血。如用 CD59、CD55 荧光标记的单克隆抗体，通过流式细胞仪检测红细胞和白细胞 CD59$^-$、CD55$^-$ 的细胞数量，对 PNH 的诊断与鉴别诊断有重要意义。

【材料】

1. 器材　旋涡混匀器、流式细胞仪、离心机、加样器等。

2．试剂

（1）荧光标记抗人 CD55 抗体（CD55-FITC 或-PE）。

（2）荧光标记抗人 CD59 抗体（CD59-FITC 或-PE）。

（3）磷酸盐缓冲液（PBS），pH 7.4。

（4）1％多聚甲醛。

（5）溶血剂：NH_4Cl 80.2 g，$NaHCO_3$ 8.4 g，EDTA-Na_2 3.7 g，加蒸馏水 900 mL，用 1 mol/L NaOH 溶液或 HCl 溶液调节 pH 值为 7.4，再加蒸馏水至 1 L 作为储存液，4 ℃ 保存 6 个月。临用时稀释 10 倍。

【方法】

1．标本采集　取患者 EDTA-K_2 或肝素钠抗凝的静脉血 1 mL。

2．红细胞 CD55、CD59 的检测

（1）用 pH 7.4 的 PBS 将待测标本红细胞数调整至大约 10000 个/μL。

（2）取两个专用试管，分别加入 CD55-FITC 和 CD59-FITC 抗体试剂各 20 μL。

（3）向各管中加入 100 μL 待测标本，混匀，室温孵育 15 min。

（4）向各管中加入 2～3 mL PBS，混匀，低速离心 5 min。

（5）弃去上清液，加入 1％多聚甲醛 500 μL。

（6）放置约 5 min 后上机检测，或 2～8 ℃ 避光保存（可保存 24 h）后上机检测。

3．粒细胞 CD55、CD59 检测

（1）取适量标本，加入相同体积的溶血剂，室温放置 5 min。

（2）低速离心 5 min，弃上清液。再用 PBS 洗涤一次，用 PBS 将细胞浓度调整为 3000～10000 个/μL。

（3）取两个试管，分别进行标记，方法同红细胞的检测。

（4）放置约 5 min 后上机检测，或 2～8 ℃ 避光保存（可保存 24 h）后上机检测。

4．流式细胞仪检测

（1）调校好流式细胞仪，设置 CD55-FITC 和 CD59-FITC 的直方图。

（2）在 FSC/SSC 散点图上选择待分析的细胞群设门。

（3）上机检测时收获 $(1\sim2)\times10^4$ 个细胞，以正常标本作为阳性对照，采集信号时将 CD55-FITC 或 CD59-FITC 阳性峰值调至 10^4 左右。

（4）分析检测结果，计算 CD55 或 CD59 低表达群细胞比例。

【注意事项】

1．加样须准确，加入溶血剂后应能使红细胞完全溶解。

2．细胞群应严格按仪器说明书进行设门。

3．每次检测须同时作健康对照、作荧光标记抗人 IgG 同型对照。

【参考范围】　正常人外周血中 CD59$^-$ 和 CD55$^-$ 细胞均低于 5％，而 PNH 患者通常高于 10％（5％～10％为可疑）。

【临床意义】　患者 CD55、CD59 低表达的异常细胞群增多，支持 PNH 诊断。先天性 CD55 缺乏者极少见，缺乏者所有红细胞膜上完全无 CD55，但不缺 CD59，此不同于 PNH 部分红细胞缺失 CD55、CD59。先天性 CD59 缺乏者类同。

（乔凤伶）

第五节 其他红细胞疾病的检验

一、骨髓病性贫血的检验

骨髓病性贫血(myelopathic anemia)或称骨髓浸润性贫血,是骨髓被肿瘤细胞或异常组织浸润,造血骨髓微环境遭受破坏,造血功能受损引起的贫血。其特征是骨痛,骨质破坏,贫血伴幼粒、幼红细胞血象。

【目的】 掌握骨髓病性贫血血象、骨髓象特点,正确书写骨髓病性贫血骨髓检验报告单。

【材料】

1. 骨髓病性贫血血涂片、骨髓涂片。

2. 病例资料:患者,男性,57岁,头晕、疲乏、消瘦近1年,近1年出现腰部及胸部疼痛,针灸理疗不能缓解。脊柱CT片提示胸椎及腰椎有多处压缩性骨折。实验室检查:RBC $1.6\times10^{12}/L$,Hb 53 g/L,Hct 0.21,Ret 1.5%,MCV 76 fL,MCH 29 pg,MCHC 332 g/L,RDW 13.5%;WBC $3.8\times10^9/L$,N 61%,L 35%,M 2%,E 2%;PLT $153\times10^9/L$。

【形态学检验】

1. 血象 白细胞、红细胞、血小板均有不同程度减少,部分病例血红蛋白下降明显,呈现幼红、幼粒细胞性贫血,即白细胞分类计数中,出现数量不等的幼稚红细胞和幼稚粒细胞。幼稚红细胞以晚幼阶段为主,幼稚粒细胞以中幼和晚幼阶段细胞居多。红细胞一般呈正细胞性贫血;部分病例红细胞大小不一,查见异形红细胞、嗜碱性点彩红细胞和嗜多色性红细胞。详见彩图22、彩图23。

2. 骨髓象 骨髓取材偶有"干抽"或"血抽"现象。疾病早期骨髓有核细胞增生明显活跃,粒、红、巨三系均增生,但以红系增生为主。各系各阶段有核细胞的比例及形态大致正常。骨髓涂片和活检可发现原发疾病的细胞形态学表现。癌肿转移者可在片尾找到成团出现的癌细胞。

3. 鉴别 骨髓病性贫血病因不同,骨髓象表现差异巨大。常见的病因有转移癌、造血系统肿瘤、感染以及代谢性疾病。

(1)转移癌 转移癌细胞侵犯骨髓后,可以导致造血微环境的改变和造血干细胞受损,破坏血细胞正常的生长发育,引起血细胞减少而致骨髓病性贫血。常见的转移癌有甲状腺癌、胃癌、肺癌、肝癌、结肠癌、直肠癌、前列腺癌及神经母细胞瘤等。其骨髓象的重要特征就是查见癌细胞。骨髓象早期血细胞增生活跃或明显活跃,粒红比例正常,有核细胞形态大致正常。部分病例可以出现粒、红系类巨幼变。中后期出现造血细胞增生受抑,粒、红系增生低下,巨核细胞减少,并发骨髓纤维化或骨髓坏死。

(2)造血系统肿瘤 造血系统肿瘤细胞的恶性增生抑制和破坏了正常克隆的干细胞,致使造血细胞再生不良和分化成熟受阻,造成骨髓病性贫血。常见的造血细胞肿瘤包括急性髓细胞白血病、急性淋巴细胞白血病、慢性淋巴细胞白血病、慢性粒单白血病、多发性骨髓瘤、恶性淋巴瘤等。骨髓增殖性肿瘤中,骨髓纤维化最容易引起骨髓病性贫血,其他亚型则很少,部分病例可能在疾病后期才会导致骨髓病性贫血。骨髓象以原发病的表现为特征,即白血病细胞异常增生,正常血细胞数量减少。骨髓纤维化后期的骨髓象特征是有核细胞增生减低,粒、红、巨核三系减少,骨髓组织病理活检检查可见纤维细胞异常增生,正常的造血组织结构破坏或消失。

（3）感染 细菌和真菌感染均可引起机体炎症,导致免疫功能紊乱,干扰和破坏造血细胞的生长发育,并发骨髓病性贫血。常见的疾病有结核、葡萄球菌感染、伤寒和组织胞浆菌病等。骨髓象表现为粒细胞系显著增生,中性粒细胞颗粒（S 颗粒）粗大,核溶解；组织细胞增多,噬血现象明显。组织胞浆菌病的骨髓象可检出被吞噬在组织细胞内的带有荚膜的组织胞浆菌。部分病例可以出现红细胞系发育异常和核畸形等病态现象。

（4）代谢性疾病 脂质代谢障碍的戈谢病和骨硬化症等可引起骨髓病性贫血。

【注意事项】

1. 填写报告单:填写增生程度,计数 200 个有核细胞,分类计数,计算粒红比。

2. 诊断与建议:骨髓病性贫血是对贫血分类所列出的一类病理概念,在骨髓象分析报告中不列为诊断报告结果。该类疾病的骨髓象主要描述原发病的骨髓象特征或相关的形态学改变。对于骨髓象不能作定性诊断的病例,建议做临床相关检查。

3. 书写骨髓报告单时,应将红细胞系置于首位描述,并注意描述幼稚红细胞的比例、形态特点及成熟红细胞的形态特点。

4. 与其他贫血相鉴别,后者有与之相应的骨髓象特征,如缺铁性贫血、再生障碍性贫血等。

二、红细胞增多症的检验

【目的】 掌握红细胞增多症血象、骨髓象特点,正确书写红细胞增多症骨髓检验报告单。

【材料】

1. 红细胞增多症血涂片、骨髓涂片。

2. 病例资料:患者,男性,68 岁,咳嗽、咳痰 11 年,近 1 年出现咳嗽症状加重,伴心慌、胸闷、呼吸困难。皮肤、黏膜明显红紫。CT 片提示慢性阻塞性肺炎、心影增大。实验室检查:RBC 7.1×10^{12}/L,Hb 178 g/L,Hct 0.54,Ret 1.0%,MCV 78 fL,MCH 28 pg,MCHC 351 g/L,RDW 13.2%；WBC 12.8×10^9/L,N 82%,L 14%,M 3%,E 1%；PLT 308×10^9/L。

【形态学检验】 按照骨髓细胞学检查方法进行细胞形态学观察。

1. 血象 红细胞数显著增多,白细胞和血小板计数正常或有不同程度增多。红细胞形态大致正常,在血涂片上细胞排列紧密,常见相互挤压、重叠现象。白细胞分类以中性分叶粒细胞为主,部分病例中性颗粒粗大,少见中性中、晚幼稚粒细胞。

2. 骨髓象 骨髓液为深红色。骨髓有核细胞增生明显活跃,粒、红、巨核三系均增生,粒红比例可以增高、正常或减低。各系各阶段有核细胞的比例及形态大致正常。红细胞增多症骨髓采取极易稀释,故有核细胞分类计数常会出现粒细胞系阶段右移,详见彩图 24。

3. 鉴别 红细胞增多症分为真性红细胞增多症和继发性红细胞增多症,二者需结合临床表现和实验室检查特征来鉴别。前者是干细胞疾病,临床观察无疾病诱因,存在 JAK2 基因突变；骨髓象表现为粒、红、巨三系均异常增生,可伴有病态造血现象。后者多继发于心脏病、肺心病等多种疾病,高原居住、吸烟人群也可出现反应性红细胞增生,临床观察可查找到诱因;骨髓象一般大致正常,也可表现为与原发病相关联的形态学特征。

【注意事项】

1. 书写骨髓报告单时,应将红细胞系置于首位描述,详细描述幼红细胞的比例、形态特点及成熟红细胞的形态特点。

2. 填写报告单:填写增生程度,计数 200 个有核细胞,分类计数,计算粒红比。

3. 诊断与建议:增生性骨髓象,请结合临床分析。

(彭贤贵)

第三章 白细胞异常性疾病的检验

白细胞异常性疾病有多种,分为肿瘤及非肿瘤性疾病。2008 年 WHO 分型将血液系统肿瘤分为髓系肿瘤及淋巴系肿瘤,详见表 3-0-1,WHO 分型将急性白血病的诊断标准从原来的原始细胞≥30％,调整为原始细胞≥20％。非肿瘤性疾病包括白细胞减少症、粒细胞缺乏症、类白血病反应、传染性单核细胞增多症、嗜酸性粒细胞增多症、戈谢病及尼曼-匹克病等。

表 3-0-1 血液系统肿瘤 2008 年 WHO 分型

分 类	疾 病
髓系肿瘤	急性髓细胞白血病
	骨髓增生异常综合征
	骨髓增殖性肿瘤
	骨髓增生异常/骨髓增殖性肿瘤
淋巴系肿瘤	淋巴母细胞肿瘤
	成熟 B 细胞肿瘤
	成熟 T/NK 细胞肿瘤
	霍奇金淋巴瘤

第一节 急性髓细胞白血病

急性髓细胞白血病(acute myeloid leukemia,AML)又称为急性非淋巴细胞白血病(acute nonlymphocytic leukemia,ANLL)。2008 年 WHO 分型中,急性髓细胞白血病包括了非特定类型 AML/伴重现性细胞遗传学异常 AML、伴病态造血相关改变 AML、治疗相关髓系肿瘤及急性髓细胞白血病非特殊类型等;FAB 分型中,急性髓细胞白血病包括了 M0 至 M7,下面逐一进行介绍 FAB 分型中的 M0 至 M7 的血象、骨髓象及细胞化学染色特点。

一、急性髓细胞白血病微小分化型

急性髓细胞白血病微小分化型(minimally differentiated acute myeloid leukemia)即 M0,是一种较少见的白血病,多见于老年人,该病肝、脾及淋巴结肿大不明显,治疗效果差,生存期短。

（一）血象

1. 血细胞数量　白细胞数常减少，红细胞数及血小板数也常减少，故患者常表现为全血细胞减少。

2. 血细胞涂片　常可见一定数量的原始细胞（形态常似淋系），无棒状小体，有的可见幼稚粒细胞及有核红细胞。

（二）骨髓象

1. 骨髓增生程度　有核细胞增生明显活跃或极度活跃。

2. 原始细胞增生　≥30%（NEC），此类原始细胞在显微镜下似急性淋巴细胞白血病（ALL）。其胞体多数较小，胞体较规则；胞质少，蓝色，无颗粒及棒状小体；胞核圆形，染色质细致，核仁明显。

3. 其他　粒系、红系及巨系常明显抑制或缺如，血小板少见。

（三）细胞化学染色

POX 染色、NAS-DCE 染色、NAS-DAE 染色及 α-NBE 染色均阴性；PAS 染色一般也呈阴性，但偶尔可见弱阳性。

二、急性粒细胞白血病未分化型

急性粒细胞白血病简称急粒，是成人中常见的一种急性白血病。急粒分为两型：急性粒细胞白血病未分化型（acute myeloblastic leukemia without maturation，M1）和急性粒细胞白血病部分分化型（acute myeloblastic leukemia with maturation，M2）。M1 型白血病四大症状明显，表现为贫血、出血、感染及浸润。患者常有口腔、咽喉黏膜的炎症及溃疡，肝、脾及淋巴结可肿大。

（一）血象

1. 血细胞数量　白细胞数常增加，多数为(10～50)×10⁹/L，少数减少或正常；红细胞数常减少；血小板数也常减少，少数血小板数增加。

2. 血细胞涂片　原始细胞增加，比例常较高，高者大于 90%（白细胞数低者原始细胞比例常低），原始细胞内有时可见棒状小体（典型者棒状小体粗短），少数患者还可见少许幼稚粒细胞及有核红细胞。

（二）骨髓象

1. 骨髓增生程度　有核细胞增生极度活跃。

2. 原始粒细胞极度增生　≥90%（NEC），早幼粒细胞很少见，中幼粒以下各阶段细胞不见或罕见，有的患者原始粒细胞内可见棒状小体，少数患者伴有嗜碱性粒细胞增多。典型原始粒细胞胞体为中等大小，直径 10～20 μm，胞体规则；胞质量中等，蓝色，无颗粒或有少许颗粒；胞核较规则，染色质细致，核仁明显，2～5 个，核质比大约为 0.8。粒系分裂象细胞的染色体常较粗短。

根据骨髓涂片中原始粒细胞形态特点分为以下几种：典型原始粒细胞、小型原始粒细胞、"无核仁"原始粒细胞及副型原始粒细胞；根据原始粒细胞胞质中有否颗粒分为 I 型原始粒细胞和Ⅱ型原始粒细胞。Ⅰ型原始粒细胞就是指传统的原始粒细胞,胞质中无颗粒。Ⅱ型原始粒细胞:胞质中有少许、细小的嗜天青颗粒(具体颗粒多少尚无统一的标准,一般认为小于20颗),核质比比Ⅰ型小,其他方面同Ⅰ型。当核偏位 Golgi 区发育(核附近有淡染区),染色质聚集,颗粒较多,核质比减少时,即为早幼粒细胞,不再是Ⅱ型原始粒细胞。

3. 其他 红系及巨系常明显抑制或缺如,血小板少见。

（三）细胞化学染色

1. POX 染色 常阳性,阳性率>3%,多呈(＋)～(＋＋)。少数 M1 患者 POX 染色呈阴性。

2. NAS-DCE 染色 阳性或均阴性。

3. NAS-DAE 染色 阴性或阳性,加 NaF 不抑制。

4. α-NBE 染色 均阴性。

5. PAS 染色 阴性或阳性,典型者呈弥散状阳性。

三、急性粒细胞白血病部分分化型

急性粒细胞白血病部分分化型(M2)分为两型:M2a 和 M2b。M2 的临床表现基本同 M1。M2b 在我国急性髓细胞白血病分型中属于 M2 的一种特殊亚型。M2b 的白血病四大症状较轻,其起病及进展缓慢,多见于青年人,常以贫血为首发症状,肝、脾及淋巴结一般不肿大。

（一）血象

1. 血细胞数量 白细胞数常增加,少数减少或正常;红细胞数常减少;血小板数也常减少,个别 M2a 患者血小板数增加。

2. 血细胞涂片 ①M2a:原始粒细胞增多,同时可见早幼粒细胞、中性中幼粒及中性晚幼粒细胞,部分患者的原始粒细胞内有棒状小体,少数患者可见少许有核红细胞,血小板常少见。②M2b:可见各阶段幼粒细胞(包括异常中性中幼粒细胞),有的患者还可见原始粒细胞、棒状小体及有核红细胞。

（二）骨髓象

1. 骨髓增生程度 有核细胞增生极度活跃或明显活跃。

2. 白血病细胞明显增生 ①M2a:原始粒细胞增生,≥30%(NEC),早幼粒及其以下各阶段细胞>10%,单核细胞<20%,少数患者伴有嗜碱性粒细胞增多。骨髓涂片中原始粒细胞形态特点基本同 M1,可有少许幼稚粒细胞形态异常,如巨幼变、异常中性中幼粒细胞等,部分患者的原始粒细胞内可见棒状小体。②M2b:异常中性中幼粒细胞增生,≥30%(NEC),原始粒细胞及早幼粒细胞也常增多,异常中性中幼粒细胞的主要形态特点为:胞核发育明显落后于胞质,胞核呈椭圆形,染色质细致,可见核仁,胞质中含有丰富的中性颗粒,而嗜天青颗粒极少或无,有时还可见细胞内质、外质分明现象,"内胞质"中含丰富中性颗粒,"外胞质"中颗粒很少或无颗粒。部分患者粒细胞中可见棒状小体。

3. 其他 红系、巨系增生常受抑制;如白血病细胞比例不高者,红系、巨系也可增生。有的可见红系、巨系形态异常。

（三）细胞化学染色

急性粒细胞白血病 M2a 和 M2b 的细胞化学染色结果见表 3-1-1。

表 3-1-1　急性粒细胞白血病部分分化型的细胞化学染色结果

项　　目	M2a	M2b
	原始粒细胞的染色结果	异常中性中幼粒细胞的染色结果
POX 染色	阳性,阳性率＞3％,常呈(＋)～(＋＋)	均阳性,常呈强阳性
NAS-DCE 染色	阳性	均阳性,常呈强阳性
NAS-DAE 染色	多数阳性,加 NaF 不抑制	均阳性,常呈强阳性,加 NaF 不抑制
α-NBE 染色	均阴性	均阴性
PAS 染色	阳性,多呈弥散状阳性	均阳性,常呈弥散阳性

四、急性早幼粒细胞白血病

急性早幼粒细胞白血病(acute promyelocytic leukemia,APL)即 M3,是一种常见的、临床表现凶险的急性白血病。根据异常早幼粒细胞形态特点,我国将 M3 分为 M3a 和 M3b;FAB 协作组不分亚型,但有一变异型(M3v)。M3 患者临床上出血广泛、严重且易出现弥散性血管内凝血,肝、脾及淋巴结多数无肿大,多见于青壮年,预后较好。

（一）血象

1. 血细胞数量　白细胞数常减少,严重者可出现粒细胞缺乏症,少数增加或正常,红细胞数常减少,血小板也常减少或明显减少,所以患者常表现为全血细胞减少。白细胞减少者多见于 M3a 型,白细胞升高者多见于 M3b、M3v 型。白细胞数大于 $15×10^9/L$ 者易出现弥散性血管内凝血。

2. 血细胞涂片　大多数患者可见异常早幼粒细胞,其比例多少不一(白细胞数明显减少者,其比例也低),并可见少许中性中幼粒、晚幼粒细胞,Auer 小体、柴捆细胞(faggot cell)常较易见,有时可见有核红细胞。

（二）骨髓象

1. 骨髓增生程度　有核细胞增生极度活跃或明显活跃。

2. 异常早幼粒细胞增生　≥30％(NEC),并可见少许原始粒细胞及中性中幼粒细胞,其他阶段粒细胞明显减少。异常早幼粒细胞的形态特点为:胞体大小不一,直径为 15～30 μm,胞体常不规则;胞核偏小,核常扭曲、折叠甚至分叶,核染色质较细致,常有核仁,1～3 个;胞质丰富,蓝色,胞质中常有丰富、密集的嗜天青颗粒,并常见内、外胞质分明现象,"内胞质"中充满颗粒,"外胞质"中颗粒很少或无颗粒。异常早幼粒细胞中棒状核小体常较易见,且数量常较多,几条、十几条甚至几十条,棒状小体多者从形态上似柴捆,呈束状交叉排列,故棒状小体多的细胞称为柴捆细胞。颗粒异常增多、核形不规则、内外胞质分明现象及易见柴捆细胞是异常早幼粒细胞的最主要特点。根据异常早幼粒细胞中颗粒的特征分为:①M3a(粗颗粒型):多数早幼粒细胞胞质中的颗粒粗大、深染、密集或融合。②M3b(细颗粒型):多数早幼粒细胞胞质中的颗粒细小、密集。③M3v(细颗粒型):多数早幼粒细胞胞质中无颗粒或颗粒很少。

3. 其他 红系及巨系常明显受抑制或缺如。

（三）细胞化学染色

异常早幼粒细胞的细胞化学染色基本同 M2b（表 3-1-1）。在 NAS-DCE 染色中，柴捆细胞比在瑞氏染色下更易见。

五、急性粒-单核细胞白血病

急性粒-单核细胞白血病（acute myelomonocytic leukemia，AMMOL）简称急粒单（即M4），是一种粒系和单核系同时异常增生的常见类型急性白血病，国内将其分为四型：M4a、M4b、M4c 及 M4Eo。具有急粒和急单的临床表现特点。

（一）血象

1. 血细胞数量 白细胞数增加、减少或正常；红细胞数常减少；血小板数也常减少，个别 M4 患者血小板数增加。

2. 血细胞涂片 常可见一定数量的原始细胞、幼稚单核细胞和幼稚粒细胞，有的伴有单核细胞、嗜酸性粒细胞增加（后者多见于 M4Eo）。有的原始细胞、幼稚单核细胞等胞质中可见棒状小体。

（二）骨髓象

1. 骨髓增生程度 有核细胞增生明显活跃或极度活跃。

2. 白血病细胞增生 根据粒系、单核系增生情况将其分为四型：① M4a：以原始粒细胞、早幼粒细胞为主，单系≥20%（NEC）。②M4b：以原始单核细胞、幼稚单核细胞为主，原始粒细胞、早幼粒细胞≥20%（NEC）。③M4c：骨髓中的原始细胞既具有粒系特征又具有单核系特征，此类细胞大于或等于 30%（NEC）。④M4Eo：在以上三型基础上，嗜酸性粒细胞增加大于 5%（NEC），其嗜酸性颗粒粗大而圆，还有着色较深的嗜碱性颗粒。少数患者可伴有嗜碱性粒细胞增加。原始粒细胞、原始单核细胞及幼稚单核细胞形态特点见 M1、M5，有的可见棒状小体。

3. 其他 红系及巨系常明显受抑制或缺如，有的浆细胞较易见。

（三）细胞化学染色

1. POX 染色 常阳性，阳性以（±）至（++）为主，少数为（+++）。

2. NAS-DCE 染色 原始粒细胞可呈阳性，原始及幼稚单核细胞呈阴性。

3. NAS-DAE 染色 原始粒细胞、原始及幼稚单核细胞呈阳性（后两者阳性较强），加NaF 后部分抑制（即原始及幼稚单核细胞的阳性可被抑制）。

4. α-NBE 染色 原始粒细胞呈阴性，原始及幼稚单核细胞呈阳性。

5. PAS 染色 阳性，呈弥散、细颗粒状阳性。

6. 酯酶双染色 对诊断 M4 具有重要意义。例如，NAS-DCE 和 NAS-DAE 的酯酶双染色中，M4a 和 M4b 中可见两群细胞，一群为特异性酯酶阳性，一群为非特异性酯酶阳性；在 M4c 中可见一群细胞，在同一个细胞中同时可见特异性酯酶阳性和非特异性酯酶阳性。

六、急性单核细胞白血病

急性单核细胞白血病（acute monocytic leukemia，AMOL）简称急单（即 M5），是一种常

见的急性白血病,分为两型:急性单核细胞白血病未分化型(M5a)、急性单核细胞白血病部分分化型(M5b)。临床上浸润症状明显,肝、脾等肿大较明显,易出现弥散性血管内凝血(发生率低于 M3)。

（一）血象

1. 血细胞数量　白细胞数增加,少数减少或正常。10%～30%伴有高白细胞血症,红细胞数常减少,血小板数也常减少。

2. 血细胞涂片　可见一定数量的原始单核细胞和(或)幼稚单核细胞。M5a 常以原始单核细胞增多为主;M5b 常以幼稚单核细胞增多为主,单核细胞也常增多。部分患者的原始及幼稚单核细胞胞质中可见棒状小体(典型者棒状小体细长),有的可见少许有核红细胞、幼稚粒细胞。

（二）骨髓象

1. 骨髓增生程度　有核细胞增生极度活跃或明显活跃。

2. 原始单核细胞或原始和幼稚单核细胞增生　根据原始单核细胞和幼稚单核细胞增生的比例不同分为两型:①M5a:原始单核细胞≥80%(NEC)。②M5b:原始单核细胞加幼稚单核细胞≥30%(NEC),其中原始单核细胞<80%,有的 M5b 患者伴有单核细胞增多。原始、幼稚单核细胞主要有以下特点:胞体较大,胞体可不规则;胞核常不规则,呈扭曲、折叠状,胞核染色质疏松、细致,核仁常为 1 个,大而清楚(幼稚单核细胞可无核仁);胞质量较多,呈灰蓝色,原始单核细胞胞质中常无颗粒,幼稚单核细胞颗粒少而细小(典型者呈粉尘样),有的胞质中可见空泡及被吞噬的细胞。有的 M5 患者可见棒状小体,单系细胞分裂象的染色体较细长。

3. 其他　红系、粒系及巨系明显减少或缺如。在 M5b 骨髓中,粒系及红系常比 M5a 多些。有的患者浆细胞较易见。

（三）细胞化学染色

1. POX 染色　阳性或阴性。阳性率常大于 3%,以(±)为主。

2. NAS-DCE 染色　阴性。

3. NAS-DAE 染色　阳性较强,加 NaF 抑制。

4. α-NBE 染色　阳性较强,加 NaF 抑制。

5. PAS 染色　阳性或阴性,典型者呈细颗粒状阳性。

七、急性红白血病

急性红白血病(acute erythroleukemia,AEL)是一种红系和白系同时恶性增生的较少见的白血病。WHO 分型将急性红白血病分为两个亚型:M6a 及 M6b。M6 临床上常以贫血为首发症状,出血较轻,脾肿大较明显。

（一）血象

1. 血细胞数量　白细胞数常减少;红细胞数和血小板也常减少。

2. 血细胞涂片　①M6b:有核红细胞易见,以原始及早幼红细胞为主,并有形态异常(如巨幼变、双核、多核、畸形核、核碎裂、豪周小体及大红细胞等),多染性红细胞常易见。②M6a:有核红细胞易见,以中幼及晚幼红细胞为主,并有形态异常,多染性红细胞常易见;

同时可见原始及幼稚粒细胞,有的患者原始细胞>5%,有的可见棒状小体。

（二）骨髓象

1. 骨髓增生程度 有核细胞增生明显活跃或极度活跃。

2. 红系或红系和白系异常增生 ①M6b:红系异常增生(>80%),以原始及早幼红细胞为主。红系常有形态异常,如巨幼变、核碎裂、双核、多核、巨大核、畸形核,豪周小体、嗜碱性点彩及大红细胞等。②M6a:红系和白系(指粒系或单核系)同时异常增生。红系异常增生>50%,常以中幼红及晚幼红细胞为主,并有形态异常。白系也异常增生,其中原始粒细胞或原始单核细胞加幼稚单核细胞≥30%(NEC,WHO分型标准为≥20%),有的可见棒状小体。

3. 其他 巨系常明显抑制,有的可见少许病态巨核细胞(如双圆核巨核细胞、单圆核巨核细胞、小巨核细胞等)。

（三）细胞化学染色

1. PAS染色 有核红细胞常呈阳性,有的阳性较强,呈弥散、块状阳性。非红系的原始细胞可呈阳性,阳性形状因细胞系列不同而不同。

2. 其他细胞化学染色 因白血病细胞系列不同而不同。

八、急性巨核细胞白血病

急性巨核细胞白血病(acute megakaryocytic leukemia,AMKL)是巨系恶性增生的一种少见类型白血病。M7在临床上主要表现为贫血、发热。

（一）血象

1. 血细胞数量 白细胞数常减少,少数正常或增加;红细胞数常减少;血小板也常减少,少数正常或增加。

2. 血细胞涂片 可见原始巨核细胞及小巨核细胞,并常见巨型血小板、畸形血小板,有时还可见有核红细胞、幼稚粒细胞。

（二）骨髓象

1. 骨髓增生程度 有核细胞增生活跃、明显活跃或极度活跃。

2. 巨系异常增生 以原始巨核细胞、幼稚型巨核细胞为主,其中原始巨核细胞≥30%,可见小巨核细胞等病态巨核细胞。

3. 其他 粒系、红系增生明显受抑制或缺如。

（三）细胞化学染色

1. POX染色 呈阴性。

2. PAS染色 呈阳性,为颗粒状、块状阳性。

3. 酯酶染色 特异性酯酶染色呈阴性;非特异性酯酶染色呈阴性或阳性,加NaF不抑制。

第二节 淋巴细胞系统肿瘤

2008年淋巴系统肿瘤的WHO分型详见表3-0-1。现认为淋巴细胞白血病与淋巴瘤在本质上并无区别,只是临床表现有所不同,故归在同一大类中。本节主要介绍与骨髓细胞形态学密切相关的淋巴系肿瘤,如淋巴母细胞白血病/淋巴瘤,以及成熟淋巴细胞白血病/淋巴瘤中的部分内容。

从成熟淋巴细胞白血病/淋巴瘤的细胞系列来分,分为成熟 B 淋巴细胞白血病、成熟 T 淋巴细胞及 NK 细胞肿瘤。成熟 B 淋巴细胞白血病包括慢性 B 淋巴细胞白血病/小淋巴细胞性淋巴瘤、多发性骨髓瘤、毛细胞白血病及幼稚淋巴细胞白血病等;成熟 T 淋巴细胞及 NK 细胞肿瘤包括大颗粒淋巴细胞白血病、成人 T 淋巴细胞白血病及幼稚淋巴细胞白血病等。

一、淋巴母细胞白血病/淋巴瘤

淋巴母细胞白血病/淋巴瘤(lymphoblastic leukemia/lymphoma,LBL),分为 B 或 T 淋巴细胞型。急性淋巴细胞白血病(acute lymphocytic leukemia,ALL),简称急淋,是一种常见的淋巴母细胞白血病。虽然淋巴母细胞白血病/淋巴瘤是一类疾病,表现为全身淋巴结肿大和(或)肝、脾肿大,但早期淋巴母细胞淋巴瘤与急淋在临床特征及实验室检查特点方面还是有所不同。例如,急淋多发于儿童及青少年,临床症状明显,骨髓中有大量淋巴母细胞,外周血中也常有大量淋巴母细胞;淋巴瘤发生在各年龄段,主要表现为发热,早期骨髓及外周血均未受累,诊断主要依靠淋巴结等活体组织检查。

(一)血象

1. 血细胞数量　①急淋:白细胞数常增加,少数减少或正常;红细胞数常减少;血小板也常减少。②淋巴瘤:早期患者的血细胞数无明显异常,晚期可出现红细胞数减少,白细胞数增加等。

2. 血细胞涂片　①急淋:可见一定比例的原始及幼稚淋巴细胞,常大于或等于 70%,中性成熟粒细胞明显减少,涂抹细胞易见,有时可见少许有核红细胞及幼稚粒细胞。②淋巴瘤:早期有的可见嗜酸性粒细胞增多,其他无明显异常;如侵犯外周血,结果与急淋相似,可见一定比例原始及幼稚淋巴细胞。

(二)骨髓象

1. 骨髓增生程度　急淋有核细胞增生极度活跃或明显活跃,淋巴瘤未侵犯骨髓时其有核细胞增生活跃或明显活跃,侵犯骨髓后基本同急淋。

2. 原始及幼稚淋巴细胞异常增生　①急淋:原始及幼稚淋巴细胞,常为 50%～90%,根据原始及幼稚淋巴细胞的形态学特点,FAB 分型将其分为三型(表 3-2-1),棒状小体未见,涂抹细胞易见,其分裂象的染色体常较粗短。②淋巴瘤:早期骨髓无异常,晚期侵犯骨髓时可出现一定数量的原始及幼稚淋巴细胞,往往难以与 ALL 鉴别,但是从形态学来看淋巴瘤细胞更具多态性。

表 3-2-1　急性淋巴细胞白血病 FAB 分型(1976 年)

细胞学特征	ALL$_1$	ALL$_2$	ALL$_3$
细胞大小	小细胞为主,大小较一致	大细胞为主,大小不一	大细胞为主,大小较一致
核染色质	较粗,结构较一致	较疏松,结构不一致	细点状,结构一致
核形	规则,偶有凹陷、折叠	不规则,常见凹陷、折叠	较规则

续表

细胞学特征	ALL$_1$	ALL$_2$	ALL$_3$
核仁	小而不清,少或不见	清楚,1个或多个	明显,1个或多个,泡沫状
胞质量	少	不一定,常较多	较多
胞质嗜碱性	轻或中度	不一定,有些较深蓝	深蓝色
胞质空泡	不定	不定	常明显,呈蜂窝状

注:大细胞是指胞体直径大于或等于 12 μm 的原淋巴细胞,小细胞是指胞体直径小于 12 μm 的原淋巴细胞。

3. 其他　①急淋:红系、粒系及巨系常明显抑制或缺如。②淋巴瘤:早期患者有的除可见嗜酸性粒细胞增多外,红系、粒系及巨系无明显异常;侵犯骨髓后,红系、粒系及巨系常减少。

（三）细胞化学染色

1. POX 染色　阴性。FAB 规定阳性率<3%,阳性细胞为残留的原始粒细胞。
2. NAS-DCE 染色　均阴性。
3. NAS-DAE 染色　阴性或弱阳性,加 NaF 不抑制。
4. α-NBE 染色　均阴性。
5. PAS 染色　常为阳性,阳性率多数为 20%～80%,典型者呈粗颗粒状、块状阳性。

二、慢性 B 淋巴细胞白血病/小淋巴细胞性淋巴瘤

慢性 B 淋巴细胞白血病（chronic lymphocytic leukemia,CLL）/小淋巴细胞性淋巴瘤（small lymphocytic lymphoma,SLL）是一类常见的淋巴细胞克隆性增殖肿瘤。虽然 CLL/SLL 是一类疾病,主要表现为全身无痛性淋巴结肿大及不同程度的肝、脾肿大,但早期 SLL 与 CLL 在临床特征及实验室检查特点方面还是有所不同。例如:慢性淋巴细胞白血病主要见于 50 岁以上人群,外周血及骨髓中淋巴细胞均增多;小细胞淋巴瘤可见于各个年龄段,早期外周血及骨髓均无明显异常,进而骨髓中淋巴细胞增多,最后外周血中淋巴细胞也增多。

（一）血象

1. 血细胞数量　①CLL:白细胞数增加,以淋巴细胞为主,分类≥50%,绝对值>5×10⁹/L;红细胞数轻度减少或正常;血小板数一般正常。②SLL:早期血细胞数正常或红细胞数轻度减少;晚期侵犯至外周血时,与 CLL 相似。
2. 血细胞涂片　①CLL:以淋巴细胞为主,原始及幼稚淋巴细胞<10%,形态无明显异常,涂抹细胞常较易见。②SLL:早期常无明显异常;晚期侵犯至外周血时,其特点似 CLL。

（二）骨髓象

1. 骨髓增生程度　有核细胞增生明显活跃、活跃或极度活跃。
2. 淋巴细胞增生　①CLL:淋巴细胞常明显增生,≥40%,原始及幼稚淋巴细胞<10%,淋巴细胞形态较单一,形态无明显异常。②SLL:早期骨髓无明显异常;晚期侵犯至

骨髓时,似 CLL 骨髓象,其淋巴细胞增生,但形态更具多态性。

3. 其他 粒系、红系及巨系减少或正常。

三、多发性骨髓瘤

多发性骨髓瘤(multiple myeloma,MM)是骨髓中单克隆浆细胞(即骨髓瘤细胞)异常增生的一种恶性肿瘤,同时分泌异常免疫球蛋白(即 M 蛋白或副蛋白)或肽链。发病年龄多在 40 岁以上,临床表现为骨痛、骨骼破坏、骨髓造血功能抑制、副蛋白血症及肾脏功能异常等。

(一)血象

1. 血细胞数量 白细胞数及血小板数正常或减少;红细胞数常减少。随着病情进展常表现为全血细胞减少。

2. 血细胞涂片 以中性粒细胞和淋巴细胞为主,形态无明显异常。约 20% 患者可见少许浆细胞,占 2%～3%。如果白细胞分类时,浆细胞比例>20%或绝对值>2×10⁹/L,则为继发性浆细胞白血病。绝大多数患者红细胞呈缗钱状排列,有的患者可见少许有核红细胞及幼稚粒细胞。

(二)骨髓象

1. 骨髓增生程度 有核细胞增生活跃或明显活跃。

2. 骨髓瘤细胞明显增生 >15%,并有原始、幼稚浆细胞,其形态与正常浆细胞有相同和不同之处,相同之处为:核多数一个、圆形、偏位,胞质量多,常呈深蓝色,有泡沫浆及核旁淡染区。不同之处为:胞体可明显大小不一(大者如巨核细胞大小),核形可不规则,易见多核、巨大核及畸形核,有的染色质细致、有核仁。有时还可见下列细胞和小体:①火焰细胞,胞质边缘或整个胞质呈红色(瘤细胞分泌黏蛋白所致,多为 IgA);②鲁氏小体(Russel body),为圆形、粗大、红色的包涵体;③葡萄细胞(grape cell)或桑葚状细胞(mott cell),胞质中有大量 Russel 小体。

1957 年欧洲血液学会议根据骨髓瘤细胞形态学分为四型,即Ⅰ型(小浆细胞型)、Ⅱ型(幼稚浆细胞型)、Ⅲ型(原始浆细胞型)和Ⅳ型(网状细胞型),但临床上这种分型已很少用。

3. 其他 粒系、红系及巨系增生正常或受抑制。红细胞常呈缗钱状排列。

四、毛细胞白血病

毛细胞白血病(hairy cell leukemia,HCL)是一种淋巴细胞增生的慢性白血病,目前认为毛细胞来源于 B 细胞系。多见于中、老年人,男女发病比例为(3.5～6):1。主要临床表现为贫血、脾肿大和反复发作的严重感染。

(一)血象

1. 血细胞数量 白细胞数明显减少、正常或增加;红细胞数减少;血小板数减少或正常,血小板数减少在巨脾患者尤为明显。所以多数患者表现为全血细胞减少。

2. 血细胞涂片 中性粒细胞减少,淋巴细胞比例增加,可见一定数量特征性的毛细胞,其出现频率不一,在 0～95% 之间,白细胞总数越高,则毛细胞出现率也越高。

（二）骨髓象

1. 骨髓增生程度　骨髓穿刺常为"干抽"，若穿刺成功，有核细胞增生活跃或明显活跃。

2. 毛细胞增多　骨髓涂片中毛细胞出现率与外周血象基本相同。毛细胞的特征为：胞体直径为 $10\sim20~\mu m$，边缘不规则，周边不整齐，有许多锯齿状或伪足状突起，有时为细长毛发状；胞质量中等，淡蓝色，无颗粒；核呈圆形、椭圆形、肾形等，核染色质较粗，偶见核仁。约半数患者出现干抽的原因是骨髓中毛细胞的毛状突起相互交织在一起及骨髓网硬蛋白纤维增生。

3. 其他　红系、粒系及巨系减少或正常。

（三）细胞化学染色

酸性磷酸酶（ACP）染色呈阳性且不被左旋酒石酸抑制，是毛细胞白血病具有的特征性染色。

五、幼稚淋巴细胞白血病

幼稚淋巴细胞白血病（prolymphocytic leukemia，PLL）是一种慢性淋巴细胞白血病的变异型，分为 T 细胞型和 B 细胞型。PLL 多见于老年人，起病缓慢，常有明显脾肿大，可伴有肝肿大，淋巴结肿大较少见。

（一）血象

1. 血细胞数量　红细胞数、血小板数常减少；白细胞数常大于 $100\times10^9/L$，但也可正常。

2. 血细胞涂片　常可见大量幼稚淋巴细胞，高者达 100%，这类幼稚淋巴细胞与急性淋巴细胞白血病中的幼稚淋巴细胞形态特点有所不同，其最突出的形态学特征为：核染色质聚集却有 1 个大而清楚的核仁。

（二）骨髓象

1. 骨髓增生程度　有核细胞增生明显活跃或极度活跃。

2. 幼稚淋巴细胞增多　占 $17\%\sim80\%$。幼稚淋巴细胞的形态特点为：胞体较大，圆形或类圆形；胞质量较丰富，淡蓝色或蓝色，少数有嗜天青颗粒；核圆形、椭圆形，染色质块状（尤其在核膜周边），核仁常 1 个，大而明显。涂抹细胞较易见。

3. 其他　红系、粒系及巨系减少或正常。

六、大颗粒淋巴细胞白血病

大颗粒淋巴细胞白血病（large granular lymphocytic leukemia，LGL）是一种进展缓慢的淋巴系统肿瘤，分为 T 细胞或 NK 细胞两种类型。T-LGL 表现为反复感染、脾轻度肿大，可有发热、盗汗及消瘦；NK-LGL 全身症状明显，肝、脾肿大，淋巴结及胃肠道也容易累及。

（一）血象

1. 血细胞数量　白细胞数常增加，也有的减少或正常；红细胞数常减少；血小板数减少或正常。一般情况下，NK-LGL 患者红细胞和血小板数常减少且较严重，而大多数T-LGL患者白细胞数减少。

2. 血细胞涂片　中性粒细胞明显减少，淋巴细胞常增多（＞5×10⁹/L），其中大颗粒淋巴细胞明显增多，占 50％～90％。

（二）骨髓象

1. 骨髓增生程度　有核细胞增生明显活跃或活跃。

2. 大颗粒淋巴细胞增多　可见一定数量。大颗粒淋巴细胞形态的主要特点为：胞质丰富，含有数个粗或细的紫红色颗粒，其他形态特点似大淋巴细胞。

3. 其他　红系、粒系及巨系正常或减少。

（王霄霞）

第四章　骨髓增生异常综合征的检验

骨髓增生异常综合征（myelodysplastic syndromes，MDS）是一组克隆性造血干细胞疾病，通常表现为血细胞数减少、一系或多系髓系细胞发育异常、无效造血，并有较高风险发展为急性髓细胞白血病。WHO 分型（2008）将成人 MDS 分为六种亚型，见表 4-0-1；另单列幼年型 MDS（childhood myelodysplastic syndrome）为一种亚型。本章将依次介绍成人 MDS 六种亚型。

表 4-0-1　骨髓增生异常综合征的 WHO（2008）分型

MDS 亚型	英文名称	外周血	骨髓
难治性血细胞减少伴一系发育异常	refractory cytopenia with unilineage dysplasia，RCUD	一系或两系减少[1] 原始细胞<1%[2]	一系发育异常≥10%； 原始细胞<5% 环形铁粒幼红细胞<15%
难治性贫血伴环形铁粒幼红细胞	refractory anemia with ring sideroblasts，RARS	贫血 原始细胞<1%	原始细胞<5% 仅红系发育异常 环形铁粒幼红细胞≥15%
难治性血细胞减少伴多系发育异常	refractory cytopenia with multilineage dysplasia，RCMD	血细胞减少 原始细胞<1%[2] 无 Auer 小体 单核细胞绝对值<1×10^9/L	2～3 系发育异常≥10% 原始细胞<5% 无 Auer 小体 环形铁粒幼红细胞±15%
难治性贫血伴原始细胞增多	refractory anemia with excess blasts-1，RAEB-1	血细胞减少 原始细胞<5%[2] 无 Auer 小体 单核细胞绝对值<1×10^9/L	一系或多系发育异常 原始细胞≥5%～<10% 无 Auer 小体
	refractory anemia with excess blasts-2，RAEB-2	血细胞减少 原始细胞占 5%～20% 有/无 Auer 小体[3] 单核细胞绝对值<1×10^9/L	一系或多系发育异常 原始细胞占 10%～20% 有/无 Auer 小体

续表

MDS 亚型	英文名称	外 周 血	骨 髓
骨髓增生异常综合征伴孤立性 5q 丢失	myelodysplastic syndrome with isolated del(5q)	贫血 血小板数正常或增高 原始细胞<1%	少分叶,巨核细胞正常或增多 原始细胞<5% 孤立性 5q 丢失 无 Auer 小体
MDS-U	myelodysplastic syndrome-unclassified	血细胞减少 原始细胞≤1%[2]	一系或多系发育异常<10% 伴细胞遗传学异常 原始细胞<5%

说明:(1)RCUD 中有时可见两系血细胞减少,全血减少者应诊断为 MDS-U。

(2)如果骨髓中原始细胞<5%,但外周血中为 2%~4%,则诊断分型为 RAEB-1;如果骨髓中原始细胞<5%,但外周血中为 1%,则诊断分型为 MDS-U。

(3)如果骨髓 Auer 小体阳性,外周血中原始细胞<5%,骨髓中原始细胞<10%,则应诊断分型为 RAEB-2。

一、难治性血细胞减少伴一系发育异常

难治性血细胞减少伴一系发育异常(RCUD)为一组外周血一系血细胞减少(偶见两系减少)而骨髓中仅有一系血细胞形态发育异常(占该系比例≥10%)的疾病,包括难治性贫血(refractory anemia,RA)、难治性中性粒细胞减少(refractory neutropenia,RN)和难治性血小板减少(refractory thrombocytopenia,RT)。WHO 分型(2008)对细胞形态发育异常作了说明,详见表 4-0-2。

表 4-0-2　血细胞形态发育异常的表现

异常红系造血	胞核:核出芽、核间桥、核碎裂、多核、核过分叶、核巨幼变 胞质:环形铁粒幼红细胞、空泡、PAS 染色阳性
异常粒系造血	胞体小或异常大、核低分叶(假性 Pelger-Huët 畸形),不规则分叶过多,颗粒减少或缺失、假性 Chediak-Higashi 颗粒、Auer 小体
异常巨系造血	小巨核细胞、核低分叶、多核(正常巨核细胞是有核分叶的单个核)

(一)血象

一系血细胞减少或偶见两系减少;原始细胞<1%;并常有一系形态发育异常而其他两系无明显异常。

1. 难治性贫血(RA)　红细胞数及血红蛋白量减少,多为正细胞正色素性或大细胞性贫血;白细胞数及血小板数一般无明显异常。血涂片中可见红细胞大小不一、大红细胞、巨大红细胞、多染性红细胞、点彩红细胞、豪周小体及有核红细胞等。

2. 难治性中性粒细胞减少(RN)　红细胞数、血红蛋白量及血小板数一般无明显异常,中性粒细胞数减少。血涂片中可见中性粒细胞形态发育异常。

3. 难治性血小板减少(RT)　白细胞数、红细胞数及血红蛋白量一般无明显异常,血

小板数减少。血涂片中可见大血小板、巨大血小板、畸形血小板、血小板颗粒减少等异常血
小板。

（二）骨髓象

骨髓增生活跃或明显活跃，粒红比值不定，一系发育异常（占该系比例≥10％，各系形态发育异常见表4-0-2），其他两系无明显异常或少许形态发育异常细胞（指在该系中比例低于10％），原始细胞＜5％。

1. 难治性贫血　红系增生减低或增生，伴有核红细胞形态发育异常。红细胞形态与血涂片中类似。

2. 难治性中性粒细胞减少　粒系增生减低或增生，伴粒细胞形态发育异常。

3. 难治性血小板减少　巨系增生减低或增生，伴巨核细胞形态发育异常。判断巨核细胞发育异常比例时，要求至少计数30个巨核细胞。血小板异常表现与血涂片中类似。

（三）细胞化学染色

无特异性细胞化学染色改变，但建议对疑似骨髓增生异常综合征患者常规做铁染色、PAS染色。铁染色可见细胞外铁阳性或强阳性，细胞内铁阳性率增加，有的可见Ⅲ型、Ⅳ型及环形铁粒幼红细胞（＜15％）。其PAS染色可见RCUD-RA中有核红细胞及红细胞呈阳性（有的呈强阳性），为弥散状或颗粒状阳性。

二、难治性贫血伴环形铁粒幼红细胞

难治性贫血伴环形铁粒幼红细胞（RARS）的主要特点为贫血，骨髓中仅有红系形态发育异常，环形铁粒幼红细胞占有核红细胞比例≥15％。

（一）血象

外周血中红细胞数与血红蛋白量减少，白细胞数与血小板数无明显异常。血涂片中红细胞可呈双相性（即大细胞性和小细胞低色素性），无原始细胞，其他血象特点基本同RCUD-RA。

（二）骨髓象

吞噬含铁血黄素颗粒的吞噬细胞多见，其他骨髓象特点基本同RCUD-RA。

（三）细胞化学染色

铁染色显示细胞外铁常增多，细胞内铁也增多，并见Ⅲ型、Ⅳ型及环形铁粒幼红细胞，其中环形铁粒幼红细胞≥15％（占有核红细胞的比例）。PAS染色可见有核红细胞及红细胞呈阳性。

三、难治性血细胞减少伴多系发育异常

难治性血细胞减少伴多系发育异常（RCMD）常表现为外周血一系或多系血细胞减少，同时伴有骨髓两系或三系（红系、粒系、巨系）细胞发育异常。

（一）血象

外周血一系或多系血细胞数减少（血细胞数减少定义为：血红蛋白＜100 g/L，中性粒细胞绝对计数＜1.8×10^9/L，血小板计数＜100×10^9/L），原始细胞＜1％，无 Auer 小体，

单核细胞绝对计数<$1×10^9$/L。血细胞常有形态发育异常,见表 4-0-2。

（二）骨髓象

骨髓涂片中有核细胞增生明显活跃或活跃。两系及三系细胞发育异常（占该系细胞比例≥10%），各系形态发育异常,见表 4-0-2。骨髓中原始细胞<5%,无 Auer 小体。

（三）细胞化学染色

铁染色常显示细胞外铁、内铁正常或增加,环形铁粒幼红细胞≤15%或≥15%均可见。PAS 染色可见有核红细胞及红细胞呈阳性。

四、难治性贫血伴原始细胞增多

难治性贫血伴原始细胞增多（RAEB）的主要特点是骨髓中原始细胞为 5%～20%,外周血中原始细胞<20%。根据原始细胞比例不同,RAEB 可以分为两型：RAEB-1 与 RAEB-2（具体分型见表 4-0-1）。如果 Auer 小体存在,则不必考虑原始细胞比例,均归类为 RAEB-2 型。

（一）血象

外周血一系或多系血细胞数减少,单核细胞绝对计数<$1×10^9$/L。可见血细胞形态发育异常。原始细胞常见,占 0～20%;其中 RAEB-1 型<5%且无棒状小体,RAEB-2 型为 5%～20%并可有棒状小体。

（二）骨髓象

骨髓增生常明显活跃,出现一系或多系细胞形态发育异常并有原始细胞增多,其中 RAEB-1 型原始细胞为 5%～10%且无棒状小体,RAEB-2 型为 10%～20%并可有棒状小体。

（三）细胞化学染色

铁染色显示细胞外铁、内铁正常或增加,PAS 染色可见有核红细胞及红细胞呈阳性。

五、骨髓增生异常综合征伴孤立性 5q 丢失

骨髓增生异常综合征伴孤立性 5q 丢失（MDS 5q-）又称 5q-综合征（5q- syndrome）,其特点为贫血伴或不伴其他细胞减少和（或）血小板增多,同时伴有孤立性 del(5q) 的细胞遗传学异常。

（一）血象

红细胞数及血红蛋白量下降,通常为大细胞性贫血;白细胞数正常或减少,血小板数正常或增多,原始细胞<1%。

（二）骨髓象

骨髓增生常表现为明显活跃或活跃,巨核细胞数量增加,胞体正常或偏小,胞核明显不分叶或分叶减少。粒系与红系形态改变不明显。原始细胞<5%,无 Auer 小体。

六、骨髓增生异常综合征-不能分类型

骨髓增生异常综合征-不能分类型（MDS-U）最初是由于有的病例分类证据不足,不能

划归为上述任一类 MDS。WHO 分型(2008)分类指南建议以下三种情况应归为 MDS-U：
①具备符合 RCUD 或 RCMD 分类特点的病例,同时伴有外周血原始细胞为 1%,则应归为
MDS-U;②相对于 RCUD(单一系列发育异常伴外周血一系或两系减少),单一系列发育异
常伴外周全血细胞减少应归为 MDS-U;③持续存在血细胞减少、外周血原始细胞≤1%、骨
髓中原始细胞<5%、一系或多系明确存在的细胞发育异常小于 10%,同时伴有能推断
MDS 的细胞遗传学异常,则应归为 MDS-U。

（一）血象

表现为血细胞减少(一系或多系),原始细胞≤1%,无 Auer 小体。

（二）骨髓象

表现为一系或多系发育异常,原始细胞<5%,无 Auer 小体。

（三）细胞化学染色

铁染色显示细胞外铁、内铁正常或增加,PAS 染色可见有核红细胞及红细胞呈阳性。

（张　卓）

第五章 骨髓增殖性疾病的检验

WHO 分型(2008)将骨髓增殖性疾病(myeloproliferative disorder,MPD)修改为骨髓增殖性肿瘤(myeloproliferative neoplasms,MPN),以进一步突出其肿瘤特性。MPN 是一组以一系或多系髓系细胞增殖为特征的克隆性造血干细胞疾病。常有肝、脾肿大,并发血栓、出血,随疾病进展可出现骨髓纤维化、无效造血,或转化为急性白血病。WHO 分型(2008)对 MPN 的分类见表 5-0-1。本章主要介绍前五种疾病。

表 5-0-1　骨髓增殖性肿瘤的 WHO 分型(2008)

慢性粒细胞白血病(chronic myelogenous leukemia,CML)
慢性中性粒细胞白血病(chronic neutrophilic leukemia,CNL)
真性红细胞增多症(polycythemia vera,PV)
原发性血小板增多症(essential thrombocythemia,ET)
原发性骨髓纤维化(primary myelofibrosis,PMF)
慢性嗜酸性粒细胞白血病,非特殊型(chronic eosinophilic leukemia,not otherwise specified)
肥大细胞增生症(mastocytosis)
骨髓增殖性肿瘤,不能分类型(myeloproliferative neoplasm,unclassifiable)

一、慢性粒细胞白血病

慢性粒细胞白血病(CML)是一种起源于骨髓多能干细胞的常见骨髓增殖性肿瘤,主要累及粒细胞系统。大于 95％的病例费城染色体(Ph 染色体)、BCR-ABL1 融合基因呈阳性。临床上分三期:慢性期(chronic phase,CP)、加速期(accelerated phase,AP)、急变期(blast phase,BP)。本病起病缓慢,可表现乏力、消瘦、盗汗、脾肿大和贫血。

(一) 血象

1. 慢性期　白细胞数常明显增加,一般为$(100\sim600)\times10^9/L$,最高达 $1000\times10^9/L$。血小板数也常明显增多,血涂片中高者可达 $800\times10^9/L$;红细胞数下降或正常,个别增加。血涂片中粒系细胞明显增多,其中以中性中幼粒以下阶段的细胞为主,原始细胞<10％,幼稚粒细胞>10％,嗜酸性粒细胞和(或)嗜碱性粒细胞较易见,各期粒细胞形态常无明显异常。有的可见有核红细胞、小巨核细胞及裸核型巨核细胞等。

2. 加速期　白细胞数常增加;红细胞数常下降;血小板数不定。血涂片分类可见嗜碱性粒细胞≥20％和(或)原始细胞为 10％~20％,同时还易见各阶段幼稚粒细胞。

3. 急变期　白细胞数增加、正常或下降;红细胞数及血小板数常下降。血涂片分类可见原始细胞≥20％或原始细胞和早幼粒细胞≥30％,有的患者嗜酸性粒细胞和嗜碱性粒细胞仍较易见。

（二）骨髓象

1. 慢性期　骨髓增生极度活跃,粒红比明显增加,粒系极度或明显增生,以中性中幼粒以下阶段的细胞为主,原始细胞＜10％,早幼粒细胞较易见,嗜酸性粒细胞和（或）嗜碱性粒细胞较易见,各期粒细胞形态无明显异常或少数粒细胞可见形态改变(如巨幼变、中性颗粒减少等)。巨核细胞常明显增生,有的可见病态巨核细胞,血小板常易见。有的患者还可见戈谢样吞噬细胞、尼曼-匹克样吞噬细胞及海蓝样吞噬细胞。

2. 加速期　骨髓增生极度活跃或明显活跃,粒红比增加,粒系极度或明显增生,以中性中幼粒以下阶段的细胞为主,原始细胞增多(10％～20％),嗜酸性粒细胞和（或）嗜碱性粒细胞较易见。

3. 急变期　骨髓增生极度活跃或明显活跃,原始细胞≥20％或原始细胞和早幼粒细胞≥50％。慢性粒细胞白血病可向各细胞系列急变,如急粒变、急淋变、急单变及急粒-单变等。有的患者嗜酸性粒细胞和（或）嗜碱性粒细胞仍较易见。

（三）细胞化学染色

CML 慢性期,NAP 阳性率和阳性积分明显减低或为零;CML 加速期、急变期或合并感染时,NAP 阳性率及积分可增加。

二、慢性中性粒细胞白血病

慢性中性粒细胞白血病(CNL)是一种少见的髓系增殖性肿瘤,主要累及粒细胞系统。表现为外周血与骨髓中性粒细胞持续增加,肝、脾肿大,费城染色体及 BCR-ABL1 融合基因呈阴性。诊断本病需排除反应性中性粒细胞增加以及其他骨髓增殖性肿瘤。

（一）血象

白细胞数增加,常大于 $30 \times 10^9/L$;红细胞数、血小板数正常或增多。血涂片分类以中性成熟粒细胞为主,早幼粒细胞、中幼粒细胞及晚幼粒细胞常小于 5％,偶尔有病例可增加到 10％,嗜酸性及嗜碱性粒细胞少见或不见,原始细胞少见。粒细胞中有时可见毒性改变、较粗的颗粒(似中毒颗粒)、空泡或无明显异常。

（二）骨髓象

骨髓增生明显活跃或极度活跃,粒红比明显增加。粒系明显增生,以中性中幼粒以下阶段的细胞为主,原始细胞和早幼粒细胞常不增加,嗜酸性粒细胞及嗜碱性粒细胞少见,各期粒细胞形态无明显异常。红系明显减少,巨系正常或增多。

（三）细胞化学染色

NAP 染色积分正常或增加。

三、真性红细胞增多症

真性红细胞增多症是一种慢性骨髓增殖性肿瘤,其红细胞生成增加,且不依赖正常的红细胞生成调节机制。尽管 95％以上的病例中伴有机体功能获得性突变 JAK2-V617F,但该突变并非本病所特有。临床上分三期：①多血前期（增殖期）：处于临界值或轻度的红细胞数增加。②多血期：红细胞数明显增加。③多血后期（消耗期）：血细胞数减少，这与无效造血、骨髓纤维化、髓外造血、脾功能亢进有关。血象、骨髓象见贫血章。

四、原发性血小板增多症

原发性血小板增多症（ET）是一种主要累及巨核细胞系统的慢性骨髓增殖性肿瘤。本病多起病缓慢，半数以上在发现血小板数明显增加时无症状；其余则可表现为血栓形成或出血症状，前者多累及微静脉，后者多发生在黏膜表面。

（一）血象

血小板数增加（国内标准是大于 $1000 \times 10^9/L$，WHO 标准是持续大于或等于 $450 \times 10^9/L$）；白细胞数正常或略增加；红细胞数与血红蛋白量一般无明显异常。血涂片中中性粒细胞常增多，有的可见嗜碱性粒细胞增多，有的偶见有核红细胞、幼稚粒细胞及原始细胞。血小板易见或极易见，多成堆、成片聚集分布。

（二）骨髓象

骨髓增生活跃或明显活跃，表现为巨系明显增生，可见巨核细胞胞体增大及分叶过度，血小板易见或极易见，多成堆、成片聚集分布。粒系和红系正常或增生。

（三）细胞化学染色

NAP 染色积分增加或正常。

五、原发性骨髓纤维化

原发性骨髓纤维化（PMF）是克隆性骨髓增殖性肿瘤，以骨髓内巨系细胞和粒系细胞增生为主，进而出现纤维结缔组织反应性增生沉积和髓外造血。本病早期为纤维化前期，此期骨髓有核细胞增生，无或有少量网状纤维；至纤维化期，则有大量网状纤维与胶原纤维，常常表现为骨质硬化。

（一）血象

白细胞数正常或增加，红细胞数及血红蛋白量常下降，血小板数常增加。血涂片中以中性粒细胞为主，幼稚粒细胞、有核红细胞常较易见，有的可见嗜酸性、嗜碱性粒细胞增加，原始细胞偶见。红细胞可见形态改变，泪滴形红细胞较易见。典型骨髓纤维化患者表现为外周血有核红细胞、幼稚粒细胞及泪滴形红细胞较易见。

（二）骨髓象

在疾病早期，骨髓仍可增生活跃或明显活跃，粒系增生，常以晚幼、杆状核、分叶核为主，红系常减低。巨核细胞明显异常，可见巨核细胞巨大，但仍可见小巨核细胞。原始细胞不增加。在疾病晚期，尽管仍可能保留有灶性增生部位，但由于纤维组织增生常出现"干抽"，故骨髓常表现为增生减低。

（张　卓）

第六章 骨髓增生异常/骨髓增殖性肿瘤的检验

骨髓增生异常/骨髓增殖性肿瘤（myelodysplastic/myeloproliferative neoplasms，MDS/MPN)是克隆性髓系肿瘤，在其发生之初就兼具 MDS 与 MPN 的特点，通常表现为骨髓中某些系为有效增生，同时其他系为无效增生。WHO 分型（2008)共分为四类，详见表 6-0-1。

表 6-0-1　骨髓增生异常/骨髓增殖性肿瘤的 WHO 分型（2008)

不典型慢性粒细胞白血病（atypical chronic myeloid leukemia，aCML)

慢性粒-单核细胞白血病（chronic myelomonocytic leukemia，CMML)

幼年型粒-单核细胞白血病（juvenile myelomonocytic leukemia，JMML)

骨髓增生异常/骨髓增殖性肿瘤，不能分类型（myelodysplastic/myeloproliferative neoplasm，unclassified，MDS/MPN，U)

一、不典型慢性粒细胞白血病

不典型慢性粒细胞白血病（aCML)是一种主要累及中性粒细胞的白血病性疾病。多见于年龄 60 岁以上患者，脾轻度至中度肿大，费城染色体与 BCR-ABL1 融合基因均为阴性。

（一）血象

白细胞数常增加（$\geqslant 13 \times 10^9$/L)，多在（$24 \sim 96$) $\times 10^9$/L，单核细胞绝对值可增加，但比例低于 10％；红细胞数常减少；血小板数不定，但常减少。血涂片中中性粒细胞及幼稚粒细胞增多，早幼粒、中性中幼粒及中性晚幼粒细胞 $\geqslant 10\%$，原始细胞 $< 20\%$，嗜碱性粒细胞 $< 2\%$；粒细胞形态常有异常，如获得性 Pelger-Huët 畸形、胞核异常分叶、核染色质异常聚集、胞质颗粒异常；有的可见有核红细胞。

（二）骨髓象

骨髓增生明显活跃或极度活跃，粒红比常超过 10∶1。粒系明显或极度增生，以中性中幼粒以下阶段细胞为主，原始细胞 $< 20\%$，粒系形态异常，如获得性 Pelger-Huët 畸形、胞核异常分叶、核染色质异常聚集、胞质颗粒异常等。红系常明显减少（有的红系可增加)，巨核细胞也常减少，有的可见红系、巨系形态异常。

（三）细胞化学染色

NAP 染色积分不定，减低、正常、增加均可见。

二、慢性粒-单核细胞白血病

慢性粒-单核细胞白血病(CMML)是一种克隆性骨髓造血干细胞来源的恶性肿瘤。患者可见肝脾肿大、乏力、消瘦、发热、盗汗。费城染色体、BCR-ABL1 融合基因以及 DGFRA、PDGFRB、FGFR1 基因重排均为阴性。根据血象及骨髓象特点将 CMML 分为 CMML-1 及 CMML-2 两种。

(一)血象

白细胞数常增加,单核细胞持续性增加(指持续 3 个月以上),其绝对值$>1\times10^9/L$;红细胞数及血小板数常减少。血涂片中单核细胞比例增加,几乎都大于 10%;原始细胞加幼稚单核细胞<20%,其中 CMML-1 为低于 5%,CMML-2 为 5%~20%;常可见幼稚粒细胞(通常低于 10%)及粒细胞发育异常,如胞核分叶异常或胞质颗粒异常等。

有的 CMML 患者伴有嗜酸性粒细胞增多,其绝对值$>1.5\times10^9/L$,诊断为 CMML-1 伴嗜酸性粒细胞增多或 CMML-2 伴嗜酸性粒细胞增多。

(二)骨髓象

骨髓增生明显活跃,常有一系或一系以上发育异常。粒红比增加,粒系常明显增生,单核细胞也常增加。原始细胞和幼稚单核细胞<20%,其中 CMML-1 为低于 10%,CMML-2 为 10%~20%。

(三)细胞化学染色

α-NAE、α-NBE 及 NAS-DCE 染色有助于检测单系细胞是否存在,单系细胞在前两者染色呈阳性且被 NaF 抑制,后者单系呈阴性。

三、幼年型粒-单核细胞白血病

幼年型粒-单核细胞白血病(JMML)是发生于儿童(也可见于青少年)的克隆性造血疾病,其粒系与单系异常增生,也常伴随红系与巨系异常。BCR-ABL1 融合基因阴性,RAS/MAPK 途径相关基因存在突变。

(一)血象

白细胞数增多,多为$(25\sim30)\times10^9/L$;红细胞数及血小板数常减少。白细胞分类以中性粒细胞为主,伴有单核细胞及幼稚粒细胞增加,原始细胞常低于 5%,有核红细胞常见。

(二)骨髓象

骨髓增生明显活跃,以粒系增生为主,单核细胞增加,常占 5%~10%(不如外周血中显著),原始细胞(包括幼稚单核细胞)<20%,无 Auer 小体。部分病例红系可增生,巨系常减少。血细胞形态发育可见异常。

(三)细胞化学染色

α-NAE、α-NBE 及 NAS-DCE 染色有助于检测单系细胞是否存在,单系细胞在前两者染色呈阳性且被 NaF 抑制,后者单系呈阴性。

四、骨髓增生异常/骨髓增殖性肿瘤,不能分类型

骨髓增生异常/骨髓增殖性肿瘤,不能分类型(MDS/MPN,U)符合 MDS/MPN 的标

准,但又不符合 aCML、CMML、JMML 的诊断标准。MDS/MPN,U 不包括那些已经确诊为 MPN,但随病程进展而出现细胞发育异常的患者。检测到 BCR-ABL1 融合基因阳性或 PDGFRA、PDGFRB、FGFR1 基因重排阳性可排除 MDS/MPN,U。环形铁粒幼细胞性难治性贫血伴血小板增多症(refractory anaemia with ring sideroblasts associated thrombocytosis,RARS-T)也属于 MDS/MPN,U,约 60% 的病例存在 JAK2-V617F。部分 MDS/MPN,U 患者可有肝、脾肿大。

（一）血象

红细胞数常减少；至少一系增加,如血小板增加(≥450×10⁹/L)或白细胞增加(≥13×10⁹/L)。血涂片中原始细胞一般低于 10%(但转化进展期可见增加),血细胞可见形态改变,如红细胞双相性、巨大血小板、少颗粒血小板或中性粒细胞颗粒减少、粒细胞分叶过度或过少等。

（二）骨髓象

骨髓增生明显活跃,一系或多系髓系细胞表现为增生,同时至少有一系表现出发育异常。RARS-T 患者,主要为红系病态造血,原始细胞不增加(<5%)。

（三）细胞化学染色

铁染色常显示细胞外铁、内铁正常或增加,环形铁粒幼红细胞≤15%或≥15%均可见。PAS 染色可见有核红细胞及红细胞呈阳性。

（张　卓）

第七章 其他疾病

一、类白血病反应

【目的】 掌握类白血病反应血象、骨髓象特点,正确书写类白血病反应骨髓检验报告单。

【材料】

1. 类白血病反应血涂片、骨髓涂片。

2. 病例资料:患者,男性,26 岁,因咽痛、发烧(38~39 ℃)7 天入院。查体:咽峡炎、胸部 X 片示肺部阴影。实验室检查:WBC 23.8×10^9/L,G 95%(其中幼稚粒细胞 22%),L 2%,M 3%;RBC 5.3×10^{12}/L,Hb 129 g/L;PLT 168×10^9/L。

【形态学检验】

1. 血象 白细胞数增高,通常不超过 100×10^9/L,有或无幼稚细胞。按细胞类型分类为中性粒细胞型、淋巴细胞型、嗜酸性粒细胞型、单核细胞型等,其中以中性粒细胞型最为常见。红细胞和血小板无明显改变。

2. 骨髓象 类白血病患者骨髓象无明显改变,骨髓增生活跃或明显活跃,粒细胞系可出现阶段左移和中毒颗粒。少数病例原始或幼稚细胞增多,但形态正常。红细胞系及巨核细胞系无明显异常。

3. 鉴别 类白血病反应和白血病之间根本的区别在于骨髓是否出现白血病特征,即某一系列的原始幼稚细胞恶性增生,比例大于 20%。类白血病反应的骨髓象无明显变化,不具备白血病特征,但反应性增生的细胞系会出现比例增高或核左移等改变,需留意观察判断。中性粒细胞型的类白血病反应常见于细菌感染,骨髓粒细胞系出现核左移,后期细胞比例增高,需与慢性粒细胞白血病鉴别(表 7-0-1)。淋巴细胞型类白血病反应常见于病毒感染或传染性单核细胞增多症,骨髓象可出现幼稚淋巴细胞比例轻度增高,查见异形淋巴细胞和组织细胞增多伴噬血现象。嗜酸性粒细胞型类白血病反应常见于机体过敏或寄生虫感染,骨髓象可出现嗜酸性粒细胞比例增高,以后期阶段为主,原始及早幼粒细胞比例不增高。单核细胞型类白血病反应常见于骨髓恢复期或感染后期,骨髓象可出现幼稚单核细胞比例增高,但原始单核细胞不增多。

【注意事项】

1. 填写报告单:填写增生程度,计数 200 个有核细胞,分类计数,计算粒红比值。

2. 诊断与建议:增生性骨髓象,外周血白细胞增高,提示类白血病反应。

3. 外周血白细胞增高患者均应做骨髓细胞形态学检查。结合临床体征、病史及其他实验室检查,分析判断有无类白血病反应的病因。

4. 白细胞增高考虑类白血病反应患者均应做碱性磷酸酶染色,其 NAP 积分显著增高。

5. 骨髓报告结论不确定时,建议做染色体及 BCR-ABL1 融合基因检测,排除 CML。

表 7-0-1 慢性粒细胞白血病与粒细胞型类白血病反应鉴别

		慢性粒细胞白血病	粒细胞型类白血病反应
血象	白细胞总数	显著增高,常高于 $100\times10^9/L$	轻、中度增高,常低于 $50\times10^9/L$
	嗜酸性粒细胞	增多	不增多
	嗜碱性粒细胞	增多	不增多
	幼稚细胞	中、晚幼粒细胞多	晚幼粒、杆状核粒细胞多
	中毒性改变	无	有
	NAP	减低	增高
骨髓象	增生程度	极度活跃	明显活跃
	粒红比值	G/E>10	G/E<10
	粒系特征	中晚幼及杆状粒细胞为主,"巨晚胖杆"及分叶过多现象易见;嗜酸性、嗜碱性粒细胞增多	粒系核左移,出现中性颗粒粗大及中毒颗粒、空泡和核溶解现象
	红系特征	红系受抑制	红系无明显抑制
	巨核细胞特征	数量增多,易见小巨核细胞	正常

二、噬血细胞综合征

噬血细胞综合征(hemophagocytic syndrome,HPS)又称为噬血细胞性淋巴组织细胞增生症(hemophagocytic lymphohistiocytosis,HLH),它是由感染、肿瘤等多种病因使体内组织细胞增生并过多地吞噬血细胞的一种现象。HPS 的诊断指标主要有发热、肝脾肿大、全血细胞减少、高甘油三酯血症或低蛋白血症、骨髓或脾或淋巴结活检标本中有噬血现象但无恶性肿瘤克隆者、NK 细胞活性减低或缺乏、血清铁蛋白大于 500 mg/L、可溶性 CD25 大于 2500 U/mL。HPS 可分为家族性 HPS 和继发性 HPS。继发性 HPS 可分为 3 类:①与感染相关的 HPS,称为 I-AHS;②与病毒相关的 HPS,称为 V-AHS;③与恶性肿瘤相关的 HPS,称为 M-AHS。由于 90% 以上的与感染相关的 HPS 都是由病毒感染所致,故临床上通常将继发性 HPS 分为两类:感染相关性 HPS 和肿瘤相关性 HPS。

1. **感染相关性 HPS** 感染相关性 HPS 是一种与急性病毒或细菌等病原体感染有关的良性噬血组织细胞增生症,多发生于儿童,常由巨细胞病毒、疱疹病毒、EB 病毒和腺病毒感染所致。该病由 EB 病毒感染所致较为常见,其外周血白细胞减少,异型淋巴细胞增多,骨髓中异型淋巴、幼稚淋巴细胞轻度增生;噬血现象明显,可见吞噬成堆的血细胞,细胞数量为 10 个以上。与 EB 病毒相关的 HPS 预后不良,死亡率较高。与细菌感染相关的 HPS 很少见,其外周血中分叶粒细胞比例增高,骨髓中粒细胞及组织细胞增多,噬血现象有,但吞噬细胞不显著。

2. **肿瘤相关性 HPS** 肿瘤相关性 HPS 的常见病因为淋巴瘤,骨髓象除查见噬血现象外,还能观察到肿瘤细胞,其种类主要如下:①T 细胞淋巴瘤:异常组织细胞大小悬殊,外形极不规则,畸形;核异形,核仁不清。②弥漫性大 B 细胞淋巴瘤:其胞体大,大小较一致;核圆形居多,可有不规则形;染色质粗,呈块状或粗颗粒状,类似幼稚淋巴细胞。③间变性大细胞淋巴瘤:其胞体巨大,核大,呈花环、多核等。发现淋巴瘤细胞需做免疫细胞化学染色,查 CD3、CD20、CD30、CD68 等抗体进行鉴别。

【目的】 掌握噬血细胞综合征血象、骨髓象特点,正确书写噬血细胞综合征骨髓检验报告单。

【材料】

1. 噬血细胞综合征血涂片、骨髓涂片。

2. 病例资料:患儿,男性,16 岁,因高热 7 余天就诊。查体:体温 39.8 ℃,消瘦、轻度贫血貌;肝、脾、全身浅表淋巴结肿大;胸骨压痛(一)。实验室检查:Hb 98 g/L,RBC 3.1×10^{12}/L;PLT 68×10^9/L;WBC 2.0×10^9/L,N 54%,L 32%,E 2%,M 2%,幼稚粒细胞10%;见少量异型淋巴细胞。

【形态学检验】

1. 血象　可表现为两系或三系血细胞减少。红细胞有不同程度的减低,部分病例贫血呈进行性加重。白细胞早期高低不一,中、晚期多明显减低,常低于 3.0×10^9/L,有时可见中性粒细胞中毒颗粒、空泡等中毒性变化;白细胞分类淋巴细胞百分率增高,易见异型淋巴细胞,可见少量中、晚幼粒细胞。血小板常见减低。晚期随疾病的进展,多数病例血象能恢复正常。

2. 骨髓象　有核细胞增生活跃,各系细胞造血正常。粒系细胞百分率常见减低。幼红细胞和巨核细胞数量比例正常。淋巴细胞百分率大致正常,可见异型淋巴细胞和幼稚淋巴。单核-巨噬细胞系明显增生,镜下易见,比例不定,一般大于 2%,形态以单核样和泡沫样细胞居多。低倍镜下就能查见胞体巨大的吞噬细胞,由于吞噬有造血细胞,故被称为噬血细胞。噬血细胞胞体巨大,其直径一般为 20～40 μm;外观圆形,有时边界不清;胞质丰富,吞噬成熟红细胞、幼稚红细胞、各种白细胞及血小板等,吞噬的细胞数量不等,多者可达10 个以上。被吞噬的血细胞隐现不一,有的结构完整,有的仅剩被消化后的细胞残骸,但能分辨出血细胞的结构类型。胞核圆形或被挤压至细胞一侧呈椭圆形、梭形或月牙形,核染色质疏松,核仁可见,详见彩图 25。

【注意事项】

1. 浓缩血细胞涂片可提高噬血细胞的检出率。

2. 本病病变分布不均,骨髓受累程度不一,多次多部位骨髓穿刺可提高阳性检出率。骨髓中未发现噬血细胞不能排除本病。

三、脂质代谢障碍

脂质代谢障碍可以导致某些代谢性疾病,与临床血液检验技术密切相关的主要是戈谢病(Gaucher disease)和尼曼-匹克病(Niemann-Pick disease,NPD)。

(一)戈谢病

戈谢病又名葡萄糖脑苷脂沉积病,是由于 β-葡萄糖脑苷脂酶减少或缺乏,使葡萄糖脑苷脂不能分解成半乳糖脑苷脂或葡萄糖和 N-酰基鞘氨醇,致使葡萄糖脑苷脂在单核-巨噬细胞系统中大量沉积,引起组织细胞大量增殖。临床表现为肝脾肿大、贫血、骨骼疼痛以及抽风等各种症状。X线检查可见长骨骨质疏松,并可见长骨有烧瓶样改变。目前最终确诊是做 β-葡萄糖脑苷脂酶活性测定,其活性比正常人明显减低即可确诊。

【目的】 掌握戈谢病血象、骨髓象特点,正确书写戈谢病骨髓检验报告单。

【材料】

1. 戈谢病血涂片、骨髓涂片。

2. 病例资料:患儿,男性,6 岁,因贫血、骨痛就诊。查体:体温 36.8 ℃,消瘦、贫血貌;肝脾肿大;X 片显示长骨骨质疏松。实验室检查:Hb 78 g/L,RBC 2.7×10^{12}/L;PLT 108×10^9/L;WBC 5.3×10^9/L,N 64％,L 32％,E 2％,M 2％。

【形态学检验】

1. 血象 患者可出现不同程度的贫血,表现为正细胞性贫血。部分病例可出现白细胞、红细胞和血小板三系减少。

2. 骨髓象 骨髓增生活跃或明显活跃,粒细胞系、红细胞系及巨核细胞系增生良好。在骨髓涂片尾部可找到戈谢细胞,其胞体巨大,胞质丰富,呈葱皮样纹;核偏向一侧,核仁清晰,详见彩图 26。酸性磷酸酶染色阳性。

3. 鉴别 戈谢病的骨髓象可以查见大量此类细胞,在正常或 CML 骨髓象偶见。戈谢细胞通常推挤在片尾,形态特征主要是胞体巨大,胞质呈洋葱皮纹样改变,与成骨细胞、破骨细胞、巨核细胞、尼曼-匹克细胞和转移癌细胞有相似之处,需仔细鉴别。

【注意事项】

1. 用低倍镜环片四周查找巨大细胞,用油镜视野鉴别。

2. 骨髓象查见大量戈谢细胞应在结论中注明,疾病的诊断需临床综合分析。

(二) 尼曼-匹克病

【目的】 掌握尼曼-匹克病血象、骨髓象特点,正确书写尼曼-匹克病骨髓检验报告单。

【材料】

1. 尼曼-匹克病血涂片、骨髓涂片。

2. 病例资料:患儿,男性,5 岁,因贫血、骨痛就诊。查体:体温 37.1 ℃,消瘦、贫血貌;肝脾肿大;X 线长骨骨质疏松,髓腔增宽。实验室检查:Hb 81 g/L,RBC 2.9×10^{12}/L;PLT 124×10^9/L;WBC 5.8×10^9/L,N 67％,L 29％,E1％,M 3％。

【形态学检验】

尼曼-匹克病又称鞘磷脂沉积病,属于先天性糖脂代谢性疾病,为常染色体隐性遗传。本病为神经鞘磷脂酶缺乏致神经鞘磷脂代谢障碍。尼曼-匹克病的细胞学特点是单核-巨噬细胞和神经系统有大量的含有神经鞘磷脂的泡沫细胞。

1. 血象 白细胞及血小板正常,红细胞正常或轻度减少;脾功能亢进或骨髓受累时白细胞及血小板减少。单核细胞和淋巴细胞常见空泡,为 8～10 个,具有诊断价值。

2. 骨髓象 骨髓增生活跃或明显活跃,粒细胞系、红细胞系及巨核细胞系增生良好。涂片含有典型的尼曼-匹克细胞,又称泡沫细胞。该细胞直径为 20～100 μm;核小偏位,圆形或卵圆形;胞质丰富,充满圆滴状透明小泡,类似桑葚状或泡沫状,详见彩图 27。PAS 反应弱阳性,胞质内的小泡壁呈阳性,小泡中心呈阴性;酸性磷酸酶及碱性磷酸酶呈阴性反应。

(彭贤贵)

第八章 血栓与止血检验

第一节 血管壁和血小板检验

实验一 毛细血管脆性试验

【目的】 掌握毛细血管脆性试验（capillary fragility test，CFT）的原理、方法、注意事项、临床意义和参考范围。

【原理】 本试验与毛细血管的结构、功能和血小板的质和量有关，也与某些体液因素（如 vWF）有关。这些因素有缺陷时，毛细血管通透性增加，脆性增大。本试验采用物理学方法，于受检者上臂加压，使静脉回流受阻，毛细血管负荷增加，检查一定范围内新生出血点数，借以判断毛细血管的通透性和脆性。因此毛细血管脆性试验又称束臂试验。

【材料】 血压计、止血带、计时器、红蓝水笔。

【方法】

1. 在受试者前臂肘窝下 4 cm 处画一直径为 5 cm 的圆圈，仔细观察圆圈内有无出血点，如发现有出血点则以标记笔标记。

2. 将血压计袖带缚于该侧上臂，先测量血压，然后使血压维持在收缩压与舒张压之间，持续 8 min，然后解除压力。

3. 解除压力 5 min 后，计算圆圈内皮肤新生出血点的数目。

【注意事项】

1. 试验前圆圈内原有出血点需要标记出来。

2. 观察时要选择好适宜的光线，以免漏检。

3. 最好用另一支颜色的笔标记出新生出血点。

4. 试验一周前，嘱患者禁服阿司匹林、活血化淤等药物，否则结果可出现假阳性。

5. 同一上臂在 7 天内反复做此试验，结果可信度会减低。

6. 40 岁以上的女性（包括少数青年女性），可出现假阳性。

【参考范围】 正常男性 0～5 个，女性 0～10 个，若出血点大于 10 个，为阳性，若出血点为 10～50 个，为"＋"，若出血点大于 50 个，为"＋＋"，前臂伸侧及手背有出血点者为"＋＋＋"，前臂屈、伸侧以及手臂均有出血点或紫斑者为"＋＋＋＋"。

【临床意义】

1. 血管壁结构和功能缺陷：毛细血管扩张症、过敏性紫癜、VitC 缺乏症等。

2. 血小板质和量的异常:原发(继发)性血小板减少性紫癜、血小板无力症、血管性血友病等。

3. 其他疾病:高血压、败血症、肾脏疾病和肝脏疾病等。

实验二 出血时间测定

【目的】 掌握出血时间测定(bleeding time,BT)的原理、方法、注意事项、临床意义和参考范围。

【原理】 出血时间测定是利用标准化出血时间测定器在受检者前臂皮肤上造成一个"标准"切口,记录出血开始到自然停止所需要的时间,是反映血小板和毛细血管结构和功能的初筛试验。

【材料】 出血时间测定器、秒表、血压计、常规消毒器材等。

【方法】

1. 将受检者的手臂掌心向上,置于固定台面上(台面高度最好接近心脏水平),然后将血压计袖带缚于其上臂,加压,维持压力(成人 5.3 kPa,儿童 2.6 kPa)。

2. 常规消毒受试部位,一般采用肘横纹下两横指前臂外侧 1/3 处,轻轻绷紧皮肤,将出血时间测定器平放于试验部位皮肤上,按动刺血器手把,形成一垂直或平行于前臂的切口(成人的切口长 5 mm,深 1 mm),按动同时启动秒表计时。

3. 每隔 30 s 用无菌滤纸吸去切口流出的血滴,直至出血自然停止,用秒表记录所用时间,即为出血时间。

4. 松开血压计袖带,用止血贴敷在切口上,叮嘱患者按压伤口,一般保留 24 h。

【注意事项】

1. 应嘱受检者在实验 1 周前不要服用抗血小板如阿司匹林等药物,以免影响检测结果。

2. 实验部位要求清洁干净,无体毛、瘢痕、皮肤感染等。

3. 实验前应先检测受检者的血小板数量,因 BT 与血小板数量密切相关,当血小板低于 $100 \times 10^9/L$ 时,BT 会失去应有的临床参考价值。

4. 要求严格按无菌操作,操作中应避免触及和挤压切口。

5. 若出血量较多,可增加用滤纸吸取血滴的频率。

【参考范围】 4.8~9.0 min,超过 10 min 即停止试验。

【临床意义】 BT 主要反映血小板的质和量、毛细血管的结构和功能以及血小板与毛细血管之间的相互作用,而受凝血因子含量和活性变化的影响较小。

1. BT 延长 常见于:①血小板数量异常,如 ITP、TTP 等;②血小板功能缺陷,如血小板无力症、巨大血小板综合征、储存池病、获得性血小板功能异常(如尿毒症、严重肝损害和重症贫血等);③血管壁异常,如 vWD 和遗传性出血性毛细血管扩张症;④某些凝血因子缺乏,如凝血因子Ⅱ、Ⅴ、Ⅷ、Ⅸ或纤维蛋白原缺乏(如 DIC);⑤大量输血后。

2. BT 缩短 常见于某些严重的高凝状态和血栓形成性疾病。

实验三 血浆血管性血友病因子抗原检测

【目的】 掌握常用检测血浆血管性血友病因子抗原(von Willebrand factor antigen,

vWF:Ag)的原理、方法、注意事项、参考范围、临床意义。

【原理】　Laurell 火箭电泳法是在含有 vWF:Ag 抗体的琼脂板中加一定量的受检血浆,在电场作用下,如血浆含有此抗原,该抗原会在含抗体的琼脂板上泳动,在一定的时间内形成抗原-抗体反应的火箭样沉淀线,其高度与被检血浆中抗原的浓度成正比。用不同稀释倍数的正常人混合血浆作对照,以稀释度及其沉淀线高度绘制标准曲线,根据被检者血浆沉淀线高度即可查得或计算出血浆 vWF:Ag 的含量。

【材料】

1. 仪器　试管、微量加样器、玻璃板(10 cm×10 cm)、铁夹子、打孔器(孔径 2.5 mm)、U 形有机玻璃框(框内径 8 cm×8 cm,厚 1.5 cm)、电泳仪、离心机、水浴箱、冰箱等。

2. 试剂

(1) 0.109 mol/L 枸橼酸钠抗凝剂。

(2) 兔抗人 vWF:Ag 抗血清。

(3) 琼脂糖凝胶的制备:琼脂糖 0.9 g,Tris-巴比妥缓冲液 100 mL,加热至沸点,待琼脂完全溶解,趁热用薄棉花过滤后,置于 50~56 ℃水浴中待用。

(4) Tris-巴比妥缓冲液(pH 8.8):巴比妥钠 4.88 g,巴比妥 1.235 g,Tris 2.890 g,加蒸馏水至 1000 mL。

(5) 10 g/L 磷钼酸溶液:磷钼酸 10 g,加蒸馏水 1000 mL,溶解,过滤后待用。

【方法】

1. 制板　在小烧杯中加入兔抗人 vWF:Ag 抗血清 16.5 μL,置于 50~56 ℃水浴中,加热片刻。取 50~56 ℃琼脂糖凝胶 10 mL,加入烧杯中充分混合,避免气泡产生。取玻璃板 2 块,中间放入 U 形有机玻璃框,用夹子固定三边。在上口迅速倒入含抗血清的琼脂糖凝胶,然后置于 4 ℃冰箱中 10~15 min。凝固后除去一块玻璃板,在距另一块玻璃板下缘 1.5 cm 处的琼脂凝胶板上打 10 个孔,孔径 2.5 mm,孔间距 5 mm。

2. 稀释标准样品　取 20 名或以上正常人新鲜枸橼酸盐抗凝混合血浆,在 4 ℃条件下分装,于-40 ℃低温条件下可保存 2~3 个月。每次测定取出一支,用 Tris-巴比妥缓冲液分别进行 1∶1、1∶2、1∶4、1∶8、1∶16 倍比稀释。

3. 待测样品　采取受检者枸橼酸盐抗凝血,以 3000 r/min 离心 20 min,分离血浆并以 Tris-巴比妥缓冲液做 1∶2 倍稀释。

4. 加样　在 5 个孔中各加入不同稀释度的标准样品 10 μL,待测样品孔加入受检者血浆,做复孔。

5. 电泳　①两侧电泳槽内加 Tris-巴比妥缓冲液 1000 mL,使两槽液面相同;②在加抗原之前,先将打好孔的琼脂凝胶板置于电泳槽内,孔朝向阴极,火箭方向为阳极,用 8 cm 宽的双层滤纸做桥,接通电源,调节电压至 50 V,然后按次序加标准样品和被检样品;③关闭电泳槽盖,调节电压至 110~115 V,电流为 10~14 mA,电泳 18 h,电泳槽的温度以小于 15 ℃为宜;④电泳完毕后,取出凝胶板,放在生理盐水中,然后浸入 10 g/L 磷钼酸溶液中 20~60 min,即可见火箭样沉淀线,也可用氨基黑染染保存。

6. 测量　用双分规从加样孔上缘到峰顶测量火箭峰的高度。将标准样品 5 孔读数按双对数计算回归方程,以 vWF:Ag 为横坐标,火箭峰高度为纵坐标,作标准曲线。

7. 计算结果　用待测标本测量的火箭峰高度,查标准曲线或计算出各被检样品 vWF:

Ag 的含量,再乘以 2(稀释倍数),读数为百分数。

【注意事项】

1. 两侧电泳槽内加 Tris-巴比妥缓冲液的液面高度要一致。

2. 测量火箭线的高度应以加样孔上缘到火箭峰顶端为准。

3. 血浆分离后应在 2 h 内完成,不能及时检测的应置于 −70 ℃保存 1 个月。

【参考范围】 61.6%～126.6%。

【临床意义】

1. 减低　见于血管性血友病(vWD),是诊断 vWD 和 vWD 变异型的重要指标。

2. 增高　主要见于剧烈运动、肾上腺素受体被兴奋、妊娠中后期、造影、电休克、胰岛素所致低血糖、注射生长激素后、心脑血管疾病(心肌梗死、心绞痛、肺心病、高血脂、脑血管病变)、肾脏疾病(急性肾炎、慢性肾炎、肾小球疾病、尿毒症、肾病综合征)、肺部疾病、肝脏疾病、糖尿病、妊娠期高血压疾病、大手术后等。

实验四　血小板黏附试验

【目的】　掌握血小板黏附试验(platelet adhesion test,PAdT)的原理、方法、注意事项、临床意义。

【原理】　血小板可黏附于带负电荷的物质如金属、玻璃、白陶土等表面,如采用玻璃球法,让待测血小板血液接触玻璃球时血小板会黏附在玻璃球上,通过检测接触玻璃球前后血液的血小板数量,可以了解血小板在体外黏附于物体表面的能力,借以推测血小板的黏附作用。

【材料】

1. 仪器　血小板黏附仪或玻璃珠柱、细胞计数板、显微镜及试管、常规静脉采血器材等。

2. 试剂　0.109 mol/L 枸橼酸钠溶液、血小板稀释液等。

【方法】

1. 玻璃球法

(1) 取静脉血 4.5 mL,置于含 0.109 mol/L 枸橼酸钠溶液 0.5 mL 的离心管中,轻轻混匀。

(2) 取抗凝血标本 1.5 mL,置于球形瓶内,将球形瓶置于转动装置上,以 3 r/min 的速度转动 15 min,使血液与瓶壁充分接触。

(3) 计数接触前后的血小板数。

2. 玻璃珠柱法

(1) 将玻璃珠柱两端分别与针头和注射器连接。

(2) 在肘静脉处穿刺,当血液接触玻璃珠柱时,立即启动秒表,掌握好血液通过玻璃珠柱的速度,在四等分的玻璃珠柱中,血液通过每段速度为 5 s,共 20 s。

(3) 以同样速度再抽 5 s 后,拔出针头。

(4) 采集玻璃珠柱前、后塑料管内的血液,分别进行血小板计数。

3. 计算血小板黏附率:

$$血小板黏附率 = \frac{黏附前血小板数 - 黏附后血小板数}{黏附前血小板数} \times 100\%$$

【注意事项】

1. 实验中接触血小板的玻璃器皿须硅化处理或使用塑料制品，否则会影响血小板黏附率。

2. 采血前一周禁止服用阿司匹林、肝素、双香豆素等药物，因为这些药物可抑制血小板黏附，降低黏附率。

3. 钙是血小板活化的重要因素，而 EDTA 螯合 Ca^{2+} 作用强，会影响血小板活化，因而不用 EDTA 作抗凝剂。

4. 采血时避免溶血和凝血发生，不可反复穿刺或混入气泡。

5. 受检血小板计数较低时，不需做黏附试验。

【参考范围】 45.34%～79.78%。

【临床意义】

1. PAdT 增高：见于血栓前状态和血栓性疾病。

2. PAdT 减低：见于血管性血友病、巨大血小板综合征、血小板无力症、尿毒症、异常蛋白血症、MDS 等。

实验五　血小板聚集试验

【目的】 掌握比浊法血小板聚集试验（platelet aggregation test，PAgT）的原理、方法、注意事项、临床意义。

【原理】 血小板聚集诱导剂可以诱导血小板发生聚集，在富血小板血浆（platelet rich plasma，PRP）中加入不同种类和不同浓度的诱导剂，由于血小板的聚集而使得悬液浊度逐渐降低，透光度逐渐增加。血小板聚集仪将这种浊度变化导致的透光度变化转换为电信号并记录，形成血小板聚集曲线。根据血小板聚集曲线可计算出斜率、不同时间的聚集百分率和最大聚集率等参数，用来分析血小板聚集能力。

【材料】

1. 仪器 血小板聚集仪、显微镜、细胞计数板、离心机及试管等。

2. 试剂

（1）0.109 mol/L 枸橼酸钠溶液。

（2）Owen 缓冲液（OBS）：将巴比妥钠 1.155 g、氯化钠 1.467 g 溶于 156 mL 蒸馏水中，加 0.1 mol/L 盐酸 43 mL，调整 pH 值为 7.35，再加生理盐水至 1000 mL。

（3）血小板聚集诱导剂（致聚剂或诱聚剂）：常有下列多种。①腺苷二磷酸钠盐（ADP），用 OBS 配成 1.0 mmol/L 的 ADP 储存液，置于 -30 ℃ 保存，使用前于 37 ℃ 温热，用 OBS 稀释成 5 μmol/L、10 μmol/L、20 μmol/L、30 μmol/L 的工作液；②肾上腺素（adrenaline），采用注射用盐酸肾上腺素，用 OBS 稀释 10～1000 倍；③胶原（collagen），浓度为 1000 mg/L，储存于 4 ℃，用前充分摇匀，用 OBS 稀释成 3 mg/L 工作液，稀释后的工作液在 4 ℃ 中可存放 1 周；④瑞斯托霉素（ristocetin），每瓶 100 mg，加入生理盐水配制成 1.5 g/L 的工作液，储存在 -30 ℃ 中，使用时于 37 ℃ 加温融化，本试剂可反复冻融而不影响活性；⑤花生四烯酸（arachidonic acid，AA），将花生四烯酸钠盐溶于 OBS 中，使其浓度为 10 mmol/L，随后分装在棕色安瓿内，充氮气后封口，以防止花生四烯酸氧化，储存于 -40 ℃ 中，使用前于 37 ℃ 加温融化。

【方法】

1. 用塑料注射器静脉采血 4.5 mL,加入含有 0.5 mL 0.109 mol/L 枸橼酸钠溶液的塑料试管中,充分混匀。

2. 低速离心(1000 r/min)5 min,吸取上层液即为 PRP。

3. 将剩余的血液以 3000 r/min 离心 20 min,分离乏血小板血浆(platelet poor plasma,PPP),血小板数应小于 $20×10^9/L$,用 PPP 调整 PRP 血小板数至 $250×10^9/L$。

4. 测定:

(1) 将血小板聚集仪提前预温 30 min 到 1 h,使聚集仪温度达(37±1)℃。

(2) 将待测者 PPP 和 PRP 0.3 mL 加入两只比色杯内,置于血小板聚集仪的温浴槽内预温 3 min。

(3) 将含 PPP 的测定杯置于聚集仪的测定槽内,调零。

(4) 将 PRP 置于上述测定槽内,并加入搅拌棒,调节吸光度为 100%。将 1/10 体积的血小板聚集诱导剂(30 μL)加入 PRP 中,同时开启记录按钮。

(5) 观察并记录血小板聚集反应 5 min 左右,通过血小板聚集曲线得出最大聚集率和 5 min 有效解聚率等参数,见图 8-1-1。

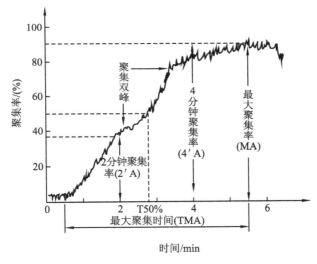

图 8-1-1 血小板聚集曲线参数分析

最大聚集率是反映血小板聚集功能的最主要指标,是在测定时间内血小板发生最大聚集时,曲线的高度所占 PPP、PRP 两基线距离的百分率。

坡度:沿聚集曲线下降的最陡峭部分作一切线,以 2 min 的距离作为底边,测定切线到底边的垂直高度,即为坡度,单位为度。

5 min 有效解聚率:表示血小板聚集成团后又发生了分散反应的程度,解聚率高说明血小板聚集功能低。

【注意事项】

1. 接触血小板的玻璃器皿须硅化处理或使用塑料制品,否则可有部分血小板提前活化和黏附,影响血小板聚集,使结果出现偏差。

2. 采血前一周禁服阿司匹林、双嘧达莫、肝素、双香豆素等抑制血小板聚集的药物。

3. 钙是血小板活化的重要因素,而 EDTA 螯合 Ca^{2+} 作用强,影响血小板活化,因而不用 EDTA 作抗凝剂。肝素本身有诱导血小板聚集的作用,亦不宜作为抗凝剂。合适的抗凝剂是枸橼酸钠,浓度是 0.109 mol/L。

4. 避免抽血时出现溶血、气泡和凝血发生,任何微小的凝块都会影响测定结果,不可反复穿刺和混入气泡。

5. 若受检标本全血血小板计数低于 $50×10^9/L$,聚集反应不能真实反映血小板的功能。

6. 标本采集后应在 3 h 内完成检测,放置过久会降低血小板聚集的强度和速度。

7. 实验时需调整 PRP 的血小板数达到 $(250±50)×10^9/L$,否则可致血小板聚集反应降低。PPP 血小板数应低于 $(10~20)×10^9/L$。

【参考范围】 血小板聚集的参考值和参数分析见表 8-1-1 和图 8-1-1。

表 8-1-1　血小板聚集试验的参考值

	ADP (1.0 mmol/L)	ATP (0.5 mmol/L)	肾上腺素 (0.4 mg/L)	胶原 (3 mg/L)	瑞斯托霉素 (1.5 g/L)
2'A/(%)	52.7±14.5	31.6±11.5	37.0±12.9	43.5±19.4	73.8±17.0
4'A/(%)	60.7±17.8	34.6±15.3	61.0±18.9	70.6±19.6	87.5±11.4
MA/(%)	62.7±16.1	37.4±14.3	67.8±17.8	71.7±19.3	87.5±11.4
TMA/s	211.3±72.5	146.2±87.5	296.4±70.5	250.2±34.5	239.4±30.9

【临床意义】

1. PAgT 增强　见于血栓形成性疾病和血栓前状态,如心肌梗死、心绞痛、脑血管病变、深静脉血栓、糖尿病、肺梗死、妊娠期高血压疾病、口服避孕药、高脂血症等。

2. PAgT 减低　见于血小板无力症、巨大血小板综合征、储存池病、感染性心内膜炎、尿毒症、肝硬化、MDS、ITP、急性白血病、服用抗血小板药物、低(无)纤维蛋白原血症等。

实验六　血小板生存时间检测

【目的】　掌握血小板生存时间测定(platelet survival time,PST)的原理、方法、注意事项、临床意义。

【原理】　丙二醛(MDA)是血小板花生四烯酸(AA)代谢中环氧化酶途径的稳定代谢产物,阿司匹林能够不可逆性抑制环氧化酶活性从而导致 MDA 生成减少,而骨髓新生的血小板因其酶活性不受阿司匹林的抑制,故 MDA 含量正常。因此,观察单次服用阿司匹林后血小板 MDA 生成并恢复至服药前水平的时间,可以反映血小板的生存时间。

MDA 含量的测定原理:MDA 与硫代巴比妥酸(TBA)在高温和酸性条件下缩合,形成的红色产物三甲川(3,5,5-三甲基噁唑 2,4-二酮),于 532 nm 波长处有最大吸收峰。

【材料】

1. 仪器　微量进样器、血细胞计数板、显微镜、离心机、水浴箱、酶标仪等。

2. 试剂

(1) 0.109 mol/L 枸橼酸钠溶液。

(2) 血小板分离液(聚蔗糖-泛影葡胺液,密度 1.077 g/L)。

（3）0.02 mol/L 磷酸盐缓冲液（pH 7.4）、5 mol/L 花生四烯酸溶液（在氮气中称取花生四烯酸 16.375 g，溶于 0.1 mol/L pH 8.2 的碳酸钠-氯化钠溶液 10 mL 中，充氮分装，−20 ℃保存）。

（4）硫代巴比妥试剂：取 2-硫代巴比妥（Fluka 产品，纯度＞98％）800 mg，溶于 10 mL 10 mol/L NaOH 溶液中，加蒸馏水至 50 mL，用浓过氯酸调至 pH7.4，再加蒸馏水至 100 mL，4 ℃保存。用前以 2∶1 比例加入 7％过氯酸，混合后为 0.53％硫代巴比妥溶液（pH 1.0）。

（5）1 mol/L NaOH 溶液、11％ Triton-100 溶液。

【方法】

1. 常规分离 PRP，取 0.5 mL PRP，置于 0.5 mL 血小板分离液中，以 3000 r/min 离心 20 min，吸取界面层血小板移入另一试管中，加入少量 0.02 mol/L 磷酸盐缓冲液（pH 7.4）重新悬浮，以 3000 r/min 离心 10 min，弃去上清液，管底血小板层用 0.02 mol/L 磷酸盐缓冲液 pH 7.4 重新悬浮，洗涤并将血小板数调整至 100×10^9 个/L。

2. 取上述血小板悬液 0.1 mL，加 10 μL 5 mol/L 花生四烯酸溶液，混匀后置于 37 ℃ 水浴中 30 min，再加入硫代巴比妥试剂 0.2 mL，混合，在 100 ℃水浴中煮沸 15 min，取出，冷却至室温。加 1 mol/L NaOH 溶液 0.1 mL，摇匀，再加入 11％Triton X-100 溶液 40 μL，置于室温下 30 min 后，以 3000 r/min 离心 15 min。取上清液，于 532 nm 波长处比色，计算 MDA 含量，以 nmol/10^9 血小板表示。用 0.02 mol/L 磷酸盐缓冲液代替 PRP 按上述操作作为空白对照。

3. 将 MDA 标准品稀释成 0.2 mmol/L、0.4 mmol/L、0.8 mmol/L、1.6 mmol/L 四种浓度，代替 PRP 按上述操作进行测定。以 MDA 浓度为横坐标，对应的吸光度为纵坐标，绘制标准曲线。

4. 测定 PST。先采血，测定患者 MDA 含量后，再令其一次性口服阿司匹林 0.6 g，然后隔日采血后测定 MDA 含量，直至 MDA 含量恢复到基础水平为止。从服用阿司匹林起，到 MDA 恢复到基础水平所需要的时间即为血小板生存时间。

5. 计算：

$$\text{MDA}(\text{nmol}/10^9 \text{血小板}) = (A_{测定} - A_{空白}) \times \frac{标准浓度}{A_{测定} - A_{空白}} \div 血小板数 \times 0.2$$

【注意事项】

1. 接触血小板的器材须硅化或用塑料制品。

2. 每次测定，血小板数量应相同，否则会影响结果。

3. 洗涤血小板时应尽量洗去血浆蛋白。

【参考范围】 MDA 含量：48.5～67.1 nmol/10^9 血小板。

PST：6.6～15 天。

【临床意义】 血小板生存时间缩短见于：

1. ITP、药物免疫性血小板减少性紫癜、血小板破坏增多性疾病、脾功能亢进、SLE 和输血后紫癜等。

2. 血小板消耗过多，如 DIC、血小板减少性紫癜（TTP）、溶血性尿毒症综合征（HUS）等。

3. 高凝状态和血栓形成性疾病，如心肌梗死、心绞痛、糖尿病伴血管病变、高脂血症、外科手术、脑血管病变、肺梗死、深静脉血栓（DVT）、恶性肿瘤、心瓣膜修复术、冠状动脉移植术和妊娠期高血压疾病等。

实验七　血小板相关抗体检测

【目的】　掌握血小板相关抗体（platelet associated antibody，PAIg）检测的原理、方法、注意事项、临床意义。

【原理】　ELISA 法是将抗人 IgG 抗体包被在酶标反应板孔内，与待检血小板溶解液中的 PAIgG 结合，再加入酶标记的抗人 IgG 抗体，使形成包被抗人 IgG 抗体-PAIgG-酶标记抗人 IgG 抗体复合物，加入底物显色，颜色深浅与血小板溶解液中的 PAIgG 含量成正比。根据所测被检血小板溶解液的吸光度（A），通过标准曲线查得或计算出 PAIgG 的含量。

【材料】

1. 仪器　血细胞计数仪、微量加样器、离心机、水浴箱、酶标仪。

2. 试剂　抗凝剂：67 mmol/L EDTA-Na$_2$ 溶液、0.01 mol/L PBS 洗涤液（含 67 mmol/L EDTA-Na$_2$，pH 6.5）、0.01 mol/L PBS 缓冲液（含 0.05% 聚山梨酯 20，4% PEG，pH 7.4）、0.05 mol/L 碳酸盐缓冲液（pH 9.6）、pH 7.4 0.02 mol/L Tris-HCl 缓冲液、显色液（0.1 mol/L 枸橼酸-枸橼酸钠溶液 100 mL，加邻苯二胺 40 mg 和 30% 过氧化氢溶液 12 μL）、3 mol/L 硫酸终止液、抗人球蛋白（IgG、IgA、IgM）抗体、酶标记的抗人球蛋白抗体、11% Triton X-100 和参比血清。

【方法】

1. 血小板溶解液的制备　静脉血 4.5 mL 与 0.5 mL 67 mmol/L EDTA-Na$_2$ 溶液混合，离心取 PRP，再将 PRP 以 3000 r/min 离心 20 min，弃去上清液，用洗涤液洗涤血小板 3 次。悬浮血小板于少量 0.01 mol/L PBS 缓冲液中，将血小板数调整为 100×10^9 个/L，用 11% Triton X-100 按 1：10（体积比）加入血小板悬液（终浓度为 1%），使血小板溶解。置于 4 ℃ 30 min，以 3000 r/min 离心 10 min，取上清液供测定用，也可储存在 −20 ℃，1 周内测定。

2. 包被　用 0.05 mol/L 碳酸盐缓冲液稀释各种抗体至终浓度分别为 IgG 5 mg/L、IgM 5 mg/L、IgA 25 mg/L，然后加入不同微孔板中，每孔 0.1 mL，加盖后先置于 37 ℃ 3 h，再置于 4 ℃ 冰箱过夜。次日以 0.02 mol/L Tris-HCl 缓冲液和洗涤液分别洗板 3 次，甩干，室温晾干，密封后于 4 ℃ 储存，可保存 6 个月以上。

3. 反应　每孔加 0.1 mL 被检标本的血小板溶解液，置于 37 ℃ 温育 1 h 后，用洗涤液洗涤 3 次。甩干后加 0.1 mL 酶标记的抗人 IgG、IgA、IgM 抗体，置于 37 ℃ 温育 1 h。取出后，同上洗涤 3 次，甩干，加显色液 0.1 mL，37 ℃ 反应 20 min，再加 3 mol/L 硫酸终止液 50 μL 终止反应。

4. 测定吸光度　利用酶标仪于 492 nm 波长处测定各孔吸光度（A）值。

5. 绘制标准曲线　每块反应板均应作相应的标准曲线。将参比血清稀释成 10 个不同浓度（IgG 为 20～10000 ng/mL；IgA 和 IgM 为 4.9～2500 ng/mL），以替代血小板溶解液，操作过程同上，做复孔。以参照品管内抗体量的对数为横坐标，相对应孔的吸光度为纵坐标，在对数纸上绘制标准曲线。

6. 从标准曲线中可查得被检样本的抗体浓度,结果以 ng/10^7 血小板表示。

【注意事项】

1. 接触血小板的器材须涂硅或用塑料制品,以减少血小板激活,分离血小板时,应尽可能避免红细胞和白细胞的掺入,血小板计数要准确。

2. 标准曲线及待测标本均做复孔,取均值。如两孔 A 值相差大于 0.1,均应重测。

3. Triton 的作用是破坏血小板,若血小板破坏不彻底,血小板上的抗体不能充分暴露,易造成假阴性。

4. 皮质激素类药物可影响结果,停药两周以上才能检测。

【参考范围】 PAIgG:0 ～ 78.8 ng/10^7 血小板。PAIgA:0 ～ 2.0 ng/10^7 血小板。PAIgM:0～7.0 ng/10^7 血小板。

【临床意义】

1. 90%以上 ITP 患者的 PAIgG 增高,若同时测定 PAIgM、PAIgA 和 PAC_3,则阳性率可高达 100%。

2. 血小板自身抗体检测对自身免疫性血小板减少性紫癜(autoimmune thrombocytopenic purpura,AITP)的诊断与治疗有重要意义。

3. 可以作为 ITP 或 AITP 观察疗效及判断预后的指标。如 ITP 患者经激素治疗有效者,PAIgG 水平下降。如 PAIgG 在 2 周之内下降者其预后较好。CD20 单克隆抗体等免疫治疗,均需要了解血小板自身抗体水平。ITP、AITP 治疗过程中,可以对血小板自身抗体,尤其是抗 GPⅡb/Ⅲa 特异性血小板自身抗体水平进行监测,以了解疗效和复发情况。

实验八 血块收缩试验

【目的】 掌握血浆法血块收缩试验(clot retraction test,CRT)的原理、方法、注意事项及临床意义。

【原理】 在 PRP 中,加入 Ca^{2+} 或凝血酶,使血浆凝固。活化的血小板收缩蛋白使血小板伸出伪足,因血小板膜表面有纤维蛋白受体,所以血小板可以"锚定"于血浆凝固形成的纤维蛋白素上,当血小板发生向心性收缩时,牵拉纤维蛋白,使其距离拉近、网眼缩小、血清析出。测定析出血清的体积可反映血小板血块收缩的能力。

【材料】

1. 仪器 离心机、水浴箱、刻度试管、刻度吸管、无菌注射器等。

2. 试剂 0.05 mol/L 氯化钙溶液或 20 U/mL 凝血酶溶液、0.109 mol/L 枸橼酸钠溶液。

【方法】

1. 静脉采血,分离 PRP 和 PPP,用 PPP 调整 PRP 中血小板数为 $200×10^9$ 个/L。

2. 取 PRP 0.6 mL,加入刻度试管中,置于 37 ℃水浴中温育 3 min 后,再加入 0.05 mol/L 氯化钙溶液或 20 U/mL 凝血酶溶液 0.2 mL。

3. 混匀,置于 37 ℃水浴 2 h,用竹签将纤维蛋白凝块轻轻挑取弃除,准确测量血清的体积(mL)。

4. 计算:

$$血块收缩率 = \frac{析出血清体积}{PRP \ 体积} × 100\%$$

【注意事项】

1. 实验温度须控制在 37 ℃,过高或过低均会影响测定结果。

2. 本试验可设立阳性对照,在正常 PRP 中加入 500 mmol/L N-乙基马来酰亚胺,以抑制血小板肌动蛋白和肌球蛋白的收缩作用。

3. PRP 需要进行血小板数的调整,血小板数过高或过低都会影响测定结果。

【参考范围】 >40%。

【临床意义】

1. 减低 见于 ITP、血小板增多症、血小板无力症、红细胞增多症、低(无)纤维蛋白原血症、多发性骨髓瘤、原发性巨球蛋白血症等。

2. 增高 见于纤维蛋白原增高和先天性或遗传性因子Ⅻ缺乏症等。

(李玉云)

第二节 凝血因子检验

实验一 凝血时间测定

【目的】 掌握凝血时间(clotting time,CT)测定的原理、方法、注意事项、临床意义。

一、硅化凝血时间测定

【原理】 硅化试管可减少血液中凝血因子(Ⅻ或Ⅺ)与试管内玻璃的接触,使内源性凝血因子活化减缓,由此所测得的离体血液发生凝固所需的时间即硅化凝血时间(silica clotting time,SCT)。

【材料】 硅化玻璃注射器或一次性塑料采血针、直径 8 mm 的硅化玻璃试管或塑料试管、秒表、水浴箱等。

【方法】

1. 取硅化玻璃或塑料试管 3 支,按顺序编号。

2. 常规静脉采血,血液流入注射器时计时开始,采集静脉血 3 mL,立即取下针头,分别注入 3 支试管内,每管 1 mL 血液,置于 37 ℃水浴中。

3. 3 min 后,每隔 30 s 倾斜 1 号试管 1 次,每次倾斜角度大小一致,以 30°为宜,观察管内血液流动情况,直至血液凝固。再以同样方法依次观察 2 号和 3 号试管,当 3 号试管血液凝固时,立即停止计时,记录从血液流入注射器开始至第 3 号试管血液凝固所需时间,即为 SCT。

【注意事项】

1. 所用器材应清洁、干燥。试管内径要固定且一致,因试管内径越大,凝血时间越长。

2. 采血应快速、顺利、一针见血(30 s 内完成),最好不扎止血带,避免激活凝血因子,还应避免组织液和空气混入。本实验不能使用溶血标本。

3. 水浴温度应控制在(37±0.5)℃。温度过高 CT 缩短;过低则 CT 延长。

4. 观察血液凝固情况时倾斜试管动作要轻,每次倾斜幅度以 30° 为宜,以减小血液与试管壁的接触面。

【参考范围】 15~32 min。

二、活化凝血时间测定

【原理】 在受检者全血中加入白陶土-脑磷脂悬液,白陶土可充分激活凝血因子Ⅻ、Ⅺ,启动内源性凝血系统;脑磷脂为凝血反应提供了足量的活性表面,以促进凝血发生,从而提高实验灵敏度,由此所测得的血液凝固时间即为活化凝血时间(activated clotting time,ACT)。

【材料】

1. 仪器　同“硅化凝血时间测定”。

2. 试剂　4%白陶土-脑磷脂悬液(用 pH 7.3 的巴比妥缓冲液将脑磷脂作 1∶50 稀释,加等量的 4%白陶土生理盐水悬液,充分混合)。

【方法】

1. 取直径 8 mm 的硅化玻璃试管 3 支,分别加入 4%白陶土-脑磷脂悬液 0.2 mL。

2. 静脉采血 2 mL,立即取下针头,每支试管中各加血液 0.5 mL,立即混匀且同时启动秒表计时,置于 37 ℃水浴中。

3. 每隔 10 s 轻摇试管 1 次,同时注意观察试管内血液流动情况,直至血液凝固,停止计时,记录血液凝固所需时间,即为 ACT。

4. 做复管,取均值作为 ACT。

【注意事项】

1. 器材、采血及水浴温度控制同“硅化凝血时间测定”。

2. 不同激活剂如白陶土(kaolin)、硅藻土促进血液凝固的时间不同,较常采用硅藻土作为激活剂。白陶土有抵抗抑肽酶(为抗纤溶活性药物,可减轻外科手术后出血过多)的作用,不宜用于使用此类药物的患者。

3. 本实验也可用自动血凝仪法进行测定。不同仪器因检测原理(如机械法、光学法或磁场法等)不同,检测结果也不同,应与标准方法比较,并结合临床进行综合分析。

【参考范围】 1.1~2.1 min。

【临床意义】

1. CT 延长　见于:先天性凝血因子缺乏,如各型血友病;获得性(后天性)凝血因子缺乏,如重症肝病、维生素 K 缺乏等;纤溶蛋白溶解活力增强,如继发性、原发性纤维蛋白溶解功能亢进等;血液循环中有抗凝物质,如有抗因子Ⅷ或因子Ⅸ抗体;弥散性血管内凝血(DIC)早期肝素治疗时等。

2. CT 缩短　见于:高凝状态,如促凝物质进入血液及凝血因子活性增高等情况;血栓性疾病,如心肌梗死、不稳定型心绞痛、脑血管病变、糖尿病伴血管病变、肺梗死、深静脉血栓形成、妊娠高血压综合征和肾病综合征等。

3. 监测血液体外循环肝素用量　临床上多用于血液透析、心肺旁路术、导管插入术等进行血液体外循环等血浆肝素浓度超过 1.0 U/mL 时的监测,APTT 对肝素不敏感,可选择 ACT 监测临床肝素的用量,建议使 ACT 维持在 480~600 s 为宜。

实验二　活化部分凝血活酶时间测定

【目的】　掌握活化部分凝血活酶时间(activated partial thromboplastin time，APTT)测定的原理、方法、注意事项、临床意义。

【原理】　在 37 ℃条件下，以白陶土为激活剂激活因子Ⅻ、Ⅺ，启动内源性凝血系统，加入脑磷脂(指凝血活酶复合物中的磷脂部分，也称部分凝血活酶)代替血小板第 3 因子，在 Ca^{2+} 的参与下，测定受检血浆凝固所需的时间，即为活化部分凝血活酶时间。

【材料】

1. 仪器　硅化玻璃试管、注射器(或塑料试管、塑料注射器)、秒表、可调进样器、离心机、水浴箱、血凝仪等。

2. 试剂　0.109 mol/L 枸橼酸钠溶液、APTT 试剂(含白陶土或硅土及脑磷脂)、0.025 mol/L 氯化钙溶液、健康人冻干混合血浆(正常对照血浆)。

【方法】

(一) 试管法

1. 常规静脉采血 1.8 mL，用 0.109 mol/L 枸橼酸钠溶液抗凝，混匀后以 3000 r/min 离心 20 min，分离 PPP。

2. 将 APTT 试剂、正常对照血浆和待测血浆、0.025 mol/L 氯化钙溶液，分别置于 37 ℃水浴中预温 5 min。

3. 取试管 1 支，加入预温的正常对照血浆和 APTT 试剂各 0.1 mL，混匀，于 37 ℃水浴中预温 3 min 并轻轻振摇。

4. 于上述试管中加入预温的 0.025 mol/L 氯化钙溶液 0.1 mL，立即混匀并启动秒表计时。

5. 于 37 ℃水浴中轻轻振摇试管，约 20 s 后，不时从水浴中取出，在明亮处缓慢倾斜并旋转试管，观察试管内液体的流动状态，当液体流动减慢、出现浑浊或出现白色的纤维蛋白丝时，停止计时，记录凝固时间。正常对照和受检者均做复管，取平均值作为正常对照和受检者血浆的 APTT 值。

6. 用同样方法测定待检血浆的 APTT 值。

(二) 血凝仪法

1. 标本采集、处理同试管法。

2. 试剂准备：按照仪器及试剂位置要求，把 APTT 试剂和 0.025 mol/L 氯化钙溶液准备好，放在相应的位置。

3. 将正常对照血浆和待测血浆放在相应的样本架上，准备好反应杯。

4. 按仪器操作程序分别测定正常对照血浆和待测血浆的 APTT 值。

【注意事项】

1. 所用器材必须清洁、干净，以避免凝血因子活化，最好使用真空采血管，以免血液中 CO_2 丢失、pH 值增高，使凝固时间延长。

2. 临床和实验室标准化协会(CLSI)建议使用高质量塑料或聚乙烯试管收集标本，或采用硅化玻璃器皿采血，并有充分的透明度和空间，以便于血液与抗凝剂混合；尽可能空腹采血,以避免高脂血症导致 APTT 延长。

3. 采血时止血带不可束缚太紧,且束缚时间最好不超过 1 min,以避免凝血因子和纤溶系统活化。

4. 采血需顺利,避免溶血,以避免组织液混入和气泡产生。

5. ICSH 推荐使用枸橼酸钠抗凝剂,浓度为 0.109 mol/L。血细胞比容(Hct)在 0.2～0.5 时,血与抗凝剂比例严格按 9∶1 抗凝;对严重贫血或血细胞比容明显增高(血细胞比容<0.2 或>0.5)的血液,应调整抗凝剂用量,Mac Gann 调整公式为:抗凝剂(mL)=(100−Hct)×血液量(mL)×0.00185。血与抗凝剂应立即充分混匀,抗凝应充分、无任何微小血凝块。

6. 取血浆时,应于 15～20 ℃,3000 r/min 离心 20 min,尽可能除去血小板,要求分离后的血浆血小板低于 20×10^9/L。采血后宜在 2 h 内完成测定,时间过久,凝血因子 V、Ⅷ易失活;冷冻血浆测定时应于 37 ℃迅速解冻,不可反复冻融。

7. APTT 试剂质量对测定结果影响很大。在待检标本检测前应先测定健康人混合血浆,只有当其 APTT 在允许范围内方能测定待检标本。否则,应重新配制 APTT 试剂。

8. 检测温度应控制在(37.0±0.5)℃,温度过高或过低均可使 APTT 延长。

9. 避孕药、雌激素、肝素、香豆素类药物、天冬酰氨酶、纳洛酮等药物均可影响 APTT 测定结果,检测前应停药至少 1 周。

【参考范围】 男性 31.5～43.5 s,女性 32.0～43.0 s,超过正常对照±10 s 以上有意义。

【临床意义】

1. APTT 延长 见于:①内源性凝血途径相关凝血因子Ⅷ、Ⅸ和Ⅺ缺乏或水平低下,如血友病 A、B 及凝血因子Ⅺ缺乏症和 vWD 等;②病理性或生理性抗凝物质增多,如凝血因子Ⅷ、Ⅸ抑制物,狼疮抗凝物,类肝素抗凝物质增多;③严重的纤维蛋白原,凝血酶原,凝血因子 V、X 缺乏,如肝脏疾病、口服抗凝药、新生儿出血症、吸收不良综合征、应用肝素等;④纤溶活性增强,如继发性、原发性纤溶亢进及血循环中 FDP 增多;⑤大量输血等。

2. APTT 缩短 见于:①DIC、血栓前状态及血栓性疾病,如心肌梗死、肺梗死、脑梗死、深静脉血栓形成、不稳定心绞痛、脑血管病变、糖尿病血管病变、妊娠期高血压疾病、肾病综合征、高血糖及高脂血症等。②凝血因子Ⅷ、X 活性增高。

实验三 血浆凝血酶原时间测定

【目的】 掌握血浆凝血酶原时间(prothrombin time,PT)测定的原理、方法、注意事项、临床意义。

【原理】 (一步法)在受检血浆中加入过量的含钙离子的组织凝血活酶(含 Ca^{2+}、组织因子和脂质),外源性凝血途径启动,激活凝血酶原,形成凝血酶,凝血酶使纤维蛋白原转变为纤维蛋白。观察血浆凝固所需的时间即为凝血酶原时间。

【材料】

1. 仪器 硅化玻璃试管、注射器或塑料试管、塑料注射器、秒表、可调进样器、离心机、水浴箱、血凝仪等。

2. 试剂 0.109 mol/L 枸橼酸钠溶液、含钙组织凝血活酶试剂、健康人冻干混合血浆

（正常对照血浆）。

【方法】

（一）试管法

1. 静脉采血 1.8 mL，加入含有 0.109 mol/L 枸橼酸钠溶液 0.2 mL 的试管中，充分混匀，3000 r/min 离心 20 min，分离 PPP。

2. 将含钙组织凝血活酶试剂、已溶解的正常对照血浆和待测血浆，分别置于 37 ℃水浴中预温 5 min。

3. 取试管 1 支，加入预温的正常对照血浆 0.1 mL，37 ℃预温 30 s，再加入预温的含钙组织凝血活酶试剂 0.2 mL，立即混匀同时启动秒表计时。

4. 观察结果同 APTT，一般重复测定 2～3 次，取平均值作为正常对照血浆的 PT。

5. 用同样方法测定待测血浆的 PT（重复测定 2～3 次，取平均值）。

（二）血凝仪法

1. 标本采集、处理和检测方法等同试管法，只是加的试剂不同，取得的结果也不一致。

2. 按仪器操作程序分别测定正常对照血浆和待测血浆的 PT 值。

【注意事项】

1. 标本采集、运送、处理和保存同 APTT 测定。

2. 组织凝血活酶试剂的活性是影响 PT 检测准确性的关键因素。组织凝血活酶的来源、制备方法对 PT 测定结果影响很大。为增加 PT 检测结果的可比性，要求含钙组织凝血活酶必须注明国际敏感指数（international sensitivity index，ISI），以此表示组织凝血活酶试剂的灵敏度。

3. WHO 等国际权威机构要求，每次（每批）PT 测定均必须有正常对照。正常对照血浆必须采用来自至少 20 名男女各半的 18～55 岁的健康人（应避免妊娠、哺乳妇女和服药者）的混合血浆。

【参考范围】 PT 报告方式如下。

1. 以直接测定的 PT 报告，PT：11～13 s（超过正常对照±3 s 有意义）。

2. 报告 PT 比值（PTR），PTR＝待测血浆 PT/健康人混合冻干血浆 PT，PTR 为 0.85～1.15；以国际标准化比值（international normalized ratio，INR）报告，INR＝PTR^{ISI}，INR 为 0.8～1.5。

【临床意义】

1. PT 延长　常见于：①先天性凝血因子 Ⅱ、Ⅴ、Ⅶ、Ⅹ 减少以及低（无）或异常纤维蛋白原血症；②获得性凝血因子缺乏，如肝脏疾病、DIC、维生素 K 缺乏；③血液循环中抗凝物质增多，如肝素、FDP，以及抗凝血因子 Ⅱ、Ⅴ、Ⅶ、Ⅹ 的抗体；④原发性纤溶亢进。

2. PT 缩短　常见于：①先天性凝血因子 Ⅴ 增多；②DIC 早期（高凝状态）；③口服避孕药、血栓前状态和血栓性疾病。

3. 口服抗凝剂的监测　INR 是口服抗凝剂的首选监测指标。一般将 PT 维持在正常对照值的 1.5～2.0 倍，PTR 维持在正常对照值的 1.5～2.0 倍，INR 维持在正常对照值的 2.0～3.0 倍为最佳。

实验四 血浆纤维蛋白原含量检测

【目的】 掌握血浆纤维蛋白原(fibrinogen,Fg)测定的原理、方法、注意事项、临床意义。

【原理】 Clauss法是以凝血酶作用于受检血浆中纤维蛋白原,使Fg变成纤维蛋白,血浆发生凝固,来测定凝固时间的。在足量凝血酶存在下,血浆Fg的含量越高,凝固时间越短,将受检血浆检测结果与国际标准品Fg参比血浆制成的标准曲线对比,可得出受检血浆Fg含量。

【材料】

1. 仪器 双对数坐标纸、硅化玻璃注射器或塑料注射器、硅化玻璃试管或塑料试管、秒表、可调加样器、离心机、水浴箱、血凝仪等。

2. 试剂 0.109 mol/L枸橼酸钠溶液、冻干牛凝血酶(lyophilized preparation of bovine thrombin)、冻干纤维蛋白原标准品、蒸馏水。

巴比妥缓冲液(pH 7.35):醋酸钠3.89 g,巴比妥钠5.89 g,氯化钠6.80 g,溶解于800 mL蒸馏水中,再加入1 mol/L盐酸21.5 mL,调整pH值为7.35,最后加蒸馏水至1000 mL。

咪唑(imidazole或glyoxaline)缓冲液:咪唑3.4 g,氯化钠5.85 g,加入约500 mL水中,加0.1 mol/L盐酸186 mL,调节pH值至7.3~7.4,最后加蒸馏水至1000 mL。

【方法】

(一)试管法

1. 将标准品用巴比妥缓冲液稀释成0.8 g/L、1.6 g/L、2.4 g/L和4.0 g/L纤维蛋白原浓度。各浓度再用巴比妥缓冲液作1∶10稀释待用。

2. 静脉采血1.8 mL,加入含有0.109 mol/L枸橼酸钠溶液0.2 mL的试管中,充分混匀,3000 r/min离心20 min,分离PPP,作1∶10稀释。

3. 将凝血酶试剂、0.2 mL待检稀释血浆置于37 ℃水浴中3 min。

4. 于待检稀释血浆中加入37 ℃预温的凝血酶试剂0.1 mL,摇匀并立即启动秒表计时,在明亮处不断地缓慢倾斜试管,观察试管内液体的流动状态,当液体流动减慢或出现浑浊或纤维蛋白丝时,记录凝固时间。每份标本重复测定2~3次,取均值。以相同方法测定各标准管,准确记录各标准管凝固时间。

5. 计算 用双对数坐标纸作图,以凝固时间为纵坐标、纤维蛋白原浓度为横坐标,绘制标准曲线。

(二)血凝仪法

1. 标本采集和处理同试管法。

2. 按照仪器操作要求将试剂、反应杯准备好。

3. 按仪器操作程序分别测定冻干纤维蛋白原标准品和待测血浆的凝固时间。

4. 绘制标准曲线:在双对数坐标纸上,以冻干纤维蛋白原标准品浓度为横坐标,血浆凝固时间为纵坐标绘制标准曲线。再根据受检血浆的凝固时间,在图上查得受检血浆纤维蛋白原含量。

【注意事项】

1. 标本采集、标本运送、标本处理同 APTT 测定。

2. 其他

(1) 缓冲液的配制及纤维蛋白原标准品的稀释必须准确；缓冲液 pH 值应在 7.2～7.4 之间，当 pH<7.0 时，凝固时间随之延长。

(2) 必须保证凝血酶试剂的质量，每换一个批号的凝血酶，都应重新绘制标准曲线；凝血酶应储存于聚乙烯管中，因玻璃管对凝血酶有吸附作用。凝血酶复溶后，在室温中保存不能超过 4 h，在 4 ℃中保存不能超过 2 天，−20 ℃下可保存 1 个月。

(3) 保证纤维蛋白原标准品各稀释标本凝固时间在 5～50 s 内，否则须另行稀释。血浆稀释至纤维蛋白原浓度为 0.1～0.5 g/L 时，纤维蛋白原浓度与血凝块形成时间才有相关性。高于 4.0 g/L 的血浆或低于 0.8 g/L 的血浆必须按适当比例进行调整，并重新测定。当血浆含有高浓度肝素时可造成测定值偏低，可加入硫酸鱼精蛋白消除。

【参考范围】 2～4 g/L。

【临床意义】

1. 增高 见于：①炎症及组织损伤，如感染、急性心肌梗死、肺炎、肺结核、肝炎、胆囊炎、风湿热、风湿性关节炎、大手术、放射治疗、休克、败血症、烧伤、急性肾炎、尿毒症等；②血栓前状态、糖尿病、多发性骨髓瘤、恶性肿瘤等；③月经期、妊娠期、使用雌激素（可轻度增高）。

2. 减低 见于：①DIC 晚期、重症肝炎、肝硬化、低（无）纤维蛋白原血症、异常纤维蛋白原血症、原发性纤溶亢进；②某些药物，如雄激素、鱼油、纤溶酶原激活物、同化类固醇、高浓度肝素、纤维蛋白聚合抑制剂。

3. 疗效监测 可用于监测溶栓治疗、抗凝治疗和肿瘤患者放化疗的疗效。

实验五 血浆凝血因子促凝活性检测

一、血浆凝血因子Ⅱ、Ⅴ、Ⅶ、Ⅹ促凝活性检测

【目的】 掌握血浆凝血因子Ⅱ、Ⅴ、Ⅶ、Ⅹ促凝活性检测的原理、方法、注意事项、临床意义。

【原理】 将受检血浆分别与乏凝血因子Ⅱ、Ⅴ、Ⅶ、Ⅹ基质血浆混合，作血浆凝血酶原时间测定。测定健康人新鲜混合血浆 PT 并绘制标准曲线，将受检血浆测定结果与其比较，分别计算出每个受检凝血因子Ⅱ:C、Ⅴ:C、Ⅶ:C、Ⅹ:C 的促凝活性。

【材料】

1. 仪器 双对数坐标纸或计算器（机）、硅化采血和储血器材、秒表、可调微量加样器、离心机、水浴箱、血凝仪等。

2. 试剂 乏凝血因子Ⅱ、Ⅴ、Ⅶ、Ⅹ的基质血浆；兔脑粉浸出液；0.025 mol/L 氯化钙溶液和生理盐水；健康人新鲜混合血浆。

【方法】

1. 取枸橼酸盐抗凝血 2 mL，3000 r/min 离心 20 min，分离 PPP。

2. 绘制标准曲线：用生理盐水将健康人新鲜混合血浆作 1∶10、1∶20、1∶40、1∶80、

1：160稀释。取各稀释标本 0.1 mL，分别与乏凝血因子基质血浆、兔脑粉浸出液各 0.1 mL 相混合，置于 37 ℃水浴温育 30 s 后，加入 0.025 mol/L 氯化钙溶液 0.1 mL，记录凝固时间。以 1：10 稀释的健康人新鲜混合血浆为 100％促凝活性，以凝固时间为纵坐标、稀释标本浓度为横坐标，在双对数坐标纸上绘制标准曲线或算出回归方程。

3. 受检血浆用生理盐水作 1：20 稀释，按照上述方法测定凝固时间，从标准曲线上读出相应促凝活性，并乘以 2 即为测定结果。

【注意事项】

1. 乏凝血因子基质血浆要求其所含乏凝血因子活性小于 1％，而其他凝血因子水平正常。

2. 受检者抗凝血应立即分离血浆进行检测。若未能及时检测，可置于 −20 ℃保存 1 个月或置于 −80 ℃保存 3 个月，检测结果无差异。

【参考范围】 因子Ⅱ：C，81％～115％；因子Ⅴ：C，72％～132％；因子Ⅶ：C，86％～120％；因子Ⅹ：C，84％～122％。

【临床意义】

1. 因子Ⅱ：C、因子Ⅴ：C、因子Ⅶ：C、因子Ⅹ：C 水平增高 见于：血栓前状态、血栓性疾病、妊娠期高血压疾病和某些肿瘤、口服避孕药等，但肝脏疾病除外。

2. 因子Ⅱ：C、因子Ⅴ：C、因子Ⅶ：C、因子Ⅹ：C 水平减低 见于：①获得性因子缺乏，如肝脏病变、维生素 K 缺乏（因子Ⅴ：C 除外）、DIC 和口服抗凝药等；②先天性因子缺乏，较少见；③血液循环中存在上述因子的抑制物；④其他，如淀粉样变性和异常蛋白血症可表现出因子Ⅹ：C 下降，因子Ⅶ：C 下降在肝病早期即可发生，单纯因子Ⅴ缺乏罕见。

二、血浆凝血因子Ⅷ、Ⅸ、Ⅺ促凝活性检测

【目的】 掌握血浆凝血因子Ⅷ、Ⅸ和Ⅺ促凝活性检测的原理、方法、注意事项、临床意义。

【原理】 在受检血浆中分别加入乏凝血因子Ⅷ、Ⅸ、Ⅺ的基质血浆、白陶土-脑磷脂悬液和 Ca^{2+} 溶液，测定各自的凝固时间。用健康人新鲜混合血浆测凝固时间并绘制标准曲线，将受检血浆测定结果与其比较，分别计算出每个受检凝血因子Ⅷ、Ⅸ、Ⅺ的促凝活性。

【材料】

1. 仪器 双对数坐标纸或计算器(机)、硅化玻璃注射器或塑料注射器、硅化玻璃试管或塑料试管、秒表、微量加样器、离心机、水浴箱、血凝仪等。

2. 试剂 乏凝血因子Ⅷ、Ⅸ、Ⅺ的基质血浆；脑磷脂悬液（用兔脑制备的脑磷脂冻干粉，应用时以生理盐水作 1：100 稀释）；5 g/L 白陶土生理盐水悬液；0.05 mol/L 氯化钙溶液；pH 7.3 的咪唑缓冲液（甲液：咪唑 1.36 g 溶于 200 mL 蒸馏水中，再加入 0.1 mol/L 盐酸 74.4 mL，加蒸馏水至 400 mL。乙液：0.13 mol/L 枸橼酸钠溶液。工作液：以 5 份甲液与 1 份乙液混合而成）；健康人新鲜混合血浆。

【方法】 （一期法）

1. 静脉采血 1.8 mL，加入含有 0.109 mol/L 枸橼酸钠溶液 0.2 mL 的试管中，充分混匀，3000 r/min 离心 20 min，分离 PPP。

2. 取 1 支试管，取基质血浆、咪唑缓冲液、脑磷脂悬液及 5 g/L 白陶土生理盐水悬液各 0.1 mL，混匀，置于 37 ℃水浴中预温 3 min，加 0.05 mol/L 氯化钙溶液 0.1 mL，记录凝固

时间。空白管所需时间控制在 240～250 s 为好，必要时调整脑磷脂悬液的浓度。

3. 将健康人新鲜混合血浆以咪唑缓冲液进行 1∶10、1∶20、1∶40、1∶80、1∶160 稀释。将各稀释度混合血浆 0.1 mL 与各种乏凝血因子Ⅷ、Ⅸ、Ⅺ的基质血浆 0.1 mL、脑磷脂悬液和 5 g/L 白陶土生理盐水悬液各 0.1 mL 混匀，置于 37 ℃ 预温 3 min，再分别加入 0.05 mol/L氯化钙溶液 0.1 mL，记录凝固时间。以 1∶10 稀释的健康人新鲜混合血浆为 100%促凝活性，以凝固时间(s)为纵坐标、稀释标本浓度为横坐标，在双对数坐标纸上绘制标准曲线或计算出回归方程。

4. 取置于冰浴中的受检血浆，以咪唑缓冲液作 1∶20 稀释，按照上述方法测定凝固时间，从标准曲线上读出相应促凝活性，再乘以 2，即为测定结果。

【注意事项】

1. 可用商品化的 APTT 试剂来替代脑磷脂悬液和白陶土生理盐水悬液，但浓度需另作调整。

2. 其余注意事项同血浆凝血因子Ⅱ、Ⅴ、Ⅶ、Ⅹ促凝活性检测。

【参考范围】 因子Ⅷ:C,77.3%～128.7%；因子Ⅸ:C,67.7%～128.5%；因子Ⅺ:C, 71.7%～113.1%。

【临床意义】

1. 活性减低 ①因子Ⅷ:C 减低，见于血友病 A(其中重型≤2%；中型 2%～5%，轻型 5%～25%，亚临床型 25%～45%)、血管性血友病(尤其是Ⅰ型和Ⅲ型)、DIC 以及存在凝血因子Ⅷ抑制物；②因子Ⅸ:C 减低，见于血友病 B、肝脏病变、维生素 K 缺乏症、DIC、口服抗凝药和存在凝血因子Ⅸ抑制物；③因子Ⅺ:C 减低，见于因子Ⅺ缺乏症、肝脏病变、DIC 和因子Ⅺ:C 抗体存在。

2. 活性增高 见于高凝状态、血栓性疾病、口服避孕药、妊娠期高血压疾病和某些恶性肿瘤疾病。

(熊石龙)

第三节 抗凝物质检验

实验一 血浆抗凝血酶活性及抗原性检测

一、血浆抗凝血酶活性检测

【目的】 掌握血浆抗凝血酶活性(antithrombin activity,AT:A)检测的原理、材料、方法、注意事项、临床意义。

【原理】 测定血浆抗凝血酶活性常用发色底物法，该法将过量的凝血酶加入受检血浆中，凝血酶能和受检血浆中 AT 结合形成 1∶1 复合物，过剩的凝血酶则催化显色底物 S_{2238}，裂解出显色基团对硝基苯胺(PNA)而显色，其显色程度与抗凝血酶活性呈负相关，依据受检血浆吸光度可从标准曲线中查得 AT:A 值。

【材料】

1. 仪器 试管、加样器、离心机、酶标仪、水浴箱等。

2. 试剂

(1) 0.1％聚凝胺溶液、0.109 mol/L 枸橼酸钠溶液、50％醋酸溶液。

(2) 将牛凝血酶用生理盐水配成浓度为 10 U/mL 的溶液,加入聚乙二醇(相对分子质量为 6000),使其浓度为 0.05 g/L,凝血酶工作浓度是 7.5～7.7 U/mL。

(3) 将肝素 30000 U 加入 1 L Tris 缓冲液(0.05 mol/L Tris,0.175 mmol/L NaCl,7.5 mmol/L EDTA-Na$_2$,以 1 mol/L HCl 溶液调至 pH 值为 8.4)。

(4) 显色底物为浓度 5×10^{-4} μmol/L 显色底物 S$_{2238}$ 溶液与 0.1％聚凝胺溶液按 2:1 比例混匀。

(5) 标准基质血浆。

【方法】

1. 取 6 支试管,将标准血浆及待测血浆按表 8-3-1 所示用量进行稀释。

表 8-3-1 发色底物法测定 AT:A

试剂＼试管号	1	2	3	4	5	待测管
标准血浆/μL	50	100	150	200	250	—
待测血浆/μL	—	—	—	—	—	200
Tris-肝素缓冲液/μL	1150	1100	1050	1000	950	1000
稀释度	1:24	2:24	3:24	4:24	5:24	4:24
AT:A/(％)	25	50	75	100	125	

2. 充分混匀,置于 37 ℃温育 5 min。加入凝血酶溶液,每管 50 μL,充分混匀,37 ℃温育 30 s。

3. 每管加入 150 μL 显色底物混匀,37 ℃温育 30 s。

4. 每管加入 50％醋酸溶液 150 μL 终止反应,置于酶标仪于 405 nm 波长处读取吸光度(A)值。

5. 绘制标准曲线:以不同浓度标准血浆的 A 值为纵坐标,其相应的 AT:A 为横坐标,绘制标准曲线。

6. 在标准曲线上查出待测管相应的 AT:A 值(稀释过的标本则应乘以其稀释倍数)。

【注意事项】

1. 为保证检测结果准确,须以血浆为检测标本,不得采用血清标本,因为凝血过程可以消耗抗凝血酶。如同时标本中有血凝块,必须重新采血。

2. 待测标本分离血浆后应分装冻存,检测前将冻存的血浆置于 37 ℃水浴中快速解冻,避免反复冻融。

3. 每次检测时均须同时作标准曲线。

【参考范围】 103.2％～113.8％。

【临床意义】

1. 血浆 AT:A 增高 常见于出血性疾病如血友病 A 和 B、再生障碍性贫血、急性淋巴细胞白血病、应用抗凝药物及黄体酮类药物治疗过程中。

2. 血浆 AT:A 减低　常见于获得性及遗传性抗凝血酶缺乏。如抗凝血酶合成不足，常见于重症肝炎、肝硬化、肝癌等严重肝病，AT 减少程度常与疾病严重程度相关；抗凝血酶丢失过多，常见于肾病综合征等；抗凝血酶消耗增加，常见于脑血管病变、心绞痛、心肌梗死、弥散性血管内凝血、妊娠期高血压疾病、深部静脉血栓形成、口服避孕药等血栓前状态和血栓性疾病。遗传性抗凝血酶缺乏则是一种少见的常染色体显性遗传病。

二、血浆抗凝血酶抗原性检测

【目的】　掌握检测血浆抗凝血酶抗原(antithrombin antigen，AT:Ag)的实验原理、方法、注意事项、临床意义。

【原理】　检测 AT:Ag 的方法常采用免疫火箭电泳法，其原理是待测血浆在含有抗 AT 血清的琼脂糖凝胶中进行电泳，血浆中的 AT 抗原与抗 AT 抗体形成抗原-抗体复合物，并在电场的作用下形成火箭样沉淀峰，待测血浆 AT:Ag 含量与沉淀峰高度成正比，可根据沉淀峰高度计算出 AT:Ag 含量。

【材料】

1. 仪器　微量加样器、玻璃板、铁夹子、打孔器、电泳槽、电泳仪等。

2. 试剂

(1) 0.109 mol/L 枸橼酸钠溶液、兔抗人 AT 标准化抗血清、标准血浆。

(2) Tris-巴比妥缓冲液：将 Tris 2.89 g，巴比妥钠 4.88 g，巴比妥 1.235 g 溶于适量蒸馏水中，用盐酸将 pH 值调节至 8.8，再加蒸馏水至 1 L。

(3) 1% 琼脂糖：取 100 mL Tris-巴比妥缓冲液，加入琼脂糖 1 g，加热至完全溶解。

(4) 1% 磷钼酸溶液：取磷钼酸 10 g，加蒸馏水至 1 L，过滤后使用。

【方法】

1. 分离枸橼酸钠抗凝血浆。

2. 将 1% 的琼脂糖加热至完全溶解，置于 56 ℃ 水浴中，加入相应的兔抗人 AT 标准化抗血清(抗体量按抗血清效价而定)，56 ℃ 下充分混匀。

3. 取 10 cm×10 cm 大小玻璃板两块，玻璃板中间放置 80 mm×80 mm×1.5 mm U 形框模，玻璃板三边用铁夹子夹紧，从上口迅速倒入含兔抗人 AT 标准化抗血清的琼脂糖凝胶溶液，置于 4 ℃ 冰箱中 10～15 min。琼脂凝固后取下一块玻璃板，在距玻璃板下缘 1.5 cm 处打一排孔径 0.2 cm、孔距 0.3 cm 的加样孔，放置于电泳槽上。

4. 将标准血浆用 Tris-巴比妥缓冲液稀释成 1:2、1:4、1:8、1:16 标准品。

5. 用 Tris-巴比妥缓冲液将待测血浆作 1:5 稀释。

6. 分别在电泳槽两侧加入 Tris-巴比妥缓冲液各 800 mL，注意保持两侧液面高度一致，将制备好的琼脂糖凝胶板置于两槽之间，在琼脂糖凝胶板与缓冲液之间用滤纸搭桥，火箭电泳走向端接正极，加样孔端接负极，并调节电压至 50 V。在加样孔中分别加入稀释好的待测标本及不同稀释度的标准品，每孔 10 μL，并将电压调节至 110 V，电泳 16 h。

7. 电泳结束后取出琼脂糖凝胶板，用生理盐水浸泡漂洗后，浸入 1% 磷钼酸溶液 30 min。

8. 分别量取各火箭沉淀峰高度，以标准品的峰高为横坐标、相应的 AT:Ag 值为纵坐标,绘制标准曲线。依据标准曲线,查得待测标本的 AT:Ag 含量,再乘以稀释倍数 5。

【注意事项】

1. 血浆标本不得用肝素抗凝,因为肝素会促进 AT 的活性增强,使用枸橼酸钠最好。

2. 待测血浆标本避免反复冻融,冻存的标本在检测前应于 37 ℃水浴中快速解冻。

3. 待琼脂糖凝胶温度降至 56 ℃时方可加入 AT 抗血清,避免温度过高灭活抗体。

4. 最好应用有循环冷却装置的电泳槽,以避免电泳时温度过高导致凝胶开裂,电泳温度以低于 30 ℃为宜。

【参考范围】 0.23～0.35 g/L。

【临床意义】 同"血浆抗凝血酶活性检测"。

实验二　血浆蛋白 C 活性及抗原性检测

一、血浆蛋白 C 活性检测

【目的】 掌握检测血浆蛋白 C 活性(protein C activity,PC:A)的实验原理、操作方法、注意事项、临床意义及方法评价。

【原理】 发色底物法测定血浆蛋白 C 活性的原理:蛋白 C 激活物 Protac 是从蛇毒中提取的一种特异性蛋白 C 激活剂,Protac 激活蛋白 C 生成活性蛋白 C(APC),APC 可作用于发色底物 S_{2366},使其释放产色基团 PNA 而显色,颜色深浅与 PC:A 呈线性正相关。

【材料】

1. 仪器　水浴箱、酶标仪、微量加样器、试管、吸管等。

2. 试剂

(1) 缓冲液:浓度为 0.04 mol/L 的巴比妥缓冲液,pH 7.4。

(2) Protac 激活液:将 Protac 3 U 溶于 3 mL 巴比妥缓冲液后低温(-20 ℃)分装冻存,使用时用巴比妥缓冲液稀释至浓度为 0.15 U/mL。

(3) 显色液:将发色底物 S_{2366} 用双蒸水配制成显色液,浓度为 1.6 mmol/L。

(4) 50％醋酸溶液。

(5) 健康人混合血浆,作为基质血浆。

【方法】

1. 用生理盐水作 1:2 稀释待测血浆;健康人混合血浆则用巴比妥缓冲液作 100％、80％、60％、40％、20％及 10％稀释。

2. 取稀释好的待测血浆及不同稀释度的健康人混合血浆各 25 μL,分别加入工作浓度为 0.15 U/mL 的 Protac 激活液各 100 μL,充分混匀,置于 37 ℃水浴箱孵育 6 min。

3. 分别加入显色液各 100 μL,充分混匀后置于 37 ℃水浴箱孵育 8 min。

4. 分别加入 50％醋酸溶液各 100 μL 终止反应。于酶标仪上 405 nm 波长处读取 A 值。

5. 以不同稀释度健康人混合血浆 A 值为横坐标、血浆稀释度为纵坐标,绘制标准曲线。

6. 根据受检血浆 A 值在标准曲线上得出其相应的活性度,再乘以 2 即为蛋白 C 活性值。

【注意事项】

1. Protac 激活液应分装并在－20 ℃冻存，不得反复冻融。

2. 冻存的血浆标本使用前应于 37 ℃水浴箱中快速融化。

3. 健康人混合血浆稀释后用发色底物法测定血浆蛋白 C 活性的范围为 0～160％，若结果不在此范围内，则应结合显色程度调整稀释度。

4. 检测过程中，应依据健康人混合血浆显色程度适当调整温育时间。

【参考范围】　87.06％～113.42％。

二、血浆蛋白 C 抗原性检测

【目的】　掌握检测血浆蛋白 C 抗原性（protein C antigen，PC：Ag）的原理、方法、注意事项、临床意义。

【原理】　待测血浆在含抗人 PC 抗血清的琼脂糖凝胶中进行电泳，血浆中的蛋白 C 抗原与抗体结合形成复合物，并在电泳过程中形成火箭样沉淀峰，待测血浆蛋白 C 抗原含量与沉淀峰高度成正比，可根据沉淀峰高度计算出 PC 抗原含量。

【材料】

1. 仪器　电泳槽、电泳仪、玻璃板、U 形框模、铁夹子、微量加样器、滤纸、打孔器等。

2. 试剂　0.109 mol/L 枸橼酸钠溶液、生理盐水、标准血浆、兔抗人 PC 抗血清、PC 缓冲液（将 Tris 5.65 g、巴比妥钠 1.62 g、EDTA-Na$_2$ 1.80 g、甘氨酸 7.05 g、聚乙二醇（相对分子质量 6000）10 g 加入蒸馏水至完全溶解，调节 pH 值为 8.8，加蒸馏水至 1 L）、1％琼脂糖（取 100 mL PC 缓冲液，加入琼脂糖 1 g，加热至完全溶解）、染色液（取冰醋酸 100 mL、考马斯亮蓝 R-250 5 g、乙醇 450 mL，加水至 1 L）、脱色液（冰醋酸 250 mL、乙醇 125 mL，加蒸馏水至 0.5 L）。

【方法】

1. 分离枸橼酸血浆。将 1％的琼脂糖加热至完全溶解后置于 56 ℃水浴中，待其温度降至 56 ℃时，加入相应的兔抗人 PC 抗血清（抗体量依据抗血清效价而定），56 ℃水浴，充分混匀，混匀过程中须小心避免气泡产生。

2. 取两块 10 cm×10 cm 大小玻璃板，玻璃板中间放置 80 mm×80 mm×1.5 mm U 形框模，用铁夹子夹紧玻璃板三边，从上口迅速倒入含兔抗人 PC 抗血清的琼脂糖凝胶溶液，置于 4 ℃冰箱中 10～15 min。待琼脂糖凝胶凝固后取下一块玻璃板，在距玻璃板下缘 1.5 cm 处打一排孔径 0.2 cm、孔距 0.3 cm 的加样孔，放置于电泳槽上。

3. 标准品制备：用 PC 缓冲液将标准血浆按 1：1、1：2、1：4、1：8、1：16 稀释。

4. 待测标本制备：用 PC 缓冲液将待测血浆作 1：5 倍稀释。

5. 电泳：分别在电泳槽两侧加入 PC 缓冲液各 800 mL，注意保持两侧液面高度一致，将制备好的琼脂糖凝胶板置于两槽之间，在琼脂糖凝胶板与缓冲液之间用滤纸搭桥，火箭电泳走向端接正极，加样孔端接负极，并调节电压至 50 V。在加样孔中分别加入稀释好的待测标本及不同稀释度的标准品，每孔 10 μL，并将电压调节至 110 V，电泳 16 h。

6. 染色：电泳结束后取出琼脂糖凝胶板，用生理盐水浸泡漂洗 12 h 后，再用蒸馏水冲洗，去盐，干燥，在染色液中染色 3～5 min 后，用脱色液脱色至底色白、峰形清晰为止。

7. 分别量取各火箭沉淀线高度（即自加样孔上缘至峰尖的高度，计量单位为 mm）。以标准品的峰高为横坐标、相应的标准品 PC:Ag 值为纵坐标,绘制标准曲线。

8. 依据标准曲线,求出待测标本的 PC:Ag 含量,再乘以稀释倍数 5。

【注意事项】

1. 待琼脂糖凝胶温度降至 50～56 ℃时方可加入兔抗人 PC 抗血清,以避免温度过高灭活抗体。

2. 在琼脂糖凝胶上打孔时动作应轻柔,以免加样孔开裂;加样时应将样本缓慢加入,避免样本溢出影响检测结果。

3. 电泳时最好应用有循环冷却装置的电泳槽,以避免温度过高导致凝胶开裂,电泳温度以低于 30 ℃为宜。

4. 在健康人群中,PC 抗原含量因年龄不同而有所波动,因此制备健康人混合血浆时必须考虑到年龄分布因素,且标本量以 100 个为佳,以减少 PC 抗原含量波动对检验结果的影响。

【参考范围】 82.4%～122.6%。

【临床意义】

1. 活性及抗原降低 见于获得性和先天性蛋白 C 缺乏症。获得性蛋白 C 缺乏常见于肝功能不全、成人呼吸窘迫综合征、DIC、手术后和口服双香豆素类抗凝药等;先天性蛋白 C 缺乏症包括 Ⅰ 型先天性蛋白 C 缺乏症(蛋白 C 活性和抗原性均可降低)和 Ⅱ 型蛋白 C 缺乏症(蛋白 C 抗原含量正常,而活性降低)两种情况。

2. 活性及抗原增加 常为代偿性增加,见于肾病综合征、糖尿病、冠心病、妊娠后期及炎症等。

实验三 凝血酶时间测定及其纠正试验

一、凝血酶时间测定

【目的】 掌握血浆凝血酶时间(thrombin time,TT)测定的实验原理、操作方法、注意事项、临床意义及方法评价。

【原理】 在待测血浆中加入标准化凝血酶,开始计时,纤维蛋白原在凝血酶的作用下转变为纤维蛋白,记录血浆开始凝固所需要的时间称为凝血酶时间。

【材料】

1. 仪器 离心机、水浴箱、微量加样器、注射器、试管、秒表或全自动血液凝固仪等。

2. 试剂 0.109 mol/L 枸橼酸钠溶液、凝血酶溶液(先用适量蒸馏水复溶冻干凝血酶,再加入生理盐水,调至健康人血浆凝固时间在 16～18 s 为宜)、健康人对照血浆。

【方法】

1. 分离枸橼酸钠抗凝血浆。

2. 取 2 支试管,分别加入健康人对照血浆及待测血浆 100 μL,37 ℃孵育 5 min 后分别加入凝血酶溶液各 100 μL,立刻混匀并启动秒表计时,记录血浆凝固时间。重复检测 2 或 3 次,取其均值即为 TT 值。

3. 若采用全自动血液凝固仪检测 TT 值,则在加入凝血酶后按照血液凝固仪测定方法测定即可。

【注意事项】

1. 标本需用枸橼酸钠抗凝,不能用肝素或 EDTA 抗凝。

2. 血浆分离后应尽快进行检测,室温下保存不超过 3 h,4 ℃下保存不超过 4 h。

3. 已稀释好的凝血酶溶液应尽快使用,若置于 4 ℃下须在 3 天内使用。

4. 每次操作均需对凝血酶溶液进行校正,确保健康人血浆 TT 值波动于 16～18 s 之间。

5. TT 试验终点为出现浑浊的初期凝固。

【参考范围】　16～18 s,超过±3 s 以上有意义。

【临床意义】

1. 血浆 TT 缩短　主要见于巨球蛋白血症或某些异常蛋白血症;此外若标本混入组织液或在 4 ℃环境中放置过久等也可使 TT 缩短。

2. 血浆 TT 延长　多见于 DIC,也可见于原发性纤溶亢进、先天性低(无)纤维蛋白原血症、肝脏病变、肝素增多或类肝素样物质增多(如 SLE)及 FDP 增多。

3. 监测溶栓治疗　链激酶、尿激酶等溶栓治疗时,将 TT 控制在健康人对照的 1.5～2.5 倍时,溶栓治疗安全有效。

二、凝血酶时间纠正试验

【目的】　掌握凝血酶时间纠正试验的实验原理、操作方法、注意事项、临床意义及方法评价。

【原理】　甲苯胺蓝可中和血浆中的类肝素样物质或肝素,若在 TT 检测中加入甲苯胺蓝,延长的 TT 缩短或恢复正常,则说明待测标本中存在过多的类肝素样物质或肝素;若加入甲苯胺蓝后对 TT 检测无影响,则说明是纤维蛋白原缺陷或存在其他类抗凝物质。此实验也称甲苯胺蓝纠正实验。

【材料】

1. 仪器　离心机、水浴箱、试管、注射器、秒表、微量加样器等。

2. 试剂　0.1%甲苯胺蓝溶液、标准化的凝血酶溶液(健康人血浆 TT 在 16～18 s)。

【方法】

1. 分离枸橼酸钠抗凝血浆。

2. 取待测血浆 100 μL,加入等量的 0.1%甲苯胺蓝溶液,混匀,37 ℃温育。

3. 加入工作浓度凝血酶溶液 100 μL,立刻混匀并启动秒表计时,记录血浆凝固时间,重复检测 2 或 3 次,取其均值即为 TT 值。

4. 若采用全自动血液凝固仪进行 TT 纠正试验,则在加入凝血酶后按照血液凝固仪测定方法测定即可。

【注意事项】

1. 需特别注意的是当纤维蛋白原含量过低时,加入甲苯胺蓝可使检测结果难以判断。

2. 其余注意事项同 TT 检测。

【参考范围】　将甲苯胺蓝溶液加入 TT 延长的血浆后,若 TT 缩短大于 5 s,说明标本中类肝素样物质或肝素增多;否则,说明 TT 延长并非由类肝素样物质所致。

【临床意义】

1. 加入甲苯胺蓝后延长的 TT 缩短大于 5 s,说明类肝素样物质或肝素增多,见于:

①多发性骨髓瘤、肾上腺皮质肿瘤等肿瘤;②放疗、出血热、肾病综合征、使用氮芥等造成肝脏严重损害时;③过敏性休克、肝移植、肝叶切除、DIC、SLE等可导致类肝素样物质增多;④普通肝素用于体外循环、血液透析及抗凝治疗等。

2. 加入甲苯胺蓝后延长的 TT 不缩短,说明 TT 延长由其他原因导致。

【方法评价】 本试验不需特殊仪器设备,操作简便快捷,为检测是否存在类肝素样抗凝物或肝素的常用试验。

实验四 血浆复钙交叉试验

【目的】 掌握血浆复钙交叉试验的原理、操作方法、注意事项、临床意义。

【原理】 血液中存在抗凝物质或者凝血因子缺乏均可导致血浆复钙时间延长。延长的复钙时间若能被 1/10 量的健康人血浆纠正,说明待测血浆中凝血因子缺乏;若不能被纠正,则说明待测血浆中有抗凝物质存在。

【材料】

1. 仪器 水浴箱、试管、秒表等。
2. 试剂 0.025 mol/L 氯化钙溶液、0.109 mol/L 枸橼酸钠溶液、健康人血浆。

【方法】

1. 常规静脉采血,用枸橼酸钠溶液抗凝,混匀,离心分离血浆。
2. 取 5 支试管,按表 8-3-2 所示进行操作。

表 8-3-2 血浆复钙交叉试验操作方法

试 管 号	1	2	3	4	5
待测血浆/μL	—	10	50	90	100
健康人血浆/μL	100	90	50	10	—

将上述试管置于 37 ℃水浴温育 1 min,加入 100 μL 0.025 mol/L 氯化钙溶液,充分混匀的同时开始计时,记录血浆凝固时间,重复 2 次,取其平均值。

3. 结果判定:若待测血浆加入 1/10 量健康人血浆后,血浆复钙时间不在正常参考范围内,则提示待测血浆中存在抗凝物质。

【注意事项】

1. 抽血要顺利,避免溶血、凝血等影响试验结果,若出现标本溶血及凝血应重新采血。
2. 本试验所用血浆为富血小板血浆,故血浆分离后不可久置,必须在 2 h 内完成检测。所用氯化钙溶液必须新鲜。

【参考范围】 2.2～3.8 s。

【临床意义】 血浆中异常抗凝物质增多可见于肝病、胰腺疾病、类风湿性关节炎、系统性红斑狼疮及血友病患者反复输血等。

实验五 凝血因子Ⅷ抑制物检测

【目的】 掌握凝血因子Ⅷ抑制物检测的实验原理、操作方法、注意事项、临床意义。

【原理】 检测凝血因子Ⅷ抑制物的常用混合血浆法(Bethesda 法),其原理是将待测血浆与健康人新鲜血浆混合,37 ℃温育后检测凝血因子Ⅷ的活性,如果待测血浆中含有凝血因子Ⅷ抑制物,则会导致混合血浆凝血因子Ⅷ活性降低。抑制物含量用 Bethesda 为单位进行计算,1 个 Bethesda 单位相当于灭活 50% 凝血因子Ⅷ活性。

【材料】

1. 仪器 水浴箱、试管、秒表等。

2. 试剂

(1) 0.05 mol/L 咪唑缓冲液:取氯化钠 0.585 g 及咪唑 0.34 g,加入蒸馏水 100 mL,调整 pH 值至 7.3。

(2) 5 g/L 白陶土生理盐水悬液。

(3) 脑磷脂生理盐水悬液:将脑磷脂冻干粉用生理盐水作 1:100 稀释。

(4) 0.05 mol/L $CaCl_2$ 溶液。

(5) 健康人新鲜混合血浆。

【方法】

1. 用咪唑缓冲液分别将待检血浆及健康人新鲜混合血浆进行 1:1 稀释。

2. 按照凝血因子Ⅷ:C 检测方法测定稀释好的健康人新鲜混合血浆Ⅷ:C,以此作为Ⅷ:C 对照血浆。

3. 将稀释好的待检血浆与等量健康人新鲜混合血浆混合,37 ℃温育 2 h 后,按照凝血因子Ⅷ:C 检测方法测定Ⅷ:C。

4. 结果计算:

待测血浆温育后剩余 FⅧ:C=(温育后Ⅷ:C/对照血浆Ⅷ:C)×100%

Bethesda 单位=待测血浆温育后剩余 FⅧ:C×待测血浆与对照血浆间的稀释倍数

【注意事项】

1. 枸橼酸钠抗凝血浆分离后要立即检测。不能立即检测的标本应于-20 ℃保存,1 个月内检测;若于-80 ℃保存,则应 3 个月内检测。

2. 健康人新鲜混合血浆制备应考虑年龄因素及样本量,以选取 30 人份以上的各年龄段的健康人新鲜混合血浆为宜。

3. 如果抑制作用明显,超出 FⅧ:C 检测线性范围,可降低待测血浆在对照血浆中的比例,重新检测 FⅧ:C。

【参考范围】 健康人血浆无凝血因子Ⅷ抑制物,剩余凝血因子Ⅷ:C 为 100%。

第四节 纤溶活性检验

实验一 血浆纤溶酶原活性及抗原性检测

一、血浆纤溶酶原活性检测

【目的】 掌握检测血浆纤溶酶原活性(plasminogen activity,PLG:A)的实验原理、操作方法、注意事项、临床意义。

【原理】 血浆纤溶酶原活性的测定常用发色底物法,其原理是尿激酶能催化纤溶酶原转变为纤溶酶,纤溶酶作用于显色底物 S_{2251},释放出显色基团对硝基苯胺而显色,其颜色深浅与血浆纤溶酶原活性呈正相关。

【材料】

1. 仪器 酶标仪、酶标板、试管等。

2. 试剂 0.05 mol/L Tris-缓冲液(pH 7.4)、4 U/mL 尿激酶溶液(用 Tris-缓冲液配制,现用现配)、5 g/L 的 S_{2251} 溶液(用三蒸水配制,现用现配)、50% 甘油溶液、50% 醋酸溶液、40 名健康人枸橼酸钠抗凝混合血浆。

【方法】

1. 标准管加标准血浆 0.1 mL,加 50% 甘油溶液 2 mL,再加入 4 U/mL 尿激酶溶液 40 μL;受检管加待测血浆 50 μL,加 50% 甘油溶液 1 mL,再加入 4 U/mL 尿激酶溶液 20 μL。各管加入尿激酶后置于 37 ℃中温育 1 h,为纤溶酶生成作准备。

2. 按表 8-4-1 所示进行操作。

表 8-4-1 发色底物法测定 PLG:A 操作步骤

	标准管						空白管	受检管
已温育的标本/mL	0.12	0.10	0.08	0.06	0.04	0.02	—	0.10
50%甘油溶液/mL	—	0.02	0.04	0.06	0.08	0.10	0.12	0.02
Tris-缓冲液/mL	0.07	0.07	0.07	0.07	0.07	0.07	0.07	0.07
发色底物溶液/mL	0.02	0.02	0.02	0.02	0.02	0.02	0.02	0.02
37 ℃温育 1.5 h								
50%醋酸溶液/mL	0.05	0.05	0.05	0.05	0.05	0.05	0.05	0.05
标准 PLG:A 活性/(%)	120	100	80	60	40	20		

3. 用空白管调零,于酶标仪 405 nm 波长处依次读取各管 A 值。以标准管 A 值为纵坐标、其相应的 PLG:A 含量为横坐标,作直线并进行回归分析,依据受检管 A 值在回归方程中计算出相应 PLG:A 含量。

【注意事项】

1. 采血应迅速,枸橼酸盐抗凝血应及时分离血浆,否则止血带束缚过久可引起 PLG 假性减低;标本如发生凝血或溶血应当重新采血;标本采集后应立即送检。

2. 一些药物能影响 PLG:A,例如,口服避孕药物能使 PLG:A 轻度增高,溶栓药物(组织纤溶酶原激活物、尿激酶、链激酶等)能使 PLG:A 下降,因此若在应用上述药物时行 PLG:A 检测,需在标本上注明。

【参考范围】 57.72%～113.38%。

【临床意义】

1. PLG:A 增高 提示纤溶活性降低,常见于血栓性疾病及血栓前状态。

2. PLG:A 减低 提示纤溶活性增高,常见于 DIC 和原发性纤溶亢进,还可见于重症肝炎、肝硬化、门静脉高压、肿瘤转移、前置胎盘及大手术后等获得性纤溶酶原缺乏症。

二、血浆纤溶酶原抗原检测

【目的】 掌握检测血浆纤溶酶原抗原(plasminogen antigen,PLG:Ag)的原理、方法、注意事项、临床意义。

【原理】 用纯化的兔抗人纤溶酶原(PLG)抗体包被反应板,加入待测血浆,待测血浆中的 PLG 与 PLG 抗体结合,再加入酶标抗体与其结合,可测定与抗体结合的 PLG:Ag 含量,并依据标准曲线计算出 PLG:Ag 含量。

【材料】

1. 仪器 酶标板、酶标仪、水浴箱等。

2. 试剂

(1) 纯化的兔抗人 PLG 抗体、健康人混合血浆。

(2) 酶标二抗:HRP 标记的兔抗人 PLG 抗体。

(3) 1 mg/mL 邻苯二胺(底物):用 pH4.5 的 0.1 mol/L 枸橼酸盐缓冲液配制。

(4) 小牛血清白蛋白(BSA):浓度为 10 g/L。

(5) Tris-Tween-20 洗涤液。

(6) 终止液:3 mol/L 硫酸溶液。

(7) 0.01 mol/L PBS-Tween-20 溶液。

(8) 1 mg/mL 邻苯二胺溶液。

【方法】

1. 用 100 mg/L 纯化的兔抗人 PLG 抗体包板,每孔 100 μL,37 ℃温育 3 h,4 ℃放置过夜,用 Tris-Tween-20 洗涤液洗涤 3 次。

2. 用健康人混合血浆作标准品,按 PLG 含量倍比稀释成 10 个不同浓度;用 0.01 mol/L PBS-Tween-20 溶液将待测血浆稀释 200 倍。

3. 将稀释好的待测血浆及不同浓度的标准品加入包被好的反应板中,每孔 100 μL,37 ℃温育 2 h 后,用 Tris-Tween-20 洗涤液洗涤 3 次。

4. 加入用 10 g/L BSA-PBS-Tween-20 稀释的 HRP 标记的兔抗人 PLG 抗体,每孔 100 μL,37 ℃温育 1 h。

5. 加入 1 mg/mL 邻苯二胺(底物)溶液,每孔 100 μL,37 ℃温育 20 min。

6. 加入终止液终止反应。

7. 置于酶标仪于 492 nm 波长处读取吸光度 A 值。

8. 以 PLG 含量的对数为横坐标,相应各孔的 A 值为纵坐标,绘制标准曲线。

9. 依据待测血浆 A 值在标准曲线上得出其相应 PLG:Ag 含量。

【注意事项】

1. PLG:Ag 测定较稳定,分离后的待测血浆−30 ℃可以保存 2 个月。

2. 其余注意事项同 PLG:A 检测。

【参考范围】 0.18～0.25 g/L。

【临床意义】 同"血浆纤溶酶原活性检测"。

【方法评价】 同"血浆纤溶酶原活性检测"。

实验二 血浆纤维蛋白(原)降解产物检测

【目的】 掌握检测血浆纤维蛋白(原)降解产物〔fibrin(fibrinogen) degradation products,FDPs〕的实验原理、操作方法、注意事项、临床意义及方法评价。

【原理】 用抗 FDPs 的特异性抗体包被胶乳颗粒,与待测血浆(或血清)充分混匀,如果待测血浆中含有 FDPs,则与乳胶颗粒上的抗 FDP 特异性抗体结合而发生凝集反应。根据胶乳颗粒检测 FDPs 的敏感度和待测血浆稀释度可计算出 FDPs 的含量。

【材料】

1. 仪器 胶乳反应板、试管、刻度吸管、搅拌棒、秒表、微量加样器、冰箱、离心机等。

2. 试剂 0.109 mol/L 枸橼酸钠溶液、甘氨酸缓冲液、胶乳试剂、FDP 阴性对照、FDP 阳性对照。

【方法】

1. 将 20 μL 胶乳试剂置于胶乳反应板的圆圈中,并加入等量的待测枸橼酸钠抗凝血浆,用搅拌棒充分混匀,轻轻摇动胶乳反应板 3～5 min。

2. 在较强光线下观察,如果出现明显且均匀的凝集颗粒,则为阳性(FDP 含量大于或等于 5 mg/mL);若无凝集颗粒,则为阴性(FDP 含量小于 5 mg/mL)。

3. 如果为阳性,则可进一步用甘氨酸缓冲液将待测血浆按 1∶2、1∶4、1∶8、1∶16 倍比稀释,并分别按上述方法进行检测,以发生凝集反应最高稀释度为反应终点。

4. 本法最大敏感度为 5 μg/mL,因此待测血浆中 FDP 含量(μg/mL)＝5×最高稀释倍数。

【注意事项】

1. 本实验所用试剂必须在 2～8 ℃保存,避免冻结,使用前平衡至室温。

2. 血浆分离后不可久置,应在 2 h 内完成检测。

3. 胶乳试剂使用前应当充分摇匀,胶乳反应板必须保持清洁、干燥。

4. 保持实验温度高于 20 ℃,若低于 20 ℃,应适当延长反应时间后再观察结果。

【参考范围】 血清 FDPs ＜10 mg/L,血浆 FDPs＜5 mg/L。

【临床意义】 DIC 时,血浆 FDPs 显著升高,其诊断的灵敏度和特异性可达 95％以上。血浆 FDPs 增高还可见于继发性纤溶亢进(可由恶性肿瘤、急性感染、休克、急性早幼粒细胞白血病、深静脉血栓形成、器官移植的排斥反应、肺栓塞、冠心病、某些肝肾疾病或溶栓治疗等引起)及原发性纤溶亢进。

实验三 血浆 D-二聚体测定

一、胶乳凝集法

【目的】 掌握测定血浆 D-二聚体(D-dimer)的实验原理、操作方法、注意事项、临床意义。

【原理】 将待测血浆加入用抗 D-二聚体单抗标记的胶乳颗粒中,如果待测血浆中 D-二聚体含量大于 0.5 mg/L,便与胶乳颗粒上的抗体结合而使胶乳颗粒凝集。根据发生凝集反应时待测血浆稀释度即可计算出 D-二聚体含量。

【材料】

1. 仪器 胶乳反应板、搅拌棒、微量加样器、离心机、秒表、试管等。

2. 试剂 0.109 mol/L 枸橼酸钠溶液、样品稀释缓冲液、胶乳试剂、D-二聚体阴性对照、D-二聚体阳性对照。

【方法】

1. 取枸橼酸钠抗凝血,分离乏血小板血浆。

2. 将 20 μL 胶乳试剂置于胶乳反应板的圆圈中,并加入等量的待测血浆,用搅拌棒充分混匀,轻轻摇动胶乳反应板 3～5 min。

3. 在较强光线下观察,如果出现明显且均匀的凝集颗粒,则为阳性(D-二聚体含量大于或等于 0.5 mg/L);若无凝集颗粒,则为阴性(D-二聚体小于 0.5 mg/L)。

4. 如果为阳性,则可进一步用缓冲液将待测血浆按 1∶2、1∶4、1∶8、1∶16 倍比稀释,并分别按上述方法进行检测,以发生凝集反应最高稀释度为反应终点。

5. 本法最大敏感度为 5 mg/L,因此待测血浆中 D-二聚体含量(mg/L)=5×最高稀释倍数。

【注意事项】

1. 待测标本如发生溶血、凝血、细菌污染及高脂血均可造成非特异性凝集。

2. 血浆分离后 2 h 内应完成检测。

3. 本实验所用试剂盒必须在 2～8 ℃保存,避免冻结,使用前平衡至室温。

4. 胶乳试剂使用前应当充分摇匀。

5. 胶乳反应板必须保持清洁干燥。

6. 保持实验温度高于 20 ℃,若低于 20 ℃,应当适当延长反应时间后再观察结果。

【参考范围】 定性:阴性。半定量:<0.5 mg/L。

二、ELISA 法

【目的】 掌握 ELISA 法检测血浆 D-二聚体的实验原理、操作方法、注意事项、临床意义。

【原理】 将待测血浆加入用抗 D-二聚体单克隆抗体包被的酶标反应板中,血浆中的 D-二聚体与抗体结合,再加入酶标二抗后形成复合物,后者作用于显色底物而显色,应用酶标仪测定吸光度,待测血浆中 D-二聚体含量与吸光度成正比。

【材料】

1. 仪器 酶标仪、酶标板、微量加样器、试管等。

2. 试剂

(1) 0.109 mol/L 枸橼酸钠溶液。

(2) 10×稀释液:使用时将浓缩稀释液在 37 ℃温育 15 min 后用蒸馏水作 10 倍稀释。

(3) 20×洗涤液:使用时将浓缩洗涤液在 37 ℃温育 15 min 后用蒸馏水作 20 倍稀释。

(4) 终止液、过氧化氢、底物(显色前每瓶底物用 5 mL 蒸馏水溶解,并加入 35 mL 过氧化氢混匀)、标准品、酶标抗体(使用时用等量稀释液溶解)。

【方法】

1. 取枸橼酸钠抗凝血浆。

2. 用稀释液将待测血浆稀释 10 倍。将冻干的标准品溶于 300 μL 稀释液(浓度为 1 mg/mL),取出其中 150 μL,用稀释液倍比稀释成 1 mg/mL、0.5 mg/mL、0.25 mg/mL、0.125 mg/mL、0.0625 mg/mL、0.03125 mg/mL 等 6 个浓度。

3. 将不同浓度的标准品及稀释好的待测血浆加入酶标板,每孔 100 μL,空白对照孔加入等量的稀释液,置于 37 ℃温育 1 h。

4. 弃去孔内液体,用洗涤液清洗 3 次并拍干后加入酶标抗体,每孔 100 μL,37 ℃温育 1 h。

5. 弃去孔内液体,用洗涤液清洗 3 次并拍干后加入底物溶液,每孔 100 μL,置于 37 ℃温育 15～20 min。

6. 弃去孔中液体,加入终止液,每孔 50 μL,终止反应。

7. 置于酶标仪于 492 nm 波长处,以空白孔调零,读取各孔吸光度 A 值。

8. 以 D-二聚体含量的对数为横坐标,相应各孔的 A 值为纵坐标,绘制标准曲线。

9. 依据待测血浆 A 值在标准曲线上查出其相应 D-二聚体含量。

【注意事项】

1. 标本应避免溶血、凝血发生,否则应重新采血。

2. 待测血浆于 2～8 ℃可保存 2 天,−20 ℃可冻存 1 个月,并应避免反复冻融。

3. 标本可采用 EDTA 或肝素抗凝。

【参考范围】　血浆 D-二聚体含量<0.5 mg/L。

【临床意义】

1. 血浆 D-二聚体检测呈阳性或增高早于 FDP 及 3 P 变化。FDPs 和 D-二聚体联合测定更有利于提高 DIC 实验诊断的灵敏度和特异性(>95％以上),尤其是对早期 DIC 的诊断更有意义。原发性纤溶亢进时,由于无血栓形成,仅有血浆 FDPs 增高,D-二聚体一般不增高。活动性深静脉血栓形成与肺栓塞时,血浆 D-二聚体显著升高;动脉血栓性疾病,如冠心病、动脉硬化,甚至急性心肌梗死,血浆 D-二聚体增高一般不如静脉血栓显著。

2. D-二聚体是继发性纤溶亢进和原发性纤溶亢进鉴别诊断的重要指标,是继发性纤溶亢进的特异性标志物,而原发性纤溶亢进时为阴性或不升高。

3. D-二聚体可作为溶栓治疗疗效的观察指标。深静脉血栓溶栓治疗有效后,血浆 D-二聚体在溶栓后的两天内增高,其增高幅度可达溶栓前的 2～3 倍。急性脑梗死溶栓治疗有效后,血浆 D-二聚体在 4～6 h 升高至溶栓前的 2～3 倍,FDPs 升高 10～13 倍,以后逐渐下降;到第 7 天时,D-二聚体一般已低于溶栓前水平,但 FDPs 仍比溶栓前高 5 倍左右,可见 D-二聚体监测溶栓治疗比 FDPs 更有意义。

4. 血浆 D-二聚体增高也可见于重症肝炎、心肌梗死、肺栓塞、脑梗死、深静脉血栓和恶性肿瘤等疾病。

实验四　组织纤溶酶原活化物活性检测

一、组织纤溶酶原活化物活性检测

【目的】　掌握检测组织纤溶酶原活化物活性(tissue plasminogen activator activity,t-PA:A)的原理、方法、注意事项、临床意义。

【原理】　将过量纤溶酶原与纤维蛋白共价物加入待测血浆,血浆中的 t-PA 能将纤溶酶原转化为纤溶酶,纤溶酶作用于显色底物 S_{2251},释放出显色基团对硝基苯胺而显色,其颜色深浅与待测血浆中 t-PA 活性呈正相关。

【材料】

1. 仪器　酶标板、酶标仪、微量加样器、水浴箱、试管、离心机等。

2. 试剂

(1) 0.109 mol/L 枸橼酸钠溶液。

(2) 缓冲液：使用前将浓缓冲液用蒸馏水稀释到 25 mL。

(3) 酸化液：使用前将浓酸化液用蒸馏水稀释到 10 mL。

(4) 纤溶酶原、发色底物 S_{2251}、纤维蛋白共价物、标准品(10 U)、终止液。

【方法】

1. 分离枸橼酸钠抗凝血浆。

2. 取待测血浆 200 μL，加入等体积酸化液，充分混匀，再将酸化血浆用缓冲液 1:15 倍稀释；标准品用缓冲液溶解后再稀释 100 倍，则为活性 0.025 U/mL 溶液，再按表 8-4-2 所示稀释成不同浓度。

表 8-4-2　标准品稀释

编　　号	1	2	3	4	5	6
t-PA 标准品/μL	0	20	40	60	80	100
缓冲液/μL	100	80	60	40	20	0
t-PA:A/(U/mL)	0	0.005	0.01	0.015	0.02	0.025

3. 将不同稀释度的标准品溶液及稀释好的待检血浆加入酶标板，每孔 100 μL。

4. 分别用 2 mL 缓冲液将发色底物 S_{2251}、纤溶酶原及共价物溶解，充分混匀后加入酶标板，每孔 100 μL。

5. 将酶标板放于湿盒中，37 ℃水浴中孵育 2.5～3 h。加入终止液终止反应，每孔 20 μL。置于酶标仪，于 405 nm 波长处读取吸光度 A 值，以标准品中的 1 号管调零。

6. 以 t-PA 标准品 A 值为纵坐标，t-PA:A 含量为横坐标，绘制标准曲线。待测血浆的 t-PA:A 含量依据其 A 值在标准曲线上读出，然后乘以 15×2×1.1(如果为固体肝素抗凝，则不再乘以 1.1)。

【注意事项】

1. t-PA 来源于组织，静脉取血时最好不用止血带。

2. 冻存血浆融化后若出现絮状沉淀，应将其分散均匀。

3. 待测血浆一经酸化处理后必须尽快检测，否则影响检测结果。

4. 健康人血浆标本稀释 30 倍后行 t-PA:A 测定，结果应在 0～0.025 U/mL 范围内。如结果不在此范围内，则需根据其显色深浅将标本作适当稀释。

5. 本实验保温时间应依据标准品显色深浅程度适当调整。

【参考范围】　0.3～0.6 U/mL。

二、组织纤溶酶原活化物抗原检测

【目的】　掌握 ELISA 法测定组织纤溶酶原活化物抗原的原理、方法、注意事项、临床意义。

【原理】 用抗 t-PA 单克隆抗体包被反应板,加入待测血浆,待测血浆中的 t-PA 抗原与抗 t-PA 单克隆抗体结合形成抗原-抗体复合物,该复合物与酶标二抗结合形成多重复合物而使显色剂邻苯二胺显色,显色程度与待测血浆中的 t-PA 抗原量成正比。

【材料】

1. 仪器 酶标板、酶标仪、离心机、水浴箱、微量可调加样器、试管等。

2. 试剂

(1) t-PA 标准品。

(2) 过氧化物酶标记的二抗。

(3) 鼠抗人 t-PA 单抗,使用前用包被缓冲液配成 10 pg/mL。

(4) 包被缓冲液:浓度为 0.05 mol/L 的碳酸盐缓冲液(pH 9.6)。

(5) 稀释缓冲液:0.49% 血清白蛋白-0.01 mol/L 磷酸盐缓冲液(pH 7.4)。

(6) 基质缓冲液:0.2 mol/L 枸橼酸、0.2 mol/L 枸橼酸钠缓冲液(pH 4.5)。

(7) 洗涤液:0.025 mol/L $CaCl_2$-Tween-20-PBS 缓冲液。

(8) 显色液:将显色底物邻苯二胺用基质缓冲液配成浓度为 0.8 g/L 的液体,并加 30% 的过氧化氢溶液 10 μL,混匀后使用,必须现用现配。

(9) 终止液:3 mol/L 硫酸溶液。

【方法】

1. 将鼠抗人 t-PA 单抗用包被缓冲液稀释后包被反应板,每孔 100 μL,37 ℃温育过夜,弃去上清液,用洗涤液洗涤 3 次后,甩干备用。

2. 常规静脉取血,枸橼酸钠溶液 1:9 抗凝,分离血浆。

3. 将待测血浆用稀释缓冲液进行 5 倍稀释,将标准品稀释为 10 μg/mL、5 μg/mL、2.5 μg/mL、1.25 μg/mL、0.625 μg/mL、0.3125 μg/mL 等不同浓度。

4. 将不同浓度的标准品及稀释好的待测血浆加入已包被的酶标板中,每孔 100 μL,空白对照孔加入等量的稀释液,37 ℃温育 1 h。

5. 去上清液,用洗涤液洗涤 3 次,甩干后加入用稀释缓冲液配制的过氧化物酶标记的二抗,每孔 100 μL,37 ℃温育 1 h。

6. 去上清液,用洗涤液洗涤 3 次并甩干后加入显色液,每孔 100 μL,室温避光显色 15 min。

7. 去上清液,加入终止液,每孔 50 μL,置于室温 10 min,终止反应。

8. 置于酶标仪,于 492 nm 波长处,以空白孔调零,读取各孔吸光度 A 值。

9. 以 t-PA 标准品 A 值和相对应的 t-PA 浓度计算回归方程。

10. 依据待测血浆 A 值可算出待测血浆 t-PA:Ag 含量。

【注意事项】

1. 最好在清晨 7 时前采血,此后 t-PA 浓度随时间的推移逐渐下降。

2. 每次检测均须设阴性对照。

3. 终止反应前,可先测定最高浓度标准品的 A 值,如在 2.5 以上,即可终止反应;如在 2.5 以下,则再放置 5 min 左右再终止反应,以保证显色效果。终止反应后,必须在 2 h 内完成比色。

【参考范围】 1.0~12.0 μg/L。

【临床意义】

1. t-PA 活性和抗原性增高:表明纤溶亢进,可见于原发性和继发性纤溶症,如 DIC、急性白血病等;也可见于使用纤溶酶原激活剂类药物。

2. t-PA 活性和抗原性减低:表明纤溶减低,可见于血栓前状态和血栓性疾病,如深静脉血栓形成、动脉血栓形成、缺血性脑梗死、高脂血症、口服避孕药及手术损伤等。

3. t-PA 活性和抗原性可用于溶栓治疗监测。静脉注射 t-PA 10～20 min 后,血浆 t-PA:A 或 t-PA:Ag 达到参考范围上限的 2～3 倍时可取得较好疗效。

实验五 血浆硫酸鱼精蛋白副凝固试验

【目的】 掌握血浆硫酸鱼精蛋白副凝固试验(plasma protamine paracoagulation test,3P 试验)的原理、方法、注意事项、临床意义。

【原理】 纤维蛋白原在凝血酶作用下释放出纤维蛋白肽 A、B 后转变成纤维蛋白单体(fibrin monomer,FM),FM 之间可自行聚集成纤维蛋白丝;而纤溶酶降解纤维蛋白或纤维蛋白原形成降解产物(FDPs),可竞争性地和血浆中的 FM 聚集,形成可溶性复合物。硫酸鱼精蛋白可使 FM 从可溶性复合物中游离出来,FM 再自行聚合成肉眼可见的絮状、纤维状或胶冻状,即 3P 试验阳性,反映了 FDP 尤其是片段 X 的存在。

【材料】

1. 仪器 试管、离心机、水浴箱等。

2. 试剂 0.109 mol/L 枸橼酸钠溶液、10 g/L 硫酸鱼精蛋白溶液(pH 6.5)、阳性对照血浆。

【方法】

1. 常规静脉采血,枸橼酸钠溶液抗凝,离心制备乏血小板血浆。

2. 取 500 μL 乏血小板血浆,加入试管中,37 ℃温育 3 min。

3. 加入 50 μL 10 g/L 硫酸鱼精蛋白溶液(pH6.5),充分混匀,37 ℃温育 15 min,观察结果。

4. 血浆清晰透明、无不溶物质者为阴性;出现细颗粒沉淀者为弱阳性;出现粗颗粒沉淀者为阳性;有纤维蛋白网、纤维蛋白丝或胶冻样凝固者为强阳性。

【注意事项】

1. 须用枸橼酸钠抗凝剂,不得使用 EDTA、草酸盐及肝素抗凝。

2. 观察结果须及时,冷却后出现沉淀者不作参考。

3. 导管内抽血、抽血不顺利、抗凝不均、抗凝剂不足、标本置于冰箱或反复冻融、结果未立即观察等均可导致 3P 试验假阳性。

4. 实验过程中须严格控制水浴箱温度和温育时间,避免造成假阳性或假阴性结果。

【参考范围】 阴性。

【临床意义】

1. DIC 早期和中期,3P 试验可呈阳性,急性 DIC 时,3P 试验阳性率为 68.1%～78.9%。在 DIC 晚期,血浆中缺乏 FM 或仅存在较小的 FDPs 片段(D、E 片段)时,FM 不能与其形成可溶性复合物,故 3P 试验可呈阴性。

2. 原发性与继发性纤溶亢进鉴别:原发性纤溶亢进时,血浆中 FM 不增高,3P 试验阴性;继发性纤溶亢进时,血浆中 FM 明显增高,3P 试验可呈阳性。

3. 3P 试验阳性也可见于静脉血栓形成、肺梗死。此外,脓毒血症、严重感染、休克、多发性外伤、烧伤、急性溶血等,3P 试验也可呈阳性。

【方法评价】 3P 试验检测血浆中 FDPs 的灵敏度为高于 50 mg/L,主要反映血浆中可溶性 FM 和 FDPs 中的较大片段(如 X、Y 片段)增多,只有二者同时存在时 3P 试验才呈阳性。由于 3P 试验是手工操作的定性试验,现已较少应用。

(李玉云)

参考文献
CANKAOWENXIAN

[1] 叶应妩,王毓三,申子瑜.全国临床检验操作规程[M].3版.南京:东南大学出版社,2006.

[2] 王凤计.现代血液细胞诊断学[M].天津:天津科技翻译出版公司,2004.

[3] 王鸿利.实验血液学[M].北京:人民卫生出版社,2005.

[4] 管洪在.临床血液学与检验实验指导[M].北京:人民卫生出版社,2007.

[5] 冯文莉.血液学检验—理论与临床[M].北京:人民卫生出版社,2003.

[6] 许文荣,王建中.临床血液学与检验[M].5版.北京:人民卫生出版社,2011.

[7] 张之南,沈悌.血液病诊断及疗效标准[M].3版.北京:科学出版社,2007.

[8] 王振义,李家增,阮长耿,等.血栓与止血基础理论与临床[M].3版.上海:上海科学技术出版社,2004.

[9] 武永吉.血液系疾病诊断与鉴别诊断评析[M].上海:上海科学技术出版社,2004.

[10] 从玉隆,李顺义,许文荣.中国血细胞诊断学[M].北京:人民军医出版社,2010.

[11] 卢兴国.骨髓细胞学和病理学[M].北京:科学出版社,2008.

[12] 陶元鍪.临床血液学检验[M].北京:人民卫生出版社,1997.

彩　　图

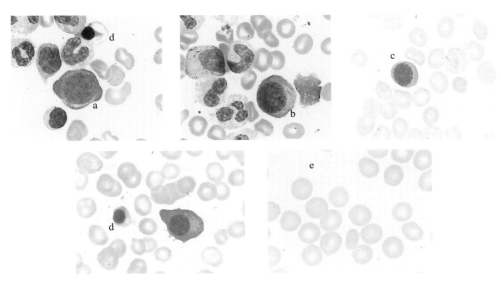

彩图 1　各阶段红细胞(×1000 倍)

a.原始红细胞；b.早幼红细胞；c.中幼红细胞；d.晚幼红细胞；e.成熟红细胞

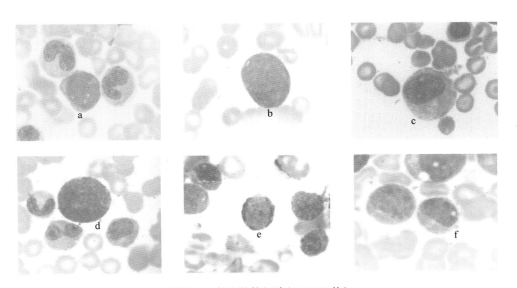

彩图 2　各阶段粒细胞(×1000 倍)

a.原始粒细胞；b.早幼粒细胞；c.中性中幼粒细胞；d.嗜酸性中幼粒细胞；e.酸碱性中幼粒细胞；

f.中性晚幼粒细胞；g.嗜酸性晚幼粒细胞；h.酸碱性晚幼粒细胞；i.中性杆状核粒细胞；

j.嗜酸性杆状核粒细胞；k.中性分叶核粒细胞；l.酸碱性分叶核粒细胞；m.嗜酸性分叶核粒细胞

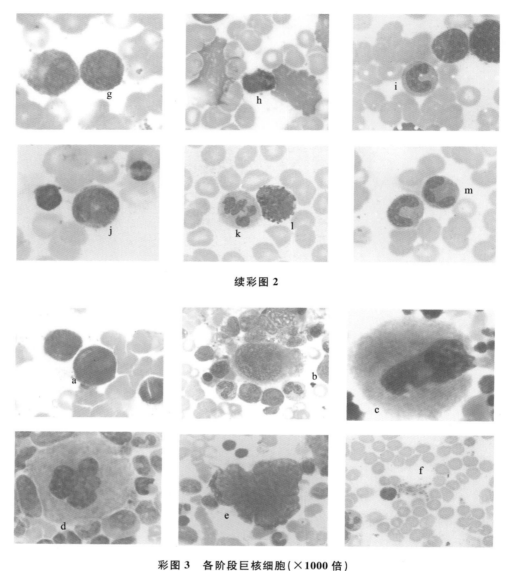

续彩图 2

彩图 3　各阶段巨核细胞(×1000 倍)
a.原始巨核细胞;b.幼稚巨核细胞;c.颗粒型巨核细胞;d.产血小板型巨核细胞;
e.裸核型巨核细胞;f.成簇分布的血小板

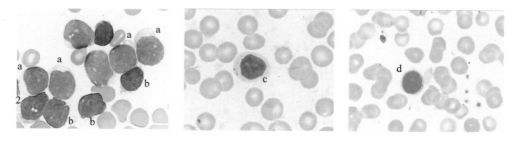

彩图 4　各阶段淋巴细胞(×1000 倍)
a.原始淋巴细胞;b.幼稚淋巴细胞;c.大淋巴细胞;d.小淋巴细胞

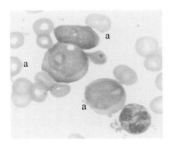 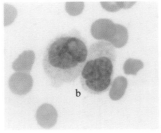 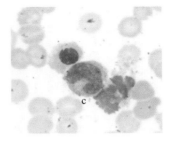

彩图 5 各阶段单核细胞(×1000 倍)

a.原始单核细胞;b.幼稚单核细胞;c.单核细胞

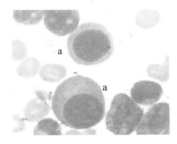 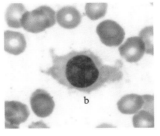 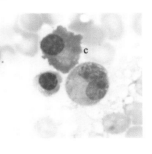

彩图 6 各阶段浆细胞(×1000 倍)

a.原始浆细胞;b.幼稚浆细胞;c.浆细胞

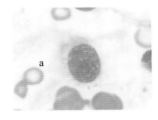 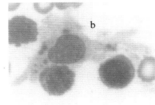 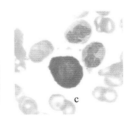

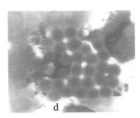 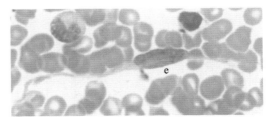

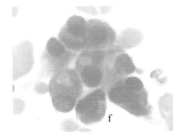 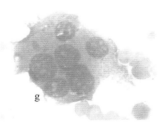

彩图 7 常见的非造血细胞(×1000 倍)

a.组织细胞;b.吞噬细胞;c.肥大细胞(组织嗜碱细胞);d.脂肪细胞;

e.内皮细胞;f.成骨细胞;g.破骨细胞;h.纤维细胞

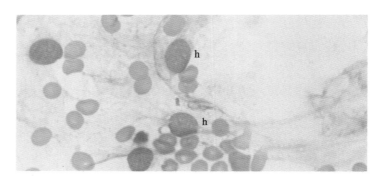

续彩图 7

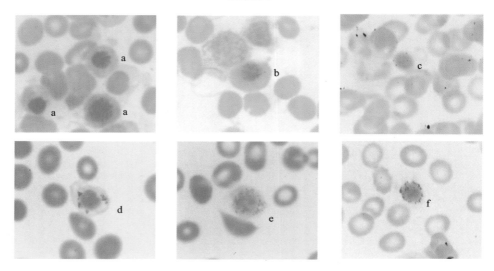

彩图 8　细胞内铁染色(×1000 倍)

a.细胞内铁阴性;b. Ⅰ型铁粒幼红细胞;c. Ⅱ型铁粒幼红细胞;d. Ⅲ型铁粒幼红细胞;

e. Ⅳ型铁粒幼红细胞;f. 环形铁粒幼红细胞

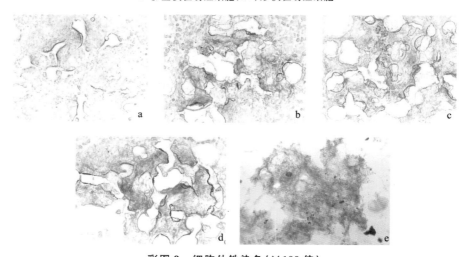

彩图 9　细胞外铁染色(×100 倍)

a.外铁(—);b.外铁(＋);c.外铁(＋＋);d.外铁(＋＋＋);e.外铁(＋＋＋＋)

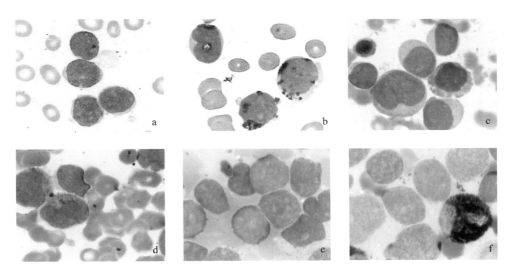

彩图 10　过氧化物酶染色(×1000 倍)

a.原始粒细胞；b.原始粒细胞呈阳性反应；c.原幼单核细胞；d.原幼单核细胞呈阴性或弱阳性反应；
e.原幼淋巴细胞；f.原幼淋巴细胞呈阴性反应

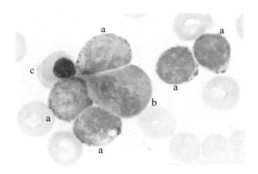

彩图 11　糖原染色(×1000 倍)

a.淋巴细胞呈颗粒状阳性；b.中性粒细胞呈弥散状阳性；c.晚幼红细胞呈阴性

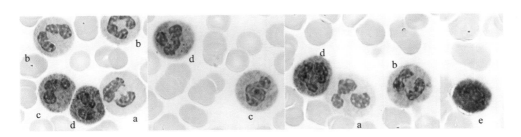

彩图 12　碱性磷酸酶染色(卡氏偶氮偶联法，×1000 倍)

a.0 分；b.1 分；c.2 分；d.3 分；e.4 分

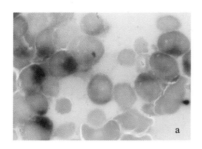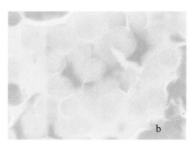

彩图 13　非特异性酯酶染色（×1000 倍）

a. 单核细胞呈棕黑色阳性；b. 阳性，被氟化钠抑制

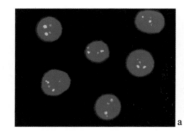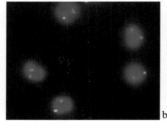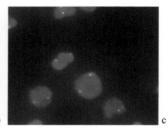

彩图 14　免疫印迹杂交图

a. 正常间期细胞：2 橘红 2 绿色分散荧光信号；b. 信号阳性细胞 1 红色 1 绿色为 XY；c. 信号阳性细胞 2 绿色为 XX

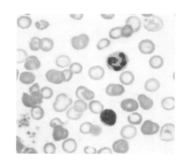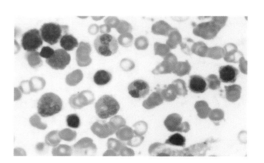

彩图 15　IDA 血象、骨髓象（×1000 倍）

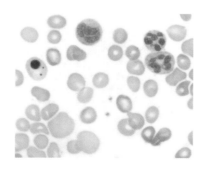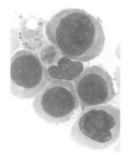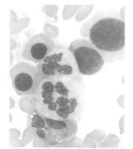

彩图 16　MA 血象（×1000 倍）　　　　**彩图 17　MA 骨髓象（×1000 倍）**

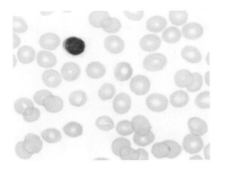

彩图 18　急性再障血象(×1000 倍)

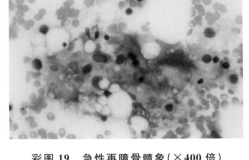

彩图 19　急性再障骨髓象(×400 倍)

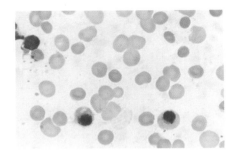

彩图 20　溶血性贫血血象(×1000 倍)

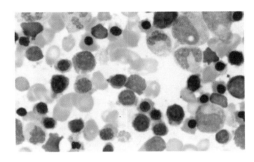

彩图 21　溶血性贫血骨髓象(×1000 倍)

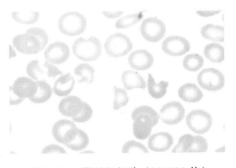

彩图 22　异形红细胞(×1000 倍)

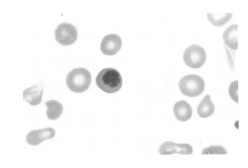

彩图 23　晚幼红细胞(×1000 倍)

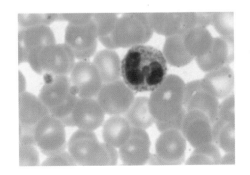

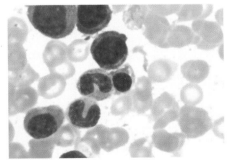

彩图 24　红细胞增多症血象和骨髓象(×1000 倍)

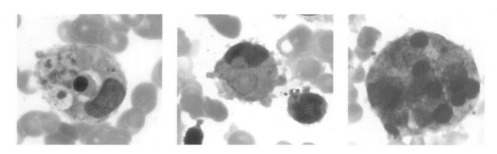

彩图 25　噬血细胞:吞噬有红细胞、晚幼红细胞、血小板及其他有核细胞(×1000 倍)

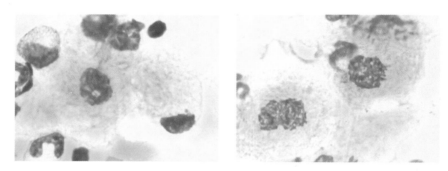

彩图 26　戈谢细胞(×1000 倍)

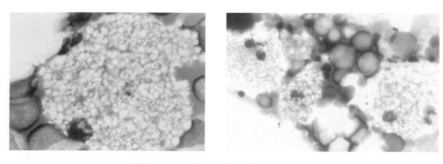

彩图 27　尼曼-匹克细胞(×1000 倍)